LASER THERAPY FOR SKIN DISEASES

近畿大学医学部皮膚科教授 川田 暁 編著

スキルアップ皮膚レーザー治療

中外医学社

執筆者（執筆順）

渡辺晋一	帝京大学医学部皮膚科教授
秋田浩孝	藤田保健衛生大学医学部皮膚科准教授
山田秀和	近畿大学医学部奈良病院皮膚科教授
遠藤英樹	近畿大学医学部堺病院皮膚科診療講師
谷田泰男	谷田皮膚科医院院長
葛西健一郎	葛西形成外科院長
岩崎泰政	岩崎皮ふ科・形成外科院長
米井 希	公立那賀病院皮膚科科長
山本有紀	和歌山県立医科大学皮膚科准教授
須賀 康	順天堂大学医学部附属浦安病院皮膚科教授
竹内かおり	順天堂大学医学部附属浦安病院皮膚科
三石 剛	東京女子医科大学八千代医療センター皮膚科准教授
衣笠哲雄	きぬがさクリニック院長
河野太郎	東京女子医科大学形成外科准講師
櫻井裕之	東京女子医科大学形成外科教授
大日輝記	久留米大学医学部皮膚科講師
上田説子	上田説子クリニック院長
根岸 圭	東京女子医科大学附属青山女性医療研究所美容医療科准講師
乃木田俊辰	新宿南口皮膚科院長／東京医科大学皮膚科兼任教授
和田珠恵	近畿大学医学部皮膚科
川田 暁	近畿大学医学部皮膚科教授
森脇真一	大阪医科大学医学部皮膚科教授
天津朗典	あまつ皮ふ科院長
神田弘貴	三田皮膚科院長／昭和大学医学部皮膚科兼任講師
笹屋晴代	近畿大学医学部皮膚科
高橋和宏	岩手医科大学医学部皮膚科准教授
木村有太子	順天堂大学医学部附属浦安病院皮膚科
古村南夫	島根大学医学部皮膚科准教授
中野俊二	中野医院院長／久留米大学医学部皮膚科臨床教授
菊地克子	東北大学病院皮膚科講師

序

　皮膚科・形成外科領域におけるレーザー治療の進歩にはめざましいものがあります．またIPL（Intense Pulsed Light）やRF（Radio Frequency）などのレーザーとは異なる光治療機器も増えています．現在レーザーを含む光治療を扱った書籍が多数出版されています．本書が他の書籍と異なる点は，①スタンダードな治療から最新の治療までをできる限り網羅したこと，②実際の診療に直接役立つように内容を実践的なものにしたこと，です．

　本書はレーザー治療に関心を持っている皮膚科医師・形成外科医師を対象としています．これからレーザー治療を始めようという方，すでに診療をしていて治療技術をより高めたい方に適していると思います．本書ではまず基本であるレーザー治療のメカニズム，安全性，治療前後のスキンケアについて詳しく解説しています．保険適応疾患のみならず，適応外疾患（美容的な疾患）の治療の実際にも多くのページを割いています．フラクショナルレーザー・LEDなどの最新の技術やレーザー以外の光治療もできる限り紹介しています．現在日本で入手可能なレーザー機器をリストアップし，さらに協力の得られたメーカーからの機器の仕様情報も載せています．

　本書を執筆していただいたのは，日本における皮膚科・形成外科の領域でレーザー治療を専門にしているエキスパートの方々です．また特に本書では，執筆された方々に実際の治療をどのようにしたらよいかというノウハウも惜しみなく紹介していただきました．同じ病変に同じレーザー治療をしても，治療成績や患者満足度が，施行した医師によって大きく違うことはしばしばみられることです．本書によって実践的な知識も会得していただき，日常の診療に役立てていただければ幸いです．

　　2011年7月

　　　　　　　　　　　　　　　　　　　　　　　　　　　　　　　　川田　暁

目次

I レーザー治療のメカニズム　1

1. レーザー治療のメカニズム……………………………………〔渡辺晋一〕 2
   - **TOPICS 01** 通常のレーザーとフラクショナルレーザーの
     メカニズムの違いは？………………………〔秋田浩孝〕 9
2. レーザー治療の安全性……………………………………〔秋田浩孝〕 12

II レーザー機器と適応疾患　〔山田秀和〕 21

III 疾患ごとのレーザーの使い方　37

1. 色素性病変に対するレーザー治療………………………………………… 38
   - ①母斑性病変………………………………………………〔遠藤英樹〕 38
   - ②老人性色素斑・刺青など………………………………〔谷田泰男〕 47
     - **TOPICS 02** Qスイッチ Nd:YAG レーザー MedLite® C6 の特徴は？…〔秋田浩孝〕 58
     - **TOPICS 03** Qスイッチルビーレーザー Model IB101™・The Ruby Z1™ の特徴は？ ……………………………〔葛西健一郎〕 62
2. 血管病変に対するレーザー治療………………………………………… 65
   - ①ポートワイン母斑・毛細血管拡張症………………………〔岩崎泰政〕 65
   - ②苺状血管腫………………………………………………〔葛西健一郎〕 80
     - **TOPICS 04** ロングパルスヤグレーザー Gentle YAG™ に対する
       血管病変の治療の実際は？……………………〔米井 希, 山本有紀〕 91
3. 炭酸ガスレーザー…………………………………〔須賀 康, 竹内かおり〕 94
   - **TOPICS 05** 足底疣贅における炭酸ガスレーザーの治療の
     ポイントは？………………………………………〔三石 剛〕 106
   - **TOPICS 06** 炎症後色素沈着を残さないための工夫は？……………〔遠藤英樹〕 111
4. 脱毛に対するレーザー治療………………………………………〔衣笠哲雄〕 112
   - **TOPICS 07** 脱毛レーザーを行ううえでのコツは？………………〔山田秀和〕 125

5. シワのレーザー治療 ……………………………〔河野太郎，櫻井裕之〕128
　TOPICS 08 フラクショナルレーザー
　　　　　　　1540nm Er:Glass の特徴は？ ………………〔大日輝記，上田説子〕138
　TOPICS 09 フラクショナル炭酸ガスレーザー Encore™ の特徴は？〔須賀　康〕145
　TOPICS 10 剥皮的フラクショナル炭酸ガスレーザー
　　　　　　　re:pair™ の特徴は？ ………………〔河野太郎，櫻井裕之〕148
　TOPICS 11 剥皮的フラクショナル炭酸ガスレーザー
　　　　　　　Performa™ の特徴は？ ……………………〔河野太郎，櫻井裕之〕151
　TOPICS 12 Er:YSGG フラクショナルレーザーの特徴は？ …………〔根岸　圭〕153
6. 痤瘡に対するレーザー治療 ……………………………〔乃木田俊辰〕156
　TOPICS 13 痤瘡瘢痕に対する 1450 nm ダイオードレーザーの
　　　　　　　有効性は？ ………………………………〔和田珠恵，川田　暁〕166
7. 発光ダイオード（LED） ……………………………〔森脇真一〕168
　TOPICS 14 LED 使用時における工夫は？ ……………………〔天津朗典〕173

IV　光治療　175

1. IPL 治療 ……………………………………………………〔根岸　圭〕176
　TOPICS 15 IPL 治療におけるコツは？ ……………………〔神田弘貴〕191
　TOPICS 16 手背の日光黒子の治療に
　　　　　　　IPL をどう用いるべきか？ ………………〔笹屋晴代，川田　暁〕200
　TOPICS 17 キュテラの IPL とは？ ………………………〔高橋和宏〕201
　TOPICS 18 キュテラ社製 Xeo™ とは？ ………………〔木村有太子，須賀　康〕205
2. RF 治療 ……………………………………………………〔古村南夫〕208
　TOPICS 19 サーマクールとは？ ……………………………〔中野俊二〕228

V　レーザー治療におけるスキンケア　〔菊地克子〕233

VI　レーザー機器一覧　245

コラム

- 悪性腫瘍への対応 ……………………………………………〔山田秀和〕 33
- 若返り術のためのレーザー ……………………………………〔山田秀和〕 34
- 治療回数 …………………………………………………………〔遠藤英樹〕 45
- 治療の限界 ………………………………………………………〔岩崎泰政〕 78
- Balla 論文に対する筆者の反論 ………………………………〔葛西健一郎〕 88
- CO_2 レーザーの照射により癌化することはないのか？ …〔須賀 康，竹内かおり〕 104
- 「永久脱毛」とは―トラブルを避けるために …………………〔衣笠哲雄〕 123
- シワ治療での注意点 ……………………………………〔河野太郎，櫻井裕之〕 136
- 皮膚吸引と光照射の画期的な痤瘡治療装置 …………………〔乃木田俊辰〕 163
- LED 治療における注意点 ………………………………………〔森脇真一〕 172
- より満足度の高い IPL 治療のために …………………………〔根岸 圭〕 188
- 患者さんのタイプ ………………………………………………〔高橋和宏〕 204
- しわ，たるみ治療は何歳から始めるか ………………………〔古村南夫〕 227
- 日光性黒子症例 …………………………………………………〔菊地克子〕 242

索引 …………………………………………………………………………………… 263

I

レーザー治療のメカニズム

1 レーザー治療のメカニズム

レーザーは Light Amplification by Stimulated Emission of Radiation という言葉の頭文字を連ねてできた言葉で，文字どおり光を増幅したものであり，魔法の光ではない．そのためレーザー治療は光線療法の一種であり，レーザー治療のメカニズムを知るためには光の皮膚に及ぼす作用を理解しなければならない．

1 生体に及ぼす光の作用

生体に及ぼす光の作用には，光化学作用と光熱作用がある．その他高いピークパワーを有するパルスレーザーには，光音響効果，つまり衝撃波（shock wave）が認められる[1]．

一方，生体には種々の分子が存在するが，主に蛋白と水から構成されている．蛋白は，紫外線により光化学反応を受け変性する．また，核酸も紫外線により変性する．一方，水は赤外線を吸収し，吸収された光はほとんどが熱に変換され，酵素の失活，蛋白の変性・凝固・壊死をきたす．また，生体に存在する色素は可視光線を吸収し，熱を生ずる．つまり，可視光線は多量の光感作物質が存在するという病的状態（ポルフィリン症など）以外は光化学反応を引き起こすことはなく，皮膚ではメラニンやヘモグロビンなどの色素に吸収され，熱に変換される．

2 Selective photothermolysis の原理

特定の色素が存在する部位に，その色素に吸収される可視光線を照射すると，光エネルギーはその色素に吸収され，大部分が熱エネルギーに変換され，光を吸収した物質の温度上昇がみられる．やがて時間とともに熱の拡散が起こり，周りの組織と熱の平衡状態に達する（図1）．従って，光照射により組織内の特定の構造物を選択的に破壊するためには，目的とする構造物と光が以下の条件を有していればよい．つまり照射した光が①目的とする構造物に到達し，かつ選択的に吸収され，②熱の拡散が目的とする構造物のみに留ま

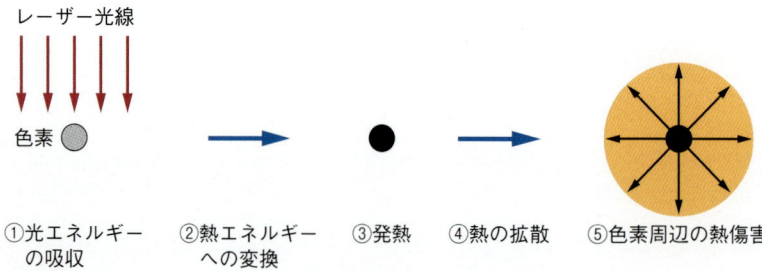

図1 特定の色素に吸収される光を照射した場合の光エネルギーの推移
特定の色素が存在する部位にその色素に吸収される光を照射した場合．①光は色素に吸収される．そして②光エネルギーは熱エネルギーに変換され，③その色素が熱せられる．やがて④熱せられた色素から周りの組織に熱が拡散し，色素の温度が下がると同時に⑤周りの組織に熱傷害を及ぼす．

り，しかも③目的とする構造物を破壊するのに充分な照射エネルギーを有することである．そのためには以下の波長，照射時間，照射エネルギーの3つの条件を満たす光を照射しなければならず，このような治療指針は selective photothermolysis（SP）と呼ばれている[2]．

a 波長

色素病変ではメラニン，血管腫ではヘモグロビンが病変部皮膚の色調の変化をもたらす唯一の色素であるので，これらの色素に選択的に吸収される波長の光を照射しなければならない．そこで，これらの色素の吸収波長を調べてみると[3]，オキシヘモグロビンでは418，542，577 nm の光が吸収ピークを有するので，血管腫に対してはこの波長の光を照射しなければならない．一方，ドーパメラニンではどの波長の光も吸収されるが，波長が長いほど光の吸収効率が低下するので，可視光線より紫外線がより効果的である．

さらに，光の深達度を考慮する必要がある．一般に光のなかでは近赤外線が皮膚の最深部に達し，それより波長が短くなるほど光は深部に届かなくなる[4]．従って血管腫の治療に際しては3つのピークの波長のうち，より深部に到達することが可能な 577 nm の波長の光がよいことになる．さらに，最近はより深達度が高い 585nm の光が使用されている．

b 照射時間

目的とする色素に吸収される可視光を照射しただけでは，色素病変を選択的に破壊することはできない．それはレーザーを照射し続けることにより，色素に吸収された熱エネルギーが周りに拡散し，目的としない周りの細胞・組織にも熱傷害を及ぼすからである（図2）．それを防ぐためにはレーザー光の熱エネルギーを目的とするターゲットに限局させる必要がある．そのためにはターゲットに吸収された熱の半分が周りの組織に拡散するの

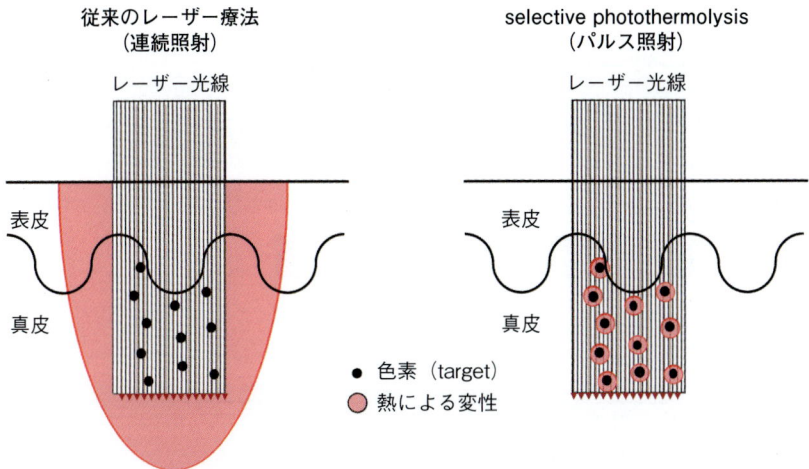

図2 従来の連続照射のレーザー治療と selective photothermolysis（SP）の比較
連続照射であるとレーザー照射野およびその周囲に非特異的熱変性がみられるが，SP では色素近傍のみに限局した熱変性しかみられない．

に要する時間（thermal relaxation time：熱緩和時間，つまり熱の半減期）よりも短い時間内に照射を終了させなければならない．このことにより照射エネルギーを目的とする対象物に限局させ，その周りの組織の熱傷害を少なくすることができる（図2）．熱の拡散理論から，皮膚の毛細血管の熱緩和時間は 480 μ（マイクロ）秒，melanosome の熱緩和時間は 50 nano（ナノ）秒と計算できる．つまり，細胞レベルの選択的破壊を生ずるためには microsecond（10^{-6} 秒），melanosome のような細胞内小器管の選択的破壊を生ずるためには nanosecond（10^{-9} 秒）の短いパルス光でなければならない．

C 照射エネルギー

さらに，この短い照射時間内に目的とする細胞または組織を破壊するのに充分な高いエネルギーで照射しなければならない．

3 色素性皮膚病変に対するレーザー治療

可視光であれば，どの波長の光でもメラニンに吸収されるが，血管の傷害を起こさないためにはヘモグロビンに吸収されない 630 nm 以上の波長の光が望ましい．また，メラノゾームの熱緩和時間である 50 ナノ（10^{-9}）秒よりは短いパルスレーザーでないと瘢痕を生ずる可能性がある．さらに，病変を破壊するのに充分な照射エネルギーでなければならない．このような条件を満たすレーザーとしては Q スイッチレーザーがある（表1）．

Q スイッチアレキサンドライトレーザーのパルス幅は 100 nsec であったが，その後パルス幅が 50 nsec のものが発売され，Q スイッチルビーレーザーとの差が少なくなった．一方，Q スイッチ Nd:YAG レーザーは，パルス間隔が非常に短いので，同じ部位を照射し続けると熱がターゲットに蓄積し，連続照射していることと同じことになるので，スキャナーを使用し，同一部位の連続照射を避ける必要がある．また，この波長は 1064 nm と近赤外線であるため，メラニンへの吸収効率が落ちるので，高いエネルギーで照射しなければならず，その結果強い衝撃波が生じ，皮下出血を引き起こす確率が高い．

4 血管腫に対するレーザー治療

血管腫のレーザー治療では，赤血球に吸収されたレーザー光の熱エネルギーが赤血球よ

表1　色素性皮膚病変の治療に有効な Q スイッチレーザーの比較

レーザーの種類	ルビー	アレキサンドライト	Nd:YAG
波長（nm）	694	755	1064
深達度	deep	deeper	deeper
メラニンへの吸収	よい	よい	悪い
パルス幅（nsec）	20〜40	50 または 100	5〜10
メラノゾームの TRT	TRT より短い	TRT よりやや長い	TRT より短い
衝撃波の強さ	中等度	軽度	高度
瘢痕形成	ない	少ない	少ない

TRT：thermal relaxation time（熱緩和時間）

1. レーザー治療のメカニズム

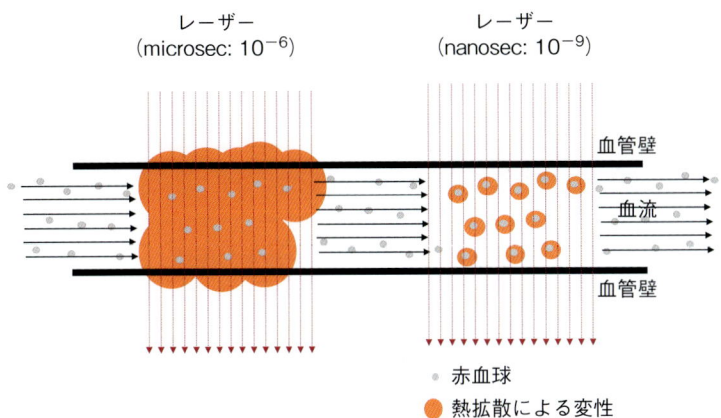

図3 血管腫に対するレーザー治療のメカニズム
赤血球に吸収されたレーザー光は熱エネルギーに変換され，やがて赤血球から周りの組織に拡散する．赤血球から拡散した熱エネルギーが血管壁を破壊すると血管腫の治療になる．

り血管壁に拡散し，血管壁を破壊してはじめて血管腫の治療になる．つまり，レーザーのprimary targetは赤血球であり血管壁ではない．従って，余りにも短い照射時間であると，血管壁は傷害を受けず赤血球のみが破壊され，逆に照射時間が長すぎると，血管の周りの組織にも瘢痕をきたすことになる（図3）．そこで，血管腫を治療するレーザーのパルス幅は450μsecになっているが，このパルス幅は小児の血管径から計算されたものである．そのため太い血管にはパルス幅が長いレーザーを使用した方がよいが，パルス幅が長くなると，瘢痕をきたす可能性が高くなるので，表皮を冷却する装置を装着する必要がある．最近，太い血管をターゲットとした色素レーザー（製品名：Vbeam™）が発売されたが，これは短いパルス光を繰り返し照射することによって，ターゲットへの熱の蓄積を起こし，見掛け上のパルス幅を長くしたもので，パルス幅が可変というわけではない．

一般に血管腫用のレーザーの波長は585 nmになっているが，この光の皮膚深達度には限界があるため，深部に存在する血管腫には効果がない．そこで，より皮膚深部に到達可能な近赤外線のレーザー装置が開発された．しかし，この波長の光はヘモグロビンよりも水に吸収されるので，照射野全体に熱傷害を及ぼす．そのため正確に血管拡張の部位を狙って照射しなければならず，瘢痕形成の可能性が高い．

また血流が早いと，レーザー光の熱エネルギーが血流によって運び去られてしまい，治療効果が劣る．このように血管腫の治療には血管腫の存在する深さ，血管の太さ，血流の早さ，血管壁の厚さ，赤血球密度などがレーザー治療の有効性に影響を与える．また血管腫治療に使用されるレーザーのパルス幅はQスイッチレーザーよりも長いので，瘢痕形成などの副作用の可能性も高く，苺状血管腫のように自然消退するものに対しレーザー治療をむやみに行うべきではない．

5　レーザー脱毛

メラニンを含有している毛に可視光のレーザーを照射すると，レーザーの熱エネルギー

Ⅰ．レーザー治療のメカニズム

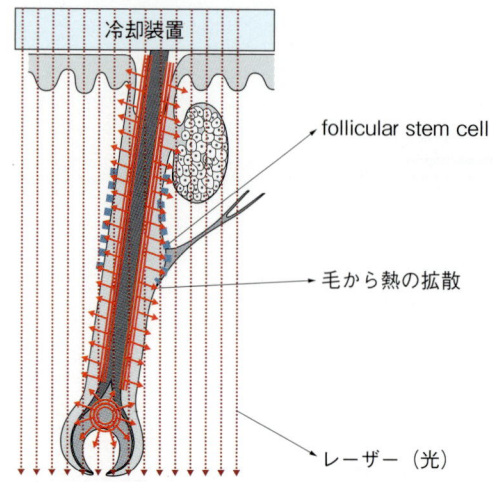

図4 レーザー（光）脱毛の原理
毛に吸収された光は熱エネルギーに変換され，熱は毛から毛包に伝わる．毛包の最外側に毛を作る細胞（follicular stem cell）があるので，その細胞が熱変性をきたして，死滅すると永久脱毛となる．表皮にもメラニンが存在するので，表皮の熱変性を防ぐために表皮の冷却装置が必要となる．

は毛から毛嚢に拡散し，毛嚢に存在する follicular stem cell を破壊し，永久脱毛をきたす（図4）．Follicular stem cell は外毛根鞘の最外層に存在しているので，照射時間を長くしなければならない．ヒトの場合，メラニンを有している毛の thermal relaxation time は大体 40〜100 msec で表皮は 3〜10 msec と計算できるので，レーザーによる脱毛にはパルス幅は人体 10〜50 msec が理想的である[5]．しかし，このパルス幅では表皮の熱変性の方が強くなるので，皮膚表面を冷やす冷却装置が必要である．

6　レーザーによる皮膚の若返り（skin rejuvenation）

　十数年ほど前よりレーザーの有する非特異的な熱傷害作用を利用した，皮膚の若返りが行われるようになった．最初に登場したのが，炭酸ガスレーザーなどの赤外線レーザーで皮膚表面を除去することによって新しい皮膚の再生を促し，皮膚の若返りを図るものである．これは laser skin resurfacing と呼ばれ，この目的で使用するレーザーを ablative laser という．しかしこの方法は皮膚表面を削る治療のため，傷跡を残す可能性が高く，白人と比べ傷跡が生じやすい日本人で行われることはほとんどない．

　次に考えられたのは，レーザー照射と同時に皮膚表面を冷やし，皮膚表面の傷害をできるだけ少なくするレーザーである．これは nonablative laser と呼ばれており，水特異的レーザーと血管特異的レーザーがある．血管特異的レーザーは血管腫の治療にも使用できるが，いずれにせよ，皮膚表面だけを選択的に冷却することは技術的に困難なため，照射エネルギーを下げざるを得ず，皮膚のしわ伸ばし効果はそれほどではない．

　3番目に登場したのが fractional laser skin resurfacing（別名 fractional photothermolysis）である．従来の ablative laser は皮膚を面で削るため，治療後の瘢痕は目立つ．しかし肉眼では見えないような小さな点で皮膚を削れば，瘢痕は目立たない（図5）．そして多数の点で皮膚を削れば，皮膚のしわ伸ばし効果が肉眼的に認められるようになる．点で皮膚を削るので，何回も治療を繰り返さないと，その治療効果は明確でないが，ニキビ痕などの点状の陥凹病変の治療には，コラーゲンやヒアルロン酸の注入療法はほとん

1. レーザー治療のメカニズム

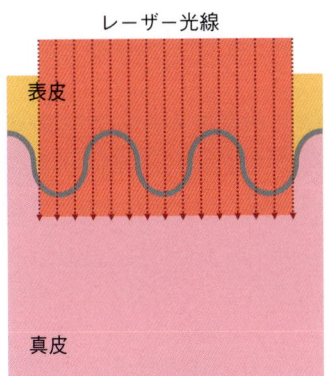
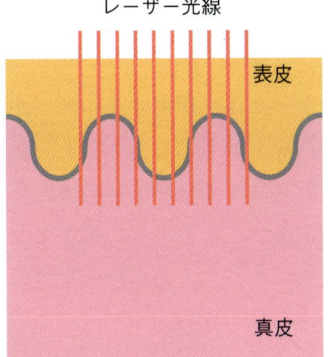

ablative laser skin resurfacing / fractional laser skin resurfacing

面で照射 / 点で照射

図5 Ablative laser skin resurfacing と fractional laser skin resurfacing の違い

従来のlaser skin resurfacingは皮膚を面で除去するので，瘢痕となるが，fractional laser skin resurfacingは目に見えないピンポイントで皮膚を除去するため，熱傷害による瘢痕は肉眼的にはほとんどわからない．

効果がないため，fractional laser 治療が今のところ最も優れている．

7　高出力パルス光 (intense pulse light：IPL™ など) による治療

　SPの基本原理は，高出力のパルス光によって色素病変を選択的に破壊することができるということなので，使用する光源は何もレーザーとは限らない．従ってIPL™ などの高出力のパルス光発生装置は，レーザーと同じような使い方ができる．しかし，レーザーほど短パルスの光を照射することができないため，IPL™ の治療効果はミリ秒のパルス幅のレーザーとほぼ同じである（表2）．ただし照射する光がレーザーのように単一波長でな

表2 レーザー光のパルス幅と波長による適応疾患の目安

パルス幅（照射時間）	波長（nm）	適応	副作用**
ナノ秒（10^{-9}：nsec）	可視光線	すべての色素病変*	瘢痕形成−
マイクロ秒（10^{-6}：μsec）	585nm 前後	血管腫，特に単純性血管腫	瘢痕形成＋
	可視光線	表皮内の色素病変* 抜毛〜脱毛	瘢痕形成＋
ミリ秒（10^{-3}：msec）	585 nm 前後	太い血管からなる血管腫 skin rejuvenation	瘢痕形成＋＋
	可視光線	表皮内の色素病変* 脱毛	瘢痕形成＋＋
	近赤外線	skin rejuvenation	瘢痕形成＋＋
秒（sec）以上	主に遠赤外線	小腫瘤の焼灼	瘢痕形成＋＋＋

*肝斑を除く色素病変，**副作用：脱色素斑

く，大部分の可視光を含んでいるため，たった1台の装置でメラニンが増加する病変にも血管病変にも対応できる．また nonablative laser と同じ使い方も可能で，これは photofacial と呼ばれている．

　高出力パルス光はレーザーと比べ照射エネルギーが低いので，治療効果は不十分であるが，脱毛が可能なため，治療を繰り返していると，顔面の産毛がなくなり，肌がすべすべした感じになる．また照射エネルギーが低いので，トラブルも少なく，初心者でも簡単に行える治療法である．治療後すぐに患者は化粧ができるので，患者にも喜ばれ，まさにエステ向けの治療法といえる．ただしこの治療も医療行為とみなされているので，エステで行うと医師法違反となる．

8 レーザーメス

　レーザー光線の熱作用による組織の非特異的な焼灼を目指したものがレーザーメスで，基本的には電気メスと同じである．代表的なものが炭酸ガスレーザーであるが，可視光線を照射するレーザーも連続照射であれば，色素に吸収された光エネルギーが周りの組織に拡散するためレーザーメスとして使用することができる．しかし，可視光線領域の光は波長が長いと皮膚深部に到達するため，予想以上に深い部位の壊死が起きる可能性がある．

9 低出力レーザー

　レーザー光は，通常の光より高いエネルギーを有していることが通常の光と区別される大きな特徴である．そのため低いエネルギーで照射するのであれば，通常の光でよく，なにもレーザーを使用する必要はない．

まとめ

　レーザー治療の適応疾患はレーザーの機種で決まるのではなく，レーザー光の波長とパルス幅で決定される（表2）．そしてレーザー治療で失敗しないためには正しい診断を下すことであり，正しい診断さえつけば，どのパルス幅と波長を有するレーザーを使用すればよいか，またそのレーザーの治療効果，改善度を前もって予測することができる．

【渡辺晋一】

文献
1) Watanabe S, Flotte TJ, McAuliffe DJ, et al. Putative photoacoustic damage in skin induced by pulsed ArF excimer laser. J Invest Dermatol. 1988; 90: 761-6.
2) Watanabe S. Basics of laser application to dermatology. Arch Dermatol Res. 2008; 300 Suppl 1: S21-30.
3) Anderson RR, Parrish JA. The optics of human skin. J Invest Dermatol. 1981; 77: 13-9.
4) Harber LC, Bicker DR（堀尾　武，訳）．日光過敏性疾患．東京：医学書院サウンダース；1981. p.87.
5) 渡辺晋一．レーザー脱毛．Aesthetic Dermatology. 2003; 13: 83-91.

TOPICS 01
通常のレーザーとフラクショナルレーザーのメカニズムの違いは？

 痤瘡瘢痕や皮膚のたるみ，毛孔開大，顔面の小皺などに対し，古くから炭酸ガスレーザーや Er:YAG レーザーによる laser resurfacing が行われていたが，治療部位すべてを面で非特異的に熱凝固，熱変性させることにより生じる創傷治癒過程の中でこれらの症状を改善させる治療法であった（図 1）．そのため治療直後より熱傷様熱障害が現れ，浸出液，紅斑，微小出血が 1 週間以上にわたって続き，さらに数カ月以上，症後色素沈着や紅斑（紅潮）が生じることが多かった．また時には（部分的な）色素脱失，肥厚性瘢痕などが発生するリスクも高かった．長期にわたるダウンタイムや合併症・副作用を有する治療法のためか本邦においては受け入れられない傾向であった．

 しかし，2004 年に Manstein らが "fractional photothermolysis 理論[1]" を報告して以降，本邦においても痤瘡瘢痕をはじめとして従来の laser resurfacing 適応疾患に対する治療法の選択肢が増えた感がある．

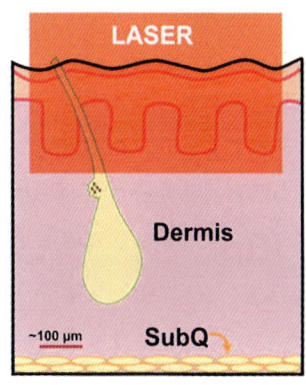

図1 従来の laser resurfacing（CO_2 や Er:YAG レーザーなど）
治療部位すべてを面で非特異的に熱凝固，熱変性させる．

■ "Fractional photothermolysis 理論" とその機種について

 2004 年，Wellman Center for Photomedicine の Rox Anderson, Dieter Manstein らのグループは "fractional photothermolysis 理論[1]" という新しい概念を報告した．この概念は，laser resurfacing と目的・手法は似るものの，広汎（面状）に皮膚を剝離するのではなく，極めて小さなスポットサイズでピクセル状（剣山のよう）にレーザー照射することにより微細な凝固点をつくり照射部位のみの皮膚を再生させることである（図 2）．治療部全体のレーザー照射面積はごく一部であり，大部分を占める非照射部は組織変性を生じない．このことにより治療後の炎症後色素沈着や瘢痕化を最小限に抑えることができる．

 この概念に沿って最初に開発されたレーザーは 1550 nm エルビウムグラスファイバーレーザーを用いた Fraxel™（Reliant 社製，現 Solta Medical 社製）である．年々，い

Ⅰ．レーザー治療のメカニズム

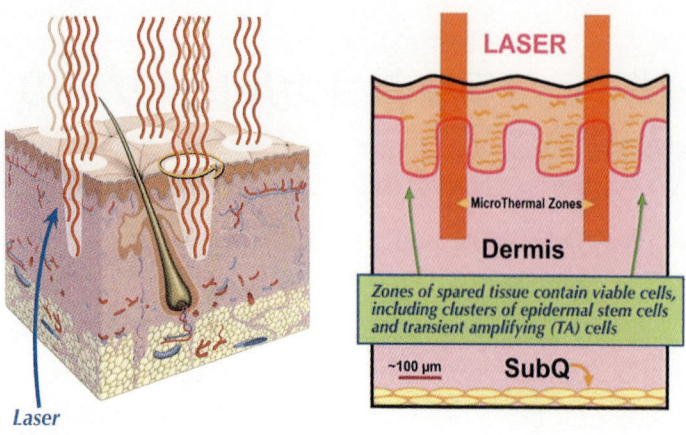

図2
極めて小さなスポットサイズでピクセル状（剣山のよう）にレーザー照射し，照射部位のみの皮膚を再生させる．治療部全体のレーザー照射面積はごく一部であり，大部分を占める非照射部は組織変性を生じない．

ろいろな会社がこの概念に基づいた機器を開発しているため情報過多になりがちであるが，機種に関し大きく分けると，第一世代（凝固型：non-ablative），第二世代（蒸散型：ablative）に分けられる．第一世代には，Er-Glass fiber（1550 nm）やNd:YAG（1440 nm）レーザーを用いたものがある．第二世代にはCO$_2$（10600 nm），YSGG（2790 nm），Er-YAG（2940 nm）レーザーを用いたものがあげられる．

凝固型と蒸散型では，蒸散型のほうがよりablativeに治療可能であるが，色素沈着や瘢痕形成などを含めた合併症が惹起されやすいことは当然であること，またそれぞれの機種により特徴（性能）があり，同じ概念で開発されたから同じ疾患が同じように治療できるわけではないことは理解すべきである．

■適応疾患と副作用・合併症

適応としてrejuvenation（皮膚のたるみ，毛孔開大，顔面の小皺，skin texture）[2-4]はもちろんのこと，にきび瘢痕[5]，成熟白色瘢痕などにも効果が高く，アメリカでは肝斑にもFDAは認可をしている．しかし肝斑に関しては黄色人種に対する検討は少ないこと，また悪化する症例も存在するため検討課題である．また皮膚のたるみに関しては，モノポーラ型のラジオ波治療機器と比較すると改善度は少ない傾向がある．また筆者らはテストトライアルとして汗管腫に対しても治療経験があるが有効性が高い結果を得ている[6]．

副作用・合併症として注意すべきことは，施術後に生じる炎症後色素沈着や瘢痕形成のリスクが最初にあげられる．しかし従来のlaser resurfacingと比べれば格段にこれらのリスクは減少した．他に注意すべきこととして，照射後に照射部位に一致した真皮内の炎症反応が点状に数カ月にわたり肉眼的に残存することがあげられる．いずれにしても第一世代，第二世代とも熱障害を生じさせることによる治療であるため，施術中や施術後の疼痛などについての説明は当然であるが，合併症・副作用に関し詳細に患者に対し説明後

に治療を行う必要性がある.

むすび

　Ablative な laser resurfacing 治療による副作用・合併症のため，fractional photothermolysis 理論に基づいた機器に関しても日本では敬遠されがちであったが，徐々に安全性や有効性が確認され普及しつつある．特に痤瘡瘢痕治療の効果は顕著であり，現在，熱傷瘢痕やリストカット痕なども含めた瘢痕組織に対する検討も進んでいる．今後もアジア人，特に日本人に向けた治療回数，手技の工夫など照射パラメーターの検討が必要であるが注目すべき領域である.

文献

1) Manstein D, Herron GS, Sink RK, et al. Fractional photothermolysis: a new concept for cutaneous remodeling using microscopic patterns of thermal injury. Lasers Surg Med. 2004; 34: 426-38.
2) Kono T, Chan HH, Groff WF, et al. Prospective direct comparison study of fractional resurfacing using different fluences and densities for skin rejuvenation in Asians. Lasers Surg Med. 2007; 39: 311-4.
3) 長谷川敏男, 須賀　康, 水野優起, 他. Fractional photothermolysis を応用したエルビウムグラスレーザー治療　フラクセルレーザー治療. 日本レーザー治療学会誌. 2006; 5: 30-3.
4) Dainichi T, Kawaguchi A, Ueda S, et al. Skin tightening effect using fractional laser treatment: I. A randomized half-side pilot study on faces of patients with acne. Dermatol Surg. 2010; 36: 66-70.
5) Hasegawa T, Matsukura T, Mizuno Y, et al. Clinical trial of a laser device called fractional photothermolysis system for acne scars. J Dermatol. 2006; 33: 623-7.
6) Akita H, Takasu E, Washimi Y, et al. Syringoma of the face treated with fractional photothermolysis. J Cosmet Laser Ther. 2009; 11: 216-9.

【秋田浩孝】

2 レーザー治療の安全性

　以前より炭酸ガスレーザーを始めアルゴンレーザーなど皮膚科・形成外科領域においてもレーザー治療は行われていたが，血管腫病変に対するアルゴンレーザー治療後に生じる肥厚性瘢痕など検討すべき点も多かった時代がある．しかし selective photothermolysis 理論[1, 2]が報告されて以降，血管腫（単純性・苺状）や太田母斑，異所性蒙古斑など真皮メラノサイトーシスに対するレーザー治療が劇的に発展した．この理論の恩恵により刺青や老人性色素斑に対するレーザー治療，さらには尋常性痤瘡やしわ・たるみに対する美容領域に関連する疾患に対する治療にもレーザー光は応用されるようになった．
　レーザー治療は，レーザー光線を利用した医療機器を使用する治療であり，安易に使用することにより施術者もしかり患者側も思わぬ障害を受ける可能性が高い治療法である．
　本項目では，レーザー治療を行う際に確認しておくべき安全性に関することを，(1) レーザー光の安全基準，(2) レーザー治療機器の理論，(3) 眼球に対する安全性，(4) レーザー機器の使用やレーザー治療を行う際に注意すべき問題点などを中心に報告する．

1 レーザー光の安全基準

　レーザー光を生体組織に照射すると，レーザー光の生体作用として熱作用が生じる．一般的には 10^{-3} 秒（msec）の短時間照射でも，組織は 200〜1000℃程度の高温に達し，これより低い温度で比較的長い時間（1〜2 秒程度）の照射では組織が凝固変性し止血作用が発生すると言われている．
　またレーザー光は生体に対する損傷作用も持ち合わせており，たとえ小さな放出量であってもパワー密度が高く，人体に有害となる場合がある．生体に対する損傷作用には組織による差があるものの，特に眼と皮膚に対する障害が重要である．
　そのため，レーザー機器によって使用者に障害が発生することを防止する目的で，国際電気標準（IEC：International Electrotechnical Commission）の基準をもとに日本工業規格「レーザー製品の放射安全基準」JIS C-6802 が規定されている（JIS：Japanese Industrial Standard）．欧州は EN60825，米国は FDA 基準ならびに ANSI（American National Standard Institute）基準で規定されているように，レーザー光の安全基準は各国・地域により異なる．
　2005 年に改訂された JIS C-6802 では，レーザー製品をその危険度に応じて 7 種にクラス分けし，クラスごとに必要とする安全対策を規定している（表 1）．
　また労働安全衛生法ではレーザーを用いた労働について，その安全予防対策の具体的内容をクラス 1，クラス 2 以外のレーザー機器を対象に「レーザー光線による障害の防止対策について」で定めている（表 2）．

2. レーザー治療の安全性

表1 レーザー製品の放射安全基準（JIS C-6802-1. 2005）

クラス	危険評価の概要
クラス1	設計上，本質的に安全である（特別な安全対策は不要）．
クラス1M	低出力（302.5〜4000 nm の波長）． ビーム内観察状態も含め，一定条件下では安全である． ビーム内で光学的手段を用いて観察すると，危険となる場合がある（集光しなければ本質的に安全）．
クラス2	可視光で低出力（400〜700 nm の波長）． 直接ビーム内観察状態も含め，通常目の嫌悪反応によって目の保護がなされる（ビームはのぞき込まないこと）．
クラス2M	可視光で低出力（400〜700 nm の波長）． 通常目の嫌悪反応によって目の保護がなされる． ビーム内で光学的手段を用いて観察すると，危険となる場合がある（集光しなければ安全．ビームをのぞき込まないこと）．
クラス3R	可視光ではクラス2の5倍以下（400〜700 nm の波長），可視光以外ではクラス1の5倍以下（302.5 nm 以上の波長の出力）． 直接ビーム内観察状態では，危険となる場合がある．
クラス3B	（可視CWレーザーで）0.5 W 以下の出力また YAG で約 45 mJ 以下（10 Hz）． 直接ビーム内観察をすると危険である． ただし拡散反射による焦点を結ばないパルスレーザー放射の観察は危険ではなく，ある条件下では安全に観察できる．
クラス4	高出力（可視CWレーザーで 0.5 W を超える）． 多くの実験用，工業用レーザーがこの部類に入る． 危険な拡散反射を生じる可能性がある． これらは皮膚障害をもたらし，また火災を発生させる危険がある．

表2 労働安全衛生法による「レーザー光線による障害の防止対策」

措置内容（項目のみ）			措置内容	4	3B	3R	2M	1M
レーザー機器管理者の選任			レーザー機器の取扱およびレーザー光線による障害の防止について十分な知識と経験を有する者のうちから選任	◯	◯	◯		
管理区域（標識，立入禁止）			他の区域と区画し標識等で明示，関係者以外立入禁止	◯	◯			
レーザー機器	レーザー光路	光路の位置	作業者の目の高さを避ける	◯	◯	◯	◯	◯
		光路の適切な設計・遮蔽	可能な限り短く折れ曲がる数を最小にして，歩行路と交差させず可能な限り遮蔽	◯	◯	◯		
		適切な終端	適切な反射率および耐熱性をもつ拡散反射体または吸収体で終端	◯	◯	◯	◯	
	キーコントロール		キー等により作動する構造	◯	◯			

Ⅰ. レーザー治療のメカニズム

表2 つづき

措置内容（項目のみ）			措置内容	レーザー機器のクラス				
				4	3B	3R	2M	1M
レーザー機器	緊急停止スイッチ等	緊急停止スイッチ	レーザー光の放出を直ちに停止できる非常停止スイッチ	○	○			
		警報装置	容易に確認できる自動表示灯等の警報装置	○	○	○		
		シャッター	放出口に不意の放出を避けるシャッター	○	○			
	インターロックシステム等		管理区域開放，光路遮蔽解除のとき，レーザー放出自動停止	○	○			
	放出口の表示		レーザー光放出口に表示	○	○	○		
作業管理等	操作位置		レーザー光路からできるだけ離れた位置でレーザー機器の制御	○				
	光学系の調整		光学調整時は必要最小限のパワーで行う	○	○	○	○	○
	保護具	保護眼鏡	レーザーの種類に応じた適切なレーザー用保護眼鏡の着用	○	○	○		
		保護衣	皮膚の露出の少ない作業衣の着用	○				
		難燃性素材の使用	難燃性素材の衣服着用，溶融して玉状になる化学繊維は不適	○				
	点検・整備		始業点検，一定期間ごとの点検，調整	○	○	○	○	○
	安全衛生教育		労働者の雇い入れ時，作業内容変更時，レーザー機器変更時の教育	○	○	○	○	○
	健康管理	前眼部検査	雇い入れまたは配置替え時に視力検査と併せて角膜，水晶体検査	○	○	○		
		眼底検査	雇い入れまたは配置替え時に視力検査と併せて眼底検査	○				
その他	掲示	管理者氏名	レーザー機器管理者氏名	○	○	○		
		危険性掲示	見やすい箇所にレーザー光線の危険性，有害性および取扱注意事項	○	○	○	○	○
		設置の表示	レーザー設備の標識	○	○			
	高電圧の表示		高電圧部分の表示，感電防止装置	○	○	○	○	○
	危険物の持込禁止	管理区域内	爆発物，引火性物質	○				
		レーザー光路付近	爆発物，引火性物質	○	○			
	有害ガス，粉塵等		労働安全衛生法所定の措置	○	○			
	レーザー光線による障害の疑いのある者に対する医師の診察・処置		レーザー光による障害が疑われる者には，速やかに医師による診察・処置を実施	○	○	○	○	○

2 レーザー治療における基礎的事項

1983 年，Anderson らは "selective photothermolysis"[1, 2] の概念を提唱した．その内容は，「レーザー照射により目的とする組織，細胞だけを破壊し周囲の組織に影響を最小限に止めることにより瘢痕化を生じさせないことが重要であり，このためには "波長"・"パルス幅"・"照射エネルギー" の3条件を満足させる必要がある」というものであった．現在のレーザー機器の大部分（例えば各種Qスイッチレーザー，パルスダイレーザーなど）は，この概念を導入することにより多くの色素性疾患を瘢痕化することなく治療可能となっている．この3つの条件につき簡単に説明する．

a 波長

ターゲットとなる色素に吸収されかつターゲットが存在する部位まで到達できる波長であることが重要である．そのため血管腫に対しルビーレーザーを照射しても改善しないことは明らかである．

b パルス幅（照射時間）

レーザーの熱エネルギーが標的物質のみに蓄積され，熱の拡散が周囲組織に起こらないような短い照射時間（熱緩和時間＝ thermal relaxation time）以内であること．そのため標的物質が小さいほど，より短い照射時間（パルス幅）が必要となる．例えば老人性色素斑に対しQスイッチルビーレーザーもしくはノーマルモードルビーレーザーで治療する場合，パルス幅が違うため標的物質が違うことを理解していなければならない．

c 照射エネルギー

熱緩和時間（thermal relaxation time）を満たす時間内にターゲットを破壊するのに十分な照射エネルギーを照射する必要がある．しかし照射エネルギーが強すぎれば瘢痕を生じることは言うまでもない．

3 治療の際の注意点

a 眼球保護

レーザー治療において安全対策上，重要な項目の1つに眼球保護対策が挙げられ，患者に対する対策のみならず施術者に対しても対策をしなければならない．

①施術者に対する眼球保護対策

施術者における安全対策は保護眼鏡を着用することである（図1）が，この保護眼鏡にも色々な種類がある．そのため①使用するレーザー光の波長に適合しているかどうか，②レーザー光の強度に対して十分な減衰の得られる OD（optical density）値を有しているかどうか，③保護眼鏡自体がレーザー光の強度に耐えられる構造になっているのか，④レーザー光が眼に入る危険性を排除できる構造になっているのかなどの点に考慮されている眼鏡を着用せねばならない．

Ⅰ．レーザー治療のメカニズム

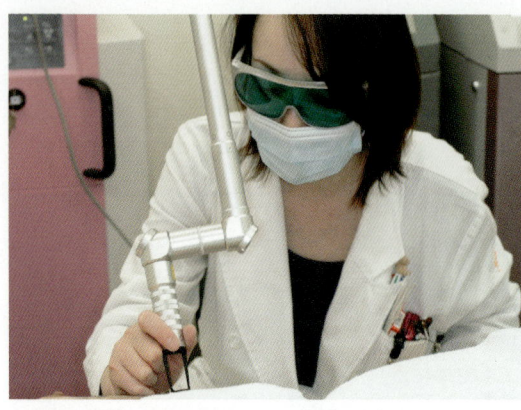

図1 Qスイッチルビーレーザー治療を施術している場面
機種に適合した保護眼鏡を着用してレーザー照射をすべきである．

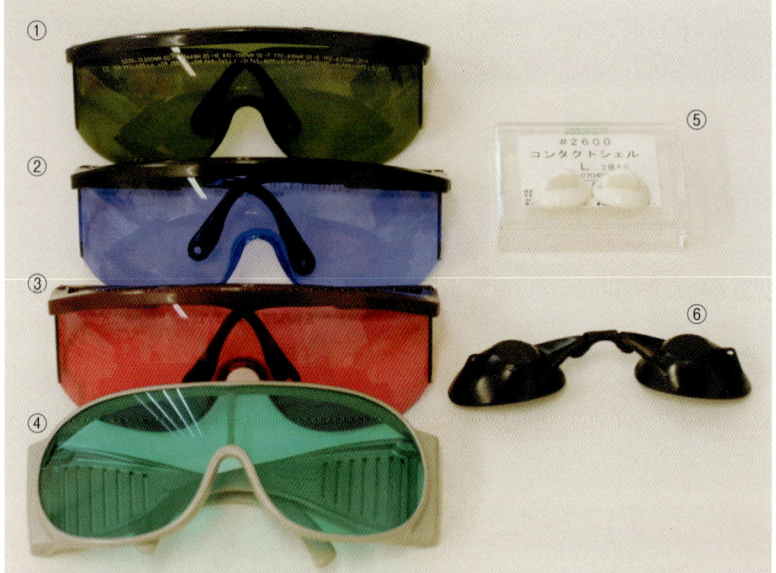

図2 各種眼球保護用製品
①IPL用，②可変型ロングパルスダイレーザー用（Candela社 Vbeam™），
③Qスイッチアレクサンドライトレーザー用，
④Qスイッチ＆ノーマルモードルビーレーザー用，
⑤アイコンタクトシェル，⑥患者用ゴーグル

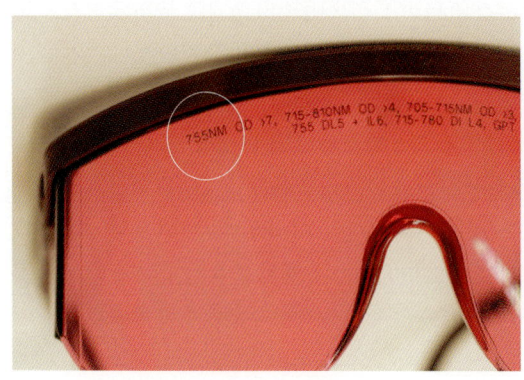

図3 Qスイッチアレクサンドライトレーザー用
○の部分に755 NMと記載してある．

違った波長を有するレーザー機種を数種類有している場合，当然各々のレーザー機種に対する保護眼鏡が存在する．例として図2-①～④に保護眼鏡を示す．波長により着用すべき保護眼鏡が違うことがわかる．図3に○で囲ってあるように，適合波長が眼鏡ごとに記載してある．このような事項を確認の上，施術者本人ならびに周囲にいる者が着用しなければならない．しかし炭酸ガスレーザー治療の際に着用する保護眼鏡は，度の入っていない眼鏡もしくは通常着用している眼鏡で十分である．

②患者に対する眼球保護対策

患者に対する安全対策は，目を確実に閉じていただくことに加え，眼球保護用ゴーグル（アイプロテクター）の使用が主に用いられている（図2-⑥）．しかし眼瞼部の治療を行う際にはこれらのゴーグル（アイプロテクター）の使用は不可能である．その際は，図2-⑤のようなアイコンタクトシェルを使用することによりさらなる眼球保護が可能となる．

b レーザー機器の使用に付随して起きる問題

レーザー機器の使用に付随して起きる問題として重要なものとして，①患者の眼，皮膚に対する誤照射のみならず周辺器具への誤照射，②レーザー光の照射時における対象物質からのレーザー光の反射，③生体物質の蒸散に伴う室内空気の汚染の可能性，④手術室内での引火性麻酔ガス，薬品への引火・爆発など注意すべき事項がある．

特に炭酸ガスレーザーを使用する際に注意すべき点がある．まず照射部位周辺に乾燥したガーゼなど引火の可能性の強いものを使用しないことである．誤照射の際に引火する可能性が高いからである．必要な際は，引火のリスクを減らすために生理食塩水などで濡らしたものを使用するほうが好ましいと考える．

また③に関係することであるが，炭酸ガスレーザーを用いて尋常性疣贅の病変部位を蒸散させる場合，蒸散後の煙よりパピローマウイルスが証明されたという報告[3]があるため注意が必要である．そのため可能な限り炭酸ガスレーザーを使用する際には煙吸引装置を使用するのが望ましいのであるが，なかなか設置できない施設も多いのが現状である．

c 治療時に注意しなければならない事項

①レーザー機器の付属品の扱い

医療機器を使用する際，機器本体に加え付属品に関しても正確に使用することが大切である．照射方法と機器の付属品の扱いも重要な事項となる．特にレーザー機器は，ハンドピースの長さも含め出力が決定されている．そのためレーザー光を照射する際，照射部位に対して垂直に照射することが基本となる．また付属備品（ハンドピースなど）を正確に装着しているのかどうかも忘れがちな事項である（図4）．これらの事項に注意しなければ，正確な出力での照射はできないことを十分把握しながら治療をすることが必要である．

②レーザー機器を所有している医療従事者の心理

レーザー機器（IPLなどの光治療機も含めて）を所有している病院・クリニックは増加

Ⅰ．レーザー治療のメカニズム

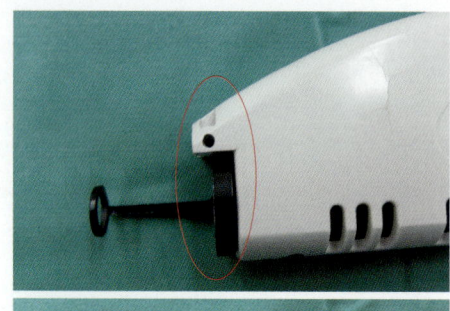
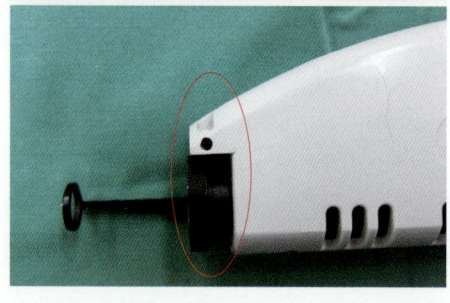

図4 ハンドピースの装着
上：正確に装着している．下：誤った装着．
これだけの違いでも出力に差が出る．

傾向にある．文献4より抜粋するが，レーザー機器を所有する医療従事者の中で機器のことを熟知していない時期の心理に以下の項目が挙げられる．①適応症を逸脱しどんな症例にもレーザーを使いたがる，②高価なレーザーなのだから効かないはずがない，③自己の所有する機器または波長が世界で最もよいと思う，④レーザーを使えば使うほど効くような気がする，⑤レーザーを使用する理由は，「治療上メリットがあるから」ではなく「自分がレーザーを所有しているから」となってしまう．機器を所有することにより，治療の選択肢が増えることは確かであるが，一歩間違えば凶器を所有することになることを肝に銘じて使用すべきである．

③治療部位の確認

　美容皮膚科・外科治療を目的に受診する患者の中には，いくつか存在する症状のうち特定の部位のみ治療を希望する場合がある（例えば5カ所の母斑細胞母斑の中で2カ所のみ治療希望など）．そのため患者に治療希望部位を施術直前に鏡を見てもらいながら確認するのみならず，照射部位を間違えないように蛍光ペンや白色の水性顔料マジックインク（例：uni POSCA，三菱鉛筆株式会社）でマーキングしてから治療を行うように心がけている．

④その他

　使用するレーザー機器により照射径（スポットの形状や直径・面積）は違う．そのため治療部位に一致するような照射方法をとらねばならない[5]．

d 安全性を高めるためのレーザー機器のメンテナンス

　レーザー治療を安全かつ適切に行うためには，定期的なレーザー機器のメンテナンスが非常に重要となる．各種レーザー機器に付属する添付資料に明記された清掃方法，保管方法の遵守（温度，湿度条件の確実な管理，定期的な診断校正）を守ることも重要である．

皮膚科・形成外科領域では，ピークパワーの高いレーザー機器を使用するため，治療中に表皮や産毛が飛散したり，特にQスイッチNd:YAGレーザーを使用する場合（特に1064 nm使用時）には血液が飛び散ることがある．その結果，ハンドピース内のレンズが汚れていることをしばしば経験すると思う．このことに気付かずに治療を行うことは，適切なレーザー出力の伝送ロスを誘発し意図した治療効果が得られなくなることも考えられる．また光治療機器（レーザーではなくIPL機器）においては，装置自体にも大きな問題があることが明らかとなっている[6]．尾見ら[7]は，30機種（医療用のみならず美容機器と認定されたものも含め）のIPLタイプの装置のFluenceを測定し，メーカー報告の最大Fluence値との比較を検討している．その結果，11機種では20％以上低い数値を示し，8機種では10％以上高い数値を示したと報告している．そのため可能であれば，機器を始動させた時にレーザーパワーメーター（OPHIR社製など）を使用し，表示されている出力と実際に照射時に表示される出力が同等なのかどうか確認することも，安全かつ適切な治療を行うためには非常に重要なことである．

4 治療前に確実な臨床診断をすべきである

　「しみ」や「ほくろ」の除去など美容的な主訴で受診する患者は，患者自身も治療を簡単に考えていることが多く，診断に至る検査や治療後の瘢痕などを望まない患者が多い．そのため視診のみで確実に診断をして治療を決断せねばならない場合も多い．しかし視診上，どうしても悪性腫瘍を鑑別せねばならないことも経験する．不安に思うのであれば，患者の同意を得られる限り皮膚生検を行うべきである．近年はダーモスコピーも保険診療内において点数徴収が可能になった．よってこのような診断に役立つツールを良性・悪性の判別に積極的に使用すべきである．また医師自身が診断に迷うもしくは不安に感じた際，皮膚生検の同意を得られない患者に対して，治療の前に診断の重要性を詳細に説明することが重要である．それでも皮膚生検の承諾が得られない際は，レーザー治療をお断りする勇気も我々医師に必要と考える．

　また「しみ」という主訴で患者は受診することは多い．この「しみ」には老人性色素斑をはじめ肝斑，両側性遅発性太田母斑様色素斑，雀卵斑，脂漏性角化症のみならず母斑細胞母斑なども患者にとっては含まれている．これらの列記した疾患に対しても各々の治療法は存在する．医師の診断により治療法は決まるため，誤診により色調の増悪を来たす可能性も高い．特に肝斑においてはその傾向が高くなっているように筆者は感じている．

おわりに

　美容診療を行う医師の増加，治療を希望する患者は増加傾向にあると推定される．美容医療のみならず医療を行う際，注意すべき点や熟知しなければならない点を知らずに治療を行えば，患者側に不利益になる合併症を与える可能性が高くなる．特にレーザー治療は，レーザー光線を利用した医療機器を使用する治療であり，安易に使用することにより施術者もしかり患者側も思わぬ障害を受ける可能性が高い治療法である．そのため医師，看護師をはじめとしスタッフともどもレーザー機器に対する安全性を周知確認し，少しで

もトラブルを回避できるよう努めなければならない．

文献

1) Anderson RR, Parrish JA. Selective photothermolysis: precise microsurgery by selective absorption of pulsed radiation. Science. 1983; 220: 524-7.
2) Anderson RR, Parrish JA. The optics of human skin. J Invest Dermatol. 1981; 77: 13-9.
3) Garden JM, et al. Papillomavirus in the vapor of carbon dioxide laser-treated verrucae. JAMA. 1988; 259: 1199-202.
4) 吉田　格．安全管理とレーザーアクシデント．歯科展望．2003; 102: 331-8.
5) 秋田浩孝．レーザーによる治療でやってはいけないこと　Derma. 2010; 165: 59-66.
6) Town G, Ash C, Eadie E, et al. Measuring key parameters of intense pulsed light（IPL）devices. J Cosmet Laser Ther. 2007; 9: 148-60.
7) 尾見徳弥，Town G. Laser Safety ―安全性・副作用と装置の問題点に関して―．Aesthetic Dermatology. 2008; 18: 277-83.

【秋田浩孝】

II

レーザー機器と適応疾患

II．レーザー機器と適応疾患

　本稿では日本で販売されている機種を一覧とした．これらの機器は，1～2年で入れ替わることが多いので，表をつねに作成している[1]がすべてを把握できない状態である．その理由は薬事未承認機器の多いことである．できれば，韓国FDAのように，米国FDA承認をすればほぼ同時に承認する方が，患者にとっても利便性が高いと思う．あるいはアジア人のデーター（スキンタイプが中心）があれば，速やかに承認するのがよいと思われる．機器の選択は，新機種，新規の概念が出た場合は，十分理解できるならば，先立って購入する考えもあるが，安定して成績を出せるようなものは，第二世代の機器がよいとつねづね思っている．総説[2-4]は別に参考にしていただきたい．理論的なものも含めて機器開発の進歩が速いため，比較研究が少なく今後にEBMの十分な確立が求められている．

表1　薬事承認のとれている機器（2011年6月現在）

製造元	モデル名	レーザータイプ	波長（nm）
ウシオ電機（日本）	セラビーム UV308	エキシマーランプ	308
Photomedex（米国）	Vtrac	エキシマーランプ	308±2
Ellipse（デンマーク）	EllipseFLEX PPT	フラッシュランプ	400～950
Palomar Medical（米国）	MediLux Plus	フラッシュランプ	400～1400
Syneron（イスラエル）	Aurora	RF波＋IPL	430～980
Cutera（米国）	opus Type AT	フラッシュランプ	500～635
Cutera（米国）	opus Type LL	フラッシュランプ	520～1100
HOYA（米国）	MedliteC3	Qスイッチ Nd:YAG	532/1064
HOYA（米国）	MedliteC6	Qスイッチ Nd:YAG	532/1064
エムエムアンドニーク（日本）	DO 101	ダイレーザー	590
Candela（米国）	Vbeam	ロングパルスダイレーザー	595
ウシオ電機（日本）	セラビーム VR630	メタルハライドランプ	600～740
ジェイメック（日本）	Ruby Z-1	Qスイッチルビー	694
エムエムアンドニーク（日本）	IB 101	Qスイッチルビー	694
Candela（米国）	ALEXLAZR	Qスイッチアレキサンドライト	755
Candela（米国）	GentleLASE	ロングパルスアレキサンドライト	755
Cutera（米国）	opus Type PW	フラッシュランプ	770～1100
biolitec（ドイツ）	ELVeS	ダイオード	980
Candela（米国）	GentleYAG	ロングパルス Nd:YAG	1064
エムエムアンドニーク（日本）	IS502	ロングパルスヤグ	1064

1 薬事承認機器（2011年6月現在）（表1）

　日本の法的な立場で言えば，薬事承認機器を使うのが原則であろう．このため，表1には薬事承認の取れている，皮膚科・形成外科領域で使われる機器を載せた．一般的には，この中から選んで使用するのがよく，安定した成績を出すことができる．

　皮膚でのレーザー治療に際しては，水，メラニン，血管を考慮して機器の選択をするのがよい．ヘモグロビンは600 nmあたりの波長までに吸収特性があり，水は1200 nm以上でよく吸収し，メラニンは600〜1200 nmで吸収する．また，水に吸収される波長までは波長が長いほど深くまで届くという特性もある．赤色は585 nmのダイレーザー，黒色は694 nmのルビー，755 nmのアレキサンドライト，1064 nmのNd:YAGが代表的なものである．なお，メラニンは波長が長いと徐々に吸収率は下がるが深くまで届くとい

主な用途	スポットサイズ	問合せ先	電話
白斑，乾癬		（株）エムエムアンドニーク	（03）3865-6575
白斑，乾癬	3.1×6.1 cm	（株）ジェイメック	（03）5688-1803
IPL治療 脱毛，その他	10×48 mm	ガデリウス（株）	（03）3224-3412
IPL治療 脱毛，その他	16×46 mm	（株）エムエムアンドニーク	（03）3865-6575
IPL治療	12×25 mm	（株）ジェイメック	（03）5688-1803
キセノン光線治療器	φ6.35 mm	キュテラ（株）	（03）3473-9180
キセノン光線治療器	10×30 mm	キュテラ（株）	（03）3473-9180
メラニン異常，刺青	2〜6 mm	（株）ジェイメック	（03）5688-1803
メラニン異常，刺青	2〜8 mm	（株）ジェイメック	（03）5688-1803
血管病変	5 mm	（株）エムエムアンドニーク	（03）3865-6575
血管病変 リジュビネーション	5〜10 mm	キャンデラ（株）	（03）3846-0552
PDT		（株）エムエムアンドニーク	（03）3865-6575
メラニン異常	6角形（21.7 mm^2）	（株）ジェイメック	（03）5688-1803
メラニン異常	5 mm	（株）エムエムアンドニーク	（03）3865-6575
メラニン異常，刺青	2〜4 mm	キャンデラ（株）	（03）3846-0552
メラニン異常，脱毛	12〜18 mm	キャンデラ（株）	（03）3846-0552
キセノン光線治療器	10×30 mm	キュテラ（株）	（03）3473-9180
leg vein	ファイバー	（株）インテグラル	（03）3353-2630
脱毛，血管病変 リジュビネーション	1.5〜18 mm	キャンデラ（株）	（03）3846-0552
脱毛	1，5，10 mm	（株）エムエムアンドニーク	（03）3865-6575

う特徴がある．メラニン顆粒の熱緩和時間は50 nsecであり，これより短時間ではメラニンに熱が留まる．Qスイッチレーザーは照射時間が10〜100 nsec程度のものをいい，ロングパルスは照射時間がmsecの長い照射時間のものをいう．ロングパルスのほうが熱は発生しやすく，Qスイッチレーザーでは衝撃が強い．ちなみにQスイッチNd:YAGレーザーは1064 nmで深部のメラニンを，半波長の532 nmで表在性のメラニンをターゲットとしている．

表2 メラニン系に対するレーザー機器の有効性[7]

部位/機器	上皮　非母斑細胞性色素	真皮　色素性病変	混合
Qスイッチルビー（694 nm）	Excellent	Excellent	Poor
QスイッチNd:YAG（1064 nm）	Fair	Excellent	Poor
QスイッチNd:YAG（532 nm）	Excellent	Poor to fair	Poor
アレキサンドライト（755 nm）	Good	Good	Poor

表3 主としてメラノサイト系に用いられるレーザー機器

製造元	モデル名	レーザータイプ	波長（nm）
Cutera（米国）	Excel V	ロングパルス KTP ロングパルス Nd:YAG	532 1064
Lutronic（韓国）	Spectra	Qスイッチ Nd:YAG	532/1064
Alma Lasers（イスラエル）	HARMONY XL	Qスイッチ Nd:YAG IPL アレキサンドライト	532/1064 570〜950 540〜950 755
Asclepion（ドイツ）	TattooStar	Qスイッチルビー	694
Candela（米国）	AlexTriVantage	Qスイッチアレキサンドライト＋ Qスイッチ 532/1064	755 532/1064
Candela（米国）	GentleLASE-Mini	ロングパルスアレキサンドライト	755
Cynosure（米国）	Accolade	Qスイッチアレキサンドライト	755
Candela（米国）	GentleMAX	ロングパルスアレキサンドライト/ ロングパルスヤグ	755 1064
Cutera（米国）	Xeo	ロングパルス Nd:YAG LimeLight AcuTip Prowave	1064 520〜1100 500〜635 770〜1100

以下は，メラニン系への対応，血管への対応，脱毛，機器としてのフラクショナル，その他とした．

2 メラニン系[5,6]（表2）

表在性の黒色色素病変に対しては，Qスイッチルビー694 nm あるいはQアレキサンドライトレーザー755 nm さらにQスイッチNd:YAG（1064/532）が基本であろう．日本では，太田母斑，異所性蒙古斑，扁平母斑，あるいは，日光黒子，老人性色素斑などが適応となろう．老人性色素斑（日光黒子）と老人性疣贅は同じ範疇に入ると思うが，隆起性病変ではむしろ液体窒素療法やCO_2レーザーのほうが有用である．

それぞれの機器の有用性についてはおおよその評価がされている（表3）[7]．対象者（民族，皮膚の色，肌理），照射エネルギー，間隔，照射技術など多項目の違いがあるため，優劣は判定しがたい場合がある．なお，色素性母斑に対するレーザー治療は，CO_2レーザーでの除去という考えはあるが，扁平化してから，色素部位にQスイッチルビーなどを照射する場合もあると思うが再発の問題もあり十分な説明と同意が必要である．

主な用途	スポットサイズ	問合せ先	電話
メラニン異常 血管病変 リジュビネーション フットケア（爪白癬，疣贅）	1.5〜12 mm	キュテラ（株）	（03）3473-9180
メラニン異常 レーザーピーリング	最大5 mm	ルートロニックジャパン（株）	（03）5816-4327
色素性病変 刺青 リジュビネーション	5 cm^2 5，8 mm 最大6.4 cm^2 最大6.4 cm^2 5，8 mm	アルマレーザーズジャパン（株）	（03）5500-6213
メラニン異常	2.5〜5 mm	（株）メディカルユーアンドエイ	（06）4796-3151
メラニン異常 刺青	2〜5 mm	キャンデラ（株）	（03）3846-0552
メラニン異常，脱毛	6〜18 mm	キャンデラ（株）	（03）3846-0552
メラニン異常，刺青	2〜5 mm	サイノシュアー（株）	（03）5844-3651
メラニン異常 脱毛，血管病変 リジュビネーション	1.5〜18 mm	キャンデラ（株）	（03）3846-0552
メラニン異常 脱毛 血管病変 リジュビネーション フットケア（爪白癬，疣贅）	3〜10 mm 10〜30 mm φ6.35 mm	キュテラ（株）	（03）3473-9180

3 血管[8]（表4）

　赤色病変（血管病変）については，ダイレーザー 595, 585, 590 nm が基本となる．現在はパルスダイレーザー（PDL）595 nm がもっとも標準的な血管病変の治療であろう．苺状血管腫に対する治療の考え方は，wait and see か，積極的に治療するかということになる．病変部が大きい，あるいは，視力など障害を起こす可能性のある場合には，積極的な治療が必要で，ステロイド投与，レーザー照射が行われる（別に実験的にプロプラノール投与の報告がある）．表在性の血管腫（ポートワイン血管腫）に対しては，PDL が大変有用である．Vbeam® はパルス幅を変えることができてクーリングの時間を調節して多彩な血管の幅や，血管の存在する深さに理論上は対応できる．このため以前から使われてきた SPTL＝1b にくらべて，深達度もクーリング効果もあって深くまで獲得できる．痛みも少なく瘢痕を残しにくいことから，治療レベルが大きく改善している．また，毛細

表4　主として血管病変に用いられるレーザー機器

製造元	モデル名	レーザータイプ	波長（nm）
Norseld（オーストラリア）	Dual Yellow	カッパーブロマイド（銅・臭素銀）	511 Green/578 Yellow
Alma Lasers（イスラエル）	HARMONY XL	IPL ロングパルス Nd:YAG	515〜950 540〜950 1064
Cutera（米国）	Excel V	ロングパルスKTP ロングパルスNd:YAG	532 1064
Cynosure（米国）	Cynergy	ロングパルスダイレーザー ロングパルスNd:YAG	585 1064
Candela（米国）	Vbeam Perfecta	ロングパルスダイレーザー	595
Candela（米国）	GentleMAX	ロングパルスアレキサンドライト/ ロングパルスヤグ	755 1064
Palomar Medical（米国）	Lux 1064	ロングパルスNd:YAG	1064
Cutera（米国）	CoolGlide	ロングパルスNd:YAG	1064
Cutera（米国）	Xeo	ロングパルスNd:YAG LimeLight AcuTip Prowave	1064 520〜1100 500〜635 770〜1100

血管拡張症にも，施術後の紫斑もなく利用できる．血管の太さが 1.5 mm 以下の場合は十分だがそれ以上になるとロングパルス Nd:YAG 1064 nm がよいとされる．Nd:YAG のほうが深達度が高いため，静脈瘤では，こちらに適応がある．ただし 3 mm 以上では困難であろう．それ以上はむしろ，ELVeS などの血管内ファイバーを使用することになろう．

　また，パワーは弱いが 578 nm を使うレーザーも出ている．これは，511 nm で黒色色素を，578 nm で赤色色素に対応させ，それぞれの出力を 100〜0％に可変させて，治療するものである．肝斑にメラニン色素だけでなく血管病変もあることから，両レーザーを照射して治療しようとしている．

　酒皶，瘢痕，ケロイド，ニキビなどに対する治療[9]にも，血管系に対応できるレーザーが有用であり，フラクショナルレーザーとともに今後日本でも使用頻度が高くなると思われる．

主な用途	スポットサイズ	問合せ先	電話
血管腫，瘢痕，シワ，肝斑	0.6 mm	ガデリウス（株）	(03) 3224-3412
血管病変，色素性病変 脱毛	3 cm², 6.4 cm² 3 cm², 6.4 cm² 最大 10 mm	アルマレーザーズジャパン（株）	(03) 5500-6213
メラニン異常 血管病変 リジュビネーション フットケア（爪白癬，疣贅）	1.5〜12 mm	キュテラ（株）	(03) 3473-9180
血管病変	最大12 mm 最大15 mm	サイノシュアー(株)	(03) 5844-3651
血管病変 リジュビネーション	3〜12, 3×10 mm	キャンデラ（株）	(03) 3846-0552
メラニン異常 脱毛, 血管病変 リジュビネーション	1.5〜18 mm	キャンデラ（株）	(03) 3846-0552
血管病変	1.5〜9 mm	パロマジャパン(株)	(03) 5645-3188
脱毛 血管病変 リジュビネーション フットケア（爪白癬，疣贅）	3〜10 mm	キュテラ（株）	(03) 3473-9180
メラニン異常 脱毛 血管病変 リジュビネーション フットケア（爪白癬，疣贅）	3〜10 mm 10〜30 mm φ6.35 mm	キュテラ（株）	(03) 3473-9180

Ⅱ．レーザー機器と適応疾患

表5 主として脱毛に用いられるレーザー機器

製造元	モデル名	レーザータイプ	波長（nm）
Syneron（イスラエル）	e-MAX	RF波＋IPL RF波＋ダイオード RF波＋赤外線ランプ	400〜980 810 or 900 700〜2000
Aesthera（イスラエル）	Isolaz	吸引＋フラッシュランプ	400〜1200
Sciton（米国）	Profile	フラッシュランプ Nd:YAG Er:YAG フラクショナル Er:YAG	410〜1400 1064, 1320 2940 2940
Lumenis（イスラエル）	Lumenis One	フラッシュランプ ロングパルスダイオード Nd:YAG	515〜1200 800 1064 吸引＋RF
Alma Lasers（イスラエル）	HARMONY XL	IPL アレキサンドライト	NIR 755
Wavelight（ドイツ） （Quantel-Derma）	Arion	ロングパルスアレキサンドライト	755
Candela（米国）	GentleLASE-Mini	ロングパルスアレキサンドライト	755 1064
Cynosure（米国）	Elite MPX	ロングパルスアレキサンドライト／ Nd:YAG	755 1064
Lumenis（イスラエル）	LightSheer ST/ET	ロングパルスダイオード	800
Lumenis（イスラエル）	LightSheer XC	ロングパルスダイオード	800
Lumenis（イスラエル）	LightSheer Duet	ロングパルスダイオード	800
Alma Lasers（イスラエル）	Soprano	ダイオード（CW）	810
Asclepion（ドイツ）	MeDioStar XT	ロングパルスダイオード	810
Syneron（イスラエル）	e-Laser	RF波＋ダイオード	810 or 900
Cutera（米国）	CoolGlide	ロングパルスNd:YAG	1064
Cutera（米国）	Xeo	ロングパルスNd:YAG LimeLight AcuTip Prowave	1064 520〜1100 500〜635 770〜1100
Palomar Medical（米国）	StarLux 500	フラッシュランプ	各種

主な用途	スポットサイズ	問合せ先	電話
IPL 治療 脱毛，タイトニング	12×25 mm 12×15 mm 8×12 mm	（株）ジェイメック	(03) 5688-1803
IPL 治療，脱毛	20×30 mm	（株）ソルタジャパン	(03) 5745-9982
IPL 治療 脱毛，その他 アブレーション フラクショナル リサーフェシング	15×45 mm 3〜8 mm	サイトンジャパン（株）	(03) 5362-0262
IPL 治療 脱毛，タイトニング	15×35 mm	（株）日本ルミナス	(03) 5447-1677
脱毛	5 cm^2 5，8 mm	アルマレーザーズジャパン（株）	(03) 5500-6213
脱毛	6〜16 mm	（株）ジェイメック	(03) 5688-1803
メラニン異常，脱毛 脱毛	6〜18 mm	キャンデラ（株）	(03) 3846-0552
脱毛	最大 18 mm 最大 18 mm	サイノシュアー（株）	(03) 5844-3651
脱毛	9×9 mm	（株）日本ルミナス	(03) 5447-1677
脱毛	12×12 mm	（株）日本ルミナス	(03) 5447-1677
脱毛	9×9 mm 22×35 mm	（株）日本ルミナス	(03) 5447-1677
脱毛	10×12 mm	アルマレーザーズジャパン（株）	(03) 5500-6213
脱毛	最大 14 mm	（株）メディカルユーアンドエイ	(06) 4796-3151
脱毛 タイトニング	12×15 mm 8×12 mm	（株）ジェイメック	(03) 5688-1803
脱毛 血管病変 リジュビネーション フットケア（爪白癬，疣贅）	3〜10 mm	キュテラ（株）	(03) 3473-9180
メラニン異常 脱毛 血管病変 リジュビネーション フットケア（爪白癬，疣贅）	3〜10 mm 10〜30 mm φ6.35 mm	キュテラ（株）	(03) 3473-9180
IPL治療 脱毛，その他	16×46 mm	パロマジャパン(株)	(03) 5645-3188

II．レーザー機器と適応疾患

表6 フラクショナルレーザー

製造元	モデル名	レーザータイプ	波長（nm）
Sciton（米国）	Profile	フラッシュランプ Nd:YAG Er:YAG フラクショナル Er:YAG	410〜1400 1064, 1320 2940 2940
Cynosure（米国）	Affirm	Nd:YAG	1320＋1440
Palomar Medical（米国）	Lux 1440	フラクショナルエルビウムグラスファイバー	1440
Palomar Medical（米国）	Lux 1540	フラクショナルエルビウムグラスファイバー	1540
Solta（米国）	Fraxel re:store（Fraxel II）	フラクショナルエルビウムグラスファイバー	1550
Solta（米国）	Fraxel re:store Dual	フラクショナルエルビウムグラスファイバー	1550 1920
Lutronic（韓国）	Mosaic	フラクショナルエルビウムグラスファイバー	1550
Cutera（米国）	Pearl Fractinoal	Er:YSGG	2790
Cutera（米国）	Pearl	Er:YSGG	2790
Palomar Medical（米国）	Lux 2940l	フラクショナル Er:YAG	2940
Asclepion（ドイツ）	MCL 30 Dermablate	Er:YAG	2940
Alma Lasers（イスラエル）	Pixel Pro 2940	フラクショナル Er:YAG	2940
Alma Lasers（イスラエル）	PIXEL CO_2	フラクショナル CO_2	10600
Syneron（イスラエル）	CO2RE	フラクショナル CO_2	10600
Solta（米国）	Fraxel re:pair	フラクショナル CO_2	10600
Lutronic（韓国）	eCO2	フラクショナル CO_2	10600
Cynosure（米国）	Performa	フラクショナル CO_2	10600
Deka（イタリア）	SmartXideDOT	CO_2 フラクセル	10600
Lumenis（イスラエル）	Ultrapulse Encore Deep FX	フラクショナル CO_2	10640
Syneron（イスラエル）	e-Matrix	RF波（フラクショナル）	

主な用途	スポットサイズ	問合せ先	電話
IPL治療 脱毛,その他 アブレーション フラクショナル リサーフェシング	15×45 mm 3～8 mm	サイトンジャパン(株)	(03) 5362-0262
フラクショナル リサーフェシング	φ10 mm	サイノシュアー(株)	(03) 5844-3651
フラクショナル リサーフェシング	φ10 mm, φ15 mm	パロマジャパン(株)	(03) 5645-3188
フラクショナル リサーフェシング	φ10 mm, φ15 mm	パロマジャパン(株)	(03) 5645-3188
フラクショナル リサーフェシング	ビーム径 70～100μ	(株)ジェイメック	(03) 5688-1803
フラクショナル リサーフェシング	ビーム径 70～100μ	(株)ジェイメック	(03) 5688-1803
フラクショナル リサーフェシング	ビーム径 100～200μ	ルートロニックジャパン(株)	(03) 5816-4327
アブレーティブフラクショナ ルリサーフェシング	ビーム径300μ 10×14 mm	キュテラ(株)	(03) 3473-9180
アブレーティブ リサーフェシング	6 mm 30×30 mm	キュテラ(株)	(03) 3473-9180
フラクショナル リサーフェシング	6×6 mm 10×10 mm	パロマジャパン(株)	(03) 5645-3188
フラクショナル アブレーション	1～6 mm	(株)メディカルユーアンドエイ	(06) 4796-3151
フラクショナル リサーフェシング	11×11 mm (7×7, 9×9 Pixels)	アルマレーザーズジャパン(株)	(03) 5500-6213
リサーフェシング	1, 4 mm		
フラクショナル リサーフェシング	11×11 mm (7×7, 9×9 Pixels)	アルマレーザーズジャパン(株)	(03) 5500-6213
フラクショナル リサーフェシング	ビーム径 120～150μ	キャンデラ(株)	(03) 3846-0552
フラクショナル リサーフェシング	ビーム径 100μ	(株)ジェイメック	(03) 5688-1803
フラクショナル リサーフェシング	ビーム径 120μ	ルートロニックジャパン(株)	(03) 5816-4327
フラクショナル リサーフェシング	ビーム径 300μ	サイノシュアー(株)	(03) 5844-3651
フラクショナル リサーフェシング	ビーム径 120μ	デカジャパン(株)	(03) 6420-0231
フラクショナル リサーフェシング	ビーム径 120μ	(株)日本ルミナス	(03) 5447-1677
フラクショナルサブレーティ ブリサーフェシング	12×12mm	(株)ジェイメック	(03) 5688-1803

4 脱毛[10, 11]（表5）

　基本的には，毛包部のメラニン色素をターゲットにしている．このため，ロングパルスを使用して，レーザーを深い毛根に届かせることになる．スキンタイプがⅢ～Ⅳレベルでは，色素脱失や瘢痕の問題が初期にはあったが，クーリング装置の発達やダイオード機器，ロングパルス Nd:YAG で可能となってきた．現在ではロングパルス RF（ラジオ波）を用いて白毛も脱毛できるとされているが，基本は毛根の黒色に対する選択的な破壊である．

5 フラクショナル[6]（表6）

　基本は，1 cm^2 に直径 100 μm 程度，100～2000 発程度の穴を皮膚に直角にあけて，表皮と真皮の浅い部分の再生を短時間で起こさせたり，周囲への熱を伝えることで，線維芽細胞から膠原線維や弾性線維を産生させて軽度の瘢痕を作ることで，皮膚の状態を改善させる．角層を破壊することから，ドラッグデリバリーシステムとしても使える．
　フラクショナルで使われている機種は，現在のところ，エルビウムグラスファイバー，Er:YAG レーザー，CO_2 レーザーである．
　エルビウムグラスファイバー 1550 nm は水への吸収が高すぎないということから，蒸散せずに凝固することで non-ablative な治療ができるとして選ばれてきた．水分をほと

表7　その他の機器

製造元	モデル名	レーザータイプ	波長（nm）
Syneron（イスラエル）	e-Light	RF 波＋IPL RF 波＋赤外線ランプ	400～980 700～2000
Lumenis（イスラエル）	M22	フラッシュランプ	515～1200
Chromogeniex（イギリス）	Chromolite	フラッシュランプ	535～1200
Cutera（米国）	Genesis Plus	ロングパルス Nd:YAG	1064
Cutera（米国）	Titan	赤外線ランプ	1100～1800
CoolTouch（米国）	CoolTouch CTEV	Nd:YAG（1320）	1320
Candela（米国）	Smoothbeam	ダイオード	1450
Fotona（スロベニア）	Dualis XS	Er:YAG	2940
Alma Lasers（イスラエル）	Harmony XL	フラッシュランプ	各種
Alma Lasers（イスラエル）	Tenor	RF	
Alma Lasers（イスラエル）	Accent Ultra	超音波/RF	
Thermage（米国）	Thermacool NXT	RF 波	

> **コラム**
> **悪性腫瘍への対応**
>
> 　超高齢化社会において，日光角化症（AK）や基底細胞癌が多発している．この対応の 1 つとしてイミキモド外用やモーズ法がよく行われている．2010 年には AK に対しては，1550 nm deep-penetrating Erbium fiber laser，1927 nm Thulium laser を用いたフラクショナルレーザーが FDA の認可を受けており，日本で光老化の治療の 1 つとして利用されるようになろう．

んど含まない角質層はレーザーが透過するため，角質層がバイオドレッシングの役割を果たし，感染のリスクが低くなると考えられている．また，周囲への熱エネルギーの残存効果もある．

　一方，Er:YAG レーザー 2940 nm の特徴は，水に対する吸収率が非常に高く，CO_2 レーザーの，約 13 倍もの吸収率をもっていることである．組織に当たると，エネルギーの大部分が表皮細胞の水分に吸収され，あまり深層へ浸透しないため，CO_2 レーザーに比べ，凝固層が少なく周囲組織への熱ダメージが少ない．逆に出血しやすいため，術後の止血対応が必要な場合がある．周囲への熱が残らないので，周囲の細胞への刺激効果は少ないと思われる．

主な用途	スポットサイズ	問合せ先	電話
IPL 治療 タイトニング	12×25 mm 8×12 mm	（株）ジェイメック	（03）5688-1803
IPL 治療	15×35 mm	（株）日本ルミナス	（03）5447-1677
IPL 治療	15×50 mm	（株）コスメディコ	（03）3479-7611
フットケア（爪白癬，疣贅） 血管病変 リジュビネーション	1.5〜5 mm	キュテラ（株）	（03）3473-9180
タイトニング	10×15 mm 10×30 mm	キュテラ（株）	（03）3473-9180
leg vein	ファイバー	（株）ディーピーシー	（03）5298-8717
ニキビ治療，瘢痕	6 mm	キャンデラ（株）	（03）3846-0552
アブレーション	〜12 mm	キャンデラ（株）	（03）3846-0552
IPL 治療 リジュビネーション，他	〜6.4 cm^2	アルマレーザーズジャパン（株）	（03）5500-6213
タイトニング		アルマレーザーズジャパン（株）	（03）5500-6213
痩身，タイトニング		アルマレーザーズジャパン（株）	（03）5500-6213
タイトニング	0.25〜3 cm^2	（株）ジェイメック	（03）5688-1803

Ⅱ．レーザー機器と適応疾患

> ### 📝 コラム
> **若返り術のためのレーザー**
>
> 　フラクショナルは，瘢痕や，にきびなどの治療の一環としての検討が進んでいる．今後のこの領域では，物理的機器による真皮の膠原線維などへの対応が進むであろう．光老化との関係で興味深いのは，サイトカイン産生やタイプ1のコラーゲンの比較では必ずしも高いエネルギーを必要とせず熱エネルギーが重要である可能性があり[12]，レーザートーニングもこの一環で有効となっている可能性が高いことである．
> 　見た目のアンチエイジングについて対応する[13]には，脂肪組織への対応は全身の体型[14]についても重要な領域であるので，皮下脂肪，セルライト[15]，大しわ，たるみの対応法の1つとして，超音波，RF[16-18]などの機種について習熟しておくのがよい．

　CO_2 レーザーは，従来から，水への吸収がよく，かつ真皮深くまで蒸散，凝固が可能なため，皮膚腫瘍の治療には頻用されてきたが，フラクショナルの技術を適応して，微細な穴を多数あけることで，止血も可能でかつ十分な効果も得られる．生体内への熱の蓄積があり，過度の照射で熱障害を起こす可能性がある．単位面積当たりの熱エネルギーが，他のレーザーより最も高い．

6　その他（表7）

　フラッシュランプは，レーザー光ではないが，波長をフィルターでカットしてある幅の光を照射することを目的としている．一般には，出力が弱いので強い効果は期待できないが，繰り返すことで効果がえられるため，一定のニーズがあろう．

　エキシマレーザー（XeCl = 308 nm）が開発されたが，VTRAC（とくに出力が強い），エキシマランプのほうが安価であることや，ナローバンドUVBの一部と考えられるため，白斑，乾癬，アトピー性皮膚炎に汎用されている．さらに爪白癬における治療[19,20]をFDAがNd:YAGで認可している．また，RFについてはレーザーではないが，タルミの治療の中心になるものと思われる[19,20]．

文献

1) 山田秀和．レーザー治療における機器とその治療の選択．In：西岡　清，編．皮膚科診療のコツと落とし穴．Vol. 2. 東京：中山書店；2006. p.80-5.
2) Alexiades-Armenakas RM, Dover SJ, Arndt AK. Laser therapy. In: Bolognia LJ, Jorizzo LJ, Rapini PR, editors. Dermatology. 2nd ed. New York: Mosby Elsevier; 2008.
3) 山田秀和．レーザー治療の適応とその選択．MB Derma. 2009; 158: 151-8.
4) 山田秀和．レーザー治療の基本原理．日本皮膚科学会雑誌．2009; 119: 2761-3.
5) Ho SG, Chan HH. The Asian dermatologic patient: review of common pigmentary disorders and cutaneous diseases. Am J Clin Dermatol. 2009; 10: 153-68.
6) Tierney EP, Hanke CW. Review of the literature: Treatment of dyspigmentation with fractionated resurfacing. Dermatol Surg. 2010; 36: 1499-508.
7) Scheinfeld NS, Goldberg D. Laser treatment of benign pigmented lesions. Medscape. Sep 14, 2010.
8) Adamic M, Troilius A, Adatto M, et al. Vascular lasers and IPLS: guidelines for care from the European Society for Laser Dermatology (ESLD). J Cosmet Laser Ther. 2007; 9: 113-24.

9) Keyvan N, Tina AS, Sonal C, et al. Laser revision of scars. Medscape. Mar 17, 2010.
10) Lim S, Lanigan S. A review of the adverse effects of laser hair removal. Lasers Med Sci. 2006; 21: 121-5.
11) Haedersdal M, Wulf HC. Evidence-based review of hair removal using lasers and light sources. J Eur Acad Dermatol Venereol. 2006; 20: 9-20.
12) Orringer JS, Rittié L, Baker D, et al. Molecular mechanisms of nonablative fractionated laser resurfacing. Br J Dermatol. 2010; 163: 757-68.
13) 山田秀和. 総説：見た目のアンチエイジング. MB Derma. 2009; 158: 1-6.
14) Anolik R, Chapas AM, Brightman LA, et al. Radiofrequency devices for body shaping: a review and study of 12 patients. Semin Cutan Med Surg. 2009; 28: 236-43.
15) Khan M, Victor F, Rao B, et al. Treatment of cellulite: Part II. Advances and controversies. J Am Acad Dermatol. 2010; 62: 373-84; quiz 385-6.
16) Abraham MT, Mashkevich G. Monopolar radiofrequency skin tightening. Facial Plast Surg Clin North Am. 2007; 15: 169-77, v.
17) Sadick N. Bipolar radiofrequency for facial rejuvenation. Facial Plast Surg Clin North Am. 2007; 15: 161-7, v.
18) Bunin LS, Carniol PJ. Cervical facial skin tightening with an infrared device. Facial Plast Surg Clin North Am. 2007; 15: 179-84, vi.
19) Hochman LG. Laser treatment of onychomycosis using a novel 0.65-millisecond pulsed Nd:YAG 1064-nm laser. J Cosmet Laser Ther. 2011; 13: 2-5.
20) Dover JS, Zelickson B; 14-Physician Multispecialty Consensus Panel. Results of a survey of 5,700 patient monopolar radiofrequency facial skin tightening treatments: assessment of a low-energy multiple-pass technique leading to a clinical end point algorithm. Dermatol Surg. 2007; 33: 900-7.

【山田秀和】

III

疾患ごとのレーザーの使い方

1 色素性病変に対するレーザー治療
①母斑性病変

母斑性病変に対するレーザー治療ということで，ここでは太田母斑および異所性蒙古斑といった真皮メラノサイト増殖疾患，扁平母斑，そして母斑細胞母斑に対するQスイッチ発振のレーザーでの治療について述べる．

1 機器

Qスイッチ発振のレーザーとして，QスイッチルビーレーザーとQスイッチアレキサンドライト（Q-ALEX）レーザーおよびQスイッチNd:YAG（Q-YAG）レーザーがある．これらのレーザーはともに，selective photothermolysisの理論[1]に基づいてメラニン含有細胞を破壊できるため，色素性病変に有効である[2]．当院ではQスイッチルビーレーザーとして長年，RD-1200®（米国Spectrum Medical Technologies製，図1）を，Qスイッチアレキサンドライト（Q-ALEX）レーザーとしてALEXLAZR®（キャンデラ社製，図2）を使用してきた．

2 適応疾患

a Qスイッチルビーレーザー

極端に短い照射時間と非常に高いピークパワーを示す特徴がある．照射時間（パルス幅）はメラノソームの熱緩和時間よりも短い時間であるので，メラノソームの周囲に熱による直接的な影響を及ぼすことなくメラノソームを破壊できる[3]．

レーザー光は波長が694.3 nmであり，メラニンにはよく吸収され，酸化ヘモグロビン

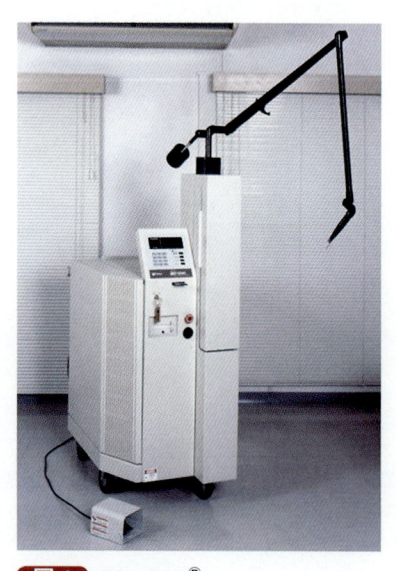

図1 RD-1200®

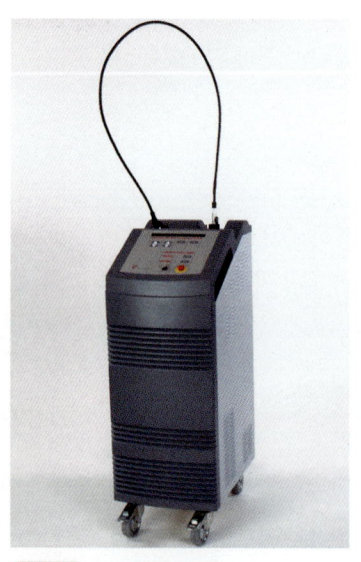

図2 ALEXLAZR®

やコラーゲンにはあまり吸収されない．太田母斑，異所性蒙古斑など真皮メラノサイトが増殖する疾患などでは，一般的には治療を重ねると色調が正常化することが多い．また，保険適応疾患のみならず老人性色素斑，雀卵斑，光線性花弁状色素斑といった本来保険適応でない色素性病変に対しても有効な成績[4]を得ている．

現在，保険で認められている[5]適応疾患は，太田母斑，異所性蒙古斑，外傷性異物沈着症（外傷性刺青）そして扁平母斑の4疾患である．これら以外の母斑細胞母斑，老人性色素斑，雀卵斑，光線性花弁状色素斑などの色素性病変や刺青は，保険適応がなく自費診療になる．

b Qスイッチアレキサンドライトレーザー

694 nm 波長のQスイッチルビーレーザーに対しQ-ALEX レーザーは755 nm の波長であり，メラニンへの吸収は少し落ちるが，やや深部にまで光が到達する．照射時間（パルス幅）はメラノソームの熱緩和時間より長いことから，Qスイッチルビーレーザーよりも瘢痕形成を生ずる可能性があると言われてきた．ALEXLAZR®はパルス幅が50 nsec であり，瘢痕形成の可能性は少ない．コンパクトで軽量であり，最大1秒間に5 shots 照射することができるため，治療時間が大幅に短縮できる特徴もある．

太田母斑，異所性蒙古斑，外傷性異物沈着症（外傷性刺青）には保険で認められている[5]．しかし，Qスイッチルビーレーザーと異なり扁平母斑が保険適応になっていないことに注意したい．これら以外の母斑細胞母斑，雀卵斑，老人性色素斑，光線性花弁状色素斑などの色素性病変や刺青にも治療として使用されることがあるが，前者同様，保険は効かず自費診療になる[6]．

3　実際の治療方法

当施設が使用してきたQスイッチルビーレーザー RD-1200®[6]は，出力設定（Fluence）は3〜10 J/cm² であり，ハンドピース先端の透明なチップ交換により，スポットサイズ径5 mm（ロングチップ）と径6.5 mm（ショートチップ）が選択できる．1発毎の照射の間隔は，1.2秒で1発発振される．

照射はキャリブレーションの後，治療ジュール数を入力・設定し，照射予定部位にハンドピースの先端を皮膚に垂直になるように当て（図3），フットスイッチを踏むとレーザー光が発射される．スポットの形は円形であるため，未照射部位が残らないようにスポットを約1 mm 程度重ねながら照射していく．

色調や部位を考慮しながら，真皮メラノサイト増殖疾患では径6.5 mm で5〜6 J/cm²，扁平母斑は径6.5 mm で4〜5 J/cm² で照射する．

また，Qスイッチアレキサンドライトレーザー ALEXLAZR®でも，色調や部位を考慮しながら，真皮メラノサイト増殖疾患では径3 mm で出力6〜8 J/cm² に調整して照射している．

なお，小児の患者においては，照射時の安全を重視しレストレイナー（図4）を使用し抑制している．

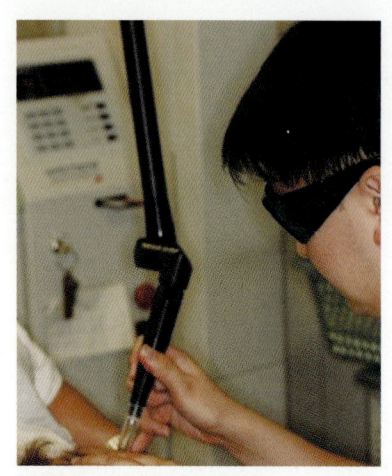

Ⅲ．疾患ごとのレーザーの使い方

図3 RD-1200®照射時

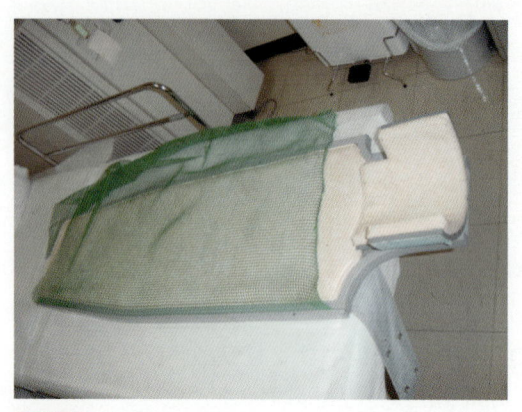

図4 レストレイナー

4 臨床例

a 太田母斑

症例1　22歳女性．左顔面部の色素斑（図5a）．ALEXLAZR® 3 mm，7.0～7.5 J/cm² を3カ月おきに3回治療．濃青褐色斑はかなり薄くなっている（図5b）．

症例2　2歳女児．左頬の青色斑（図6a）に対し，全身麻酔で ALEXLAZR® 3 mm，7.0 J/cm² で3回照射した．1年後にはかなり色調軽減し，軽快終了とした．（図6b）．

b 異所性蒙古斑

症例3　0歳5カ月女児．右前腕の青色斑（図7a）．RD-1200®径6.5 mmで5.6 J/cm² を3カ月おきに4回治療．1歳10カ月の時点で濃青色斑は正常色になっており（図7b），治療終了とした．

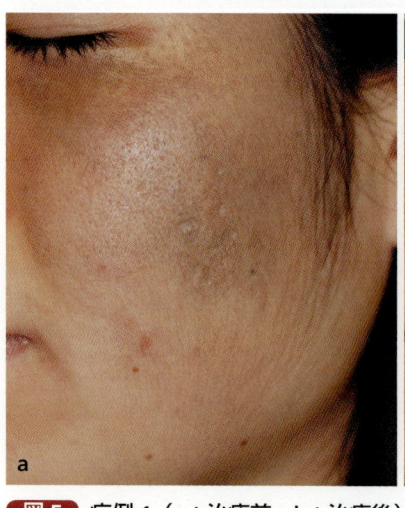

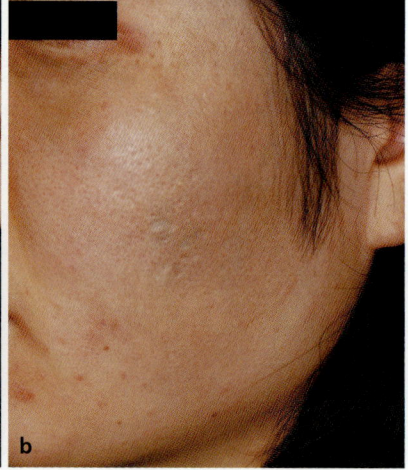

図5 症例1（a：治療前，b：治療後）

1. 色素性病変に対するレーザー治療

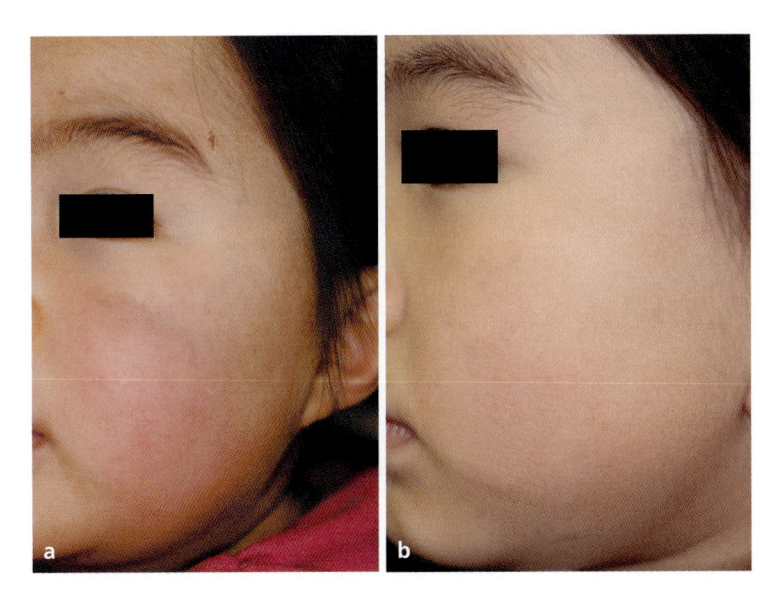

図6 症例2（a：治療前，b：治療後）

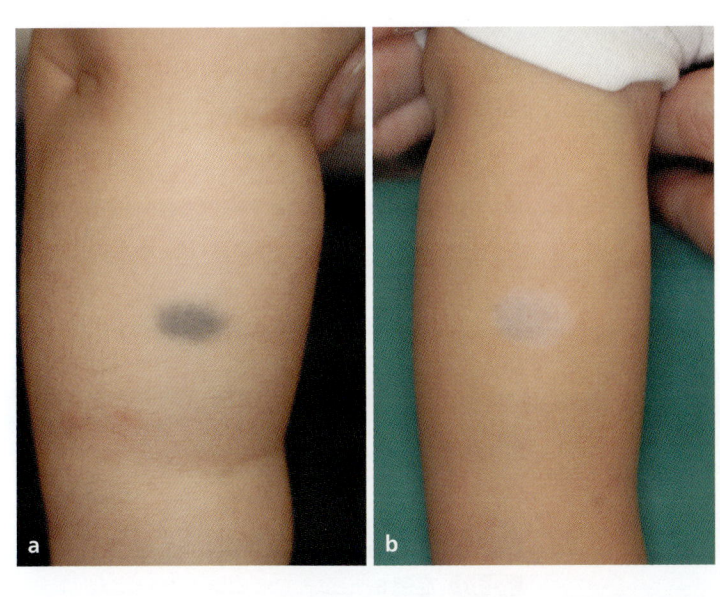

図7 症例3（a：治療前，b：治療後）

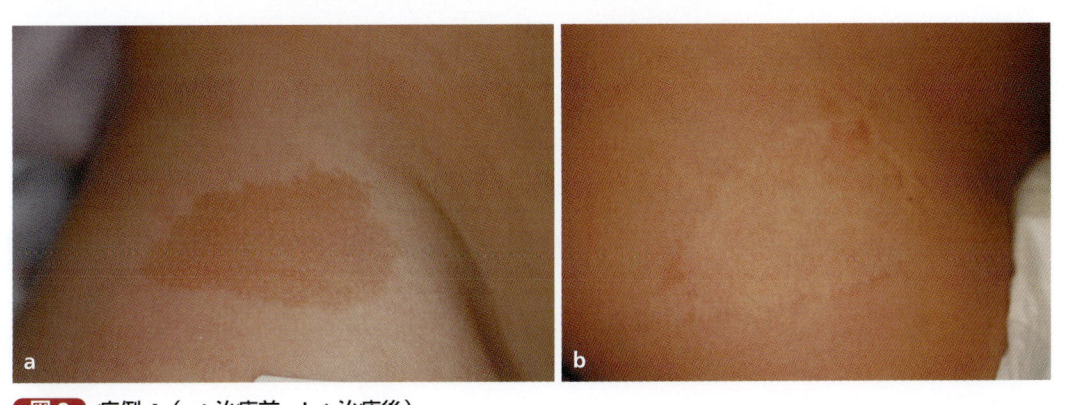

図8 症例4（a：治療前，b：治療後）

c 扁平母斑

症例4　0歳8カ月女児．右大腿上部外側の境界明瞭な褐色斑（図8a）．RD-1200®径6.5 mmで4.5 J/cm²を3カ月おきに3回治療．褐色斑はほぼ正常色になった（図8b）．後述の④のケース．

症例5　Qスイッチルビーレーザー5回治療後に起きた毛孔一致性再燃（図9）．後述の②のケース．

症例6　10歳女児．治療前より濃くなってしまったケース（図10）．後述の①のケース．

　扁平母斑のQスイッチルビーレーザー治療は保険適応になっているが，有効率は低い．短期間または少ない照射回数で有効なものもあれば，不変・悪化の症例もある．照射を何度も加えればよいというわけでなく，効果の乏しい症例に対しては中断するべきである．

　扁平母斑は照射後（1〜3カ月）の状態により，4つのタイプに分かれる．①治療後，元に戻る．②治療後いったん薄くなった後，毛孔一致性の再発が見られる．③同様に治療しても薄くなる部分とならない部分がある（照射の技術面については除く）．④治療後，非常に色が薄くなり，1〜3回の治療で軽快し再発しない．残念ながら有効ともいえる④のケースは5〜20％に過ぎない．

　以上のことから，扁平母斑の治療をする際には必ずテスト照射を行い，最低3カ月の経過をみて次の治療を考えたほうがよい．

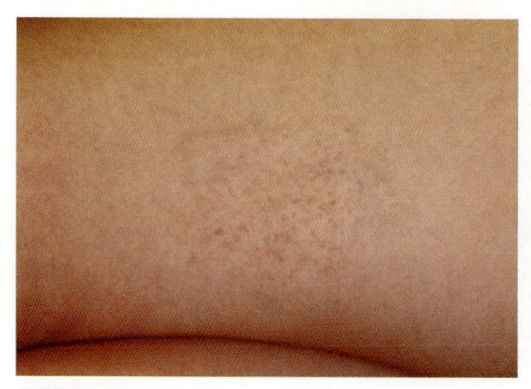

図9 症例5

図10 症例6

d 母斑細胞母斑（色素性母斑）

症例7　0歳7カ月女児．右額の境界明瞭な黒色斑（図11a）．5回のQスイッチルビーレーザー治療でほとんど目立たなくなった．（図11b）

　大きさによっても異なるが，一般的に薄くなるには5回以上の照射が必要である．また，いったん薄くなっても数カ月〜数年後に再発・再燃してくるケースも多い．以上より，根治には切除が望ましい．

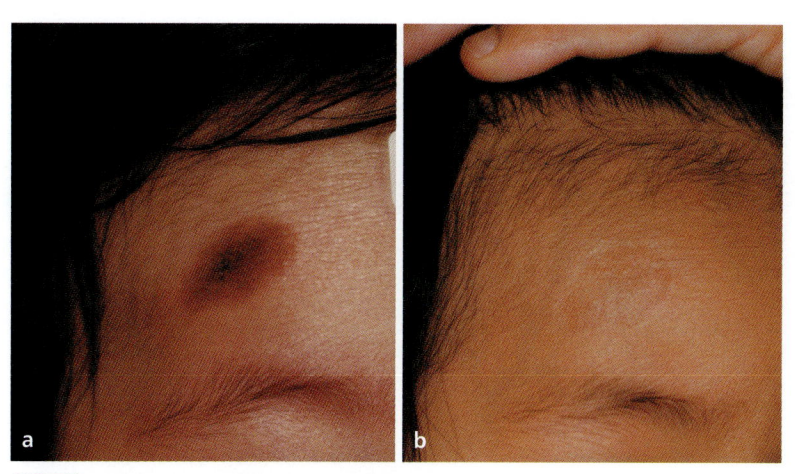

図11 症例7（a：治療前，b：治療後）

5 副作用

a 照射直後の変化

　　レーザー光から吸収される対象が多く存在している皮膚の表面には，照射直後から約20分程度 immediate whitening phenomenon（照射直後白色化現象）が起こる（図12）．ただし，レーザーの出力エネルギーが弱かったり，色素が薄い場合は出現しないこともある．その後は，照射部および辺縁部に蕁麻疹様の浮腫性紅斑が生じたり，表皮剥離が起こる．また，稀に出血することもある．太田母斑でよく治療対象となる眼瞼部では，腫脹が数日続くこともあるが，その他の部位では1〜2日で腫脹はかなり軽減する．

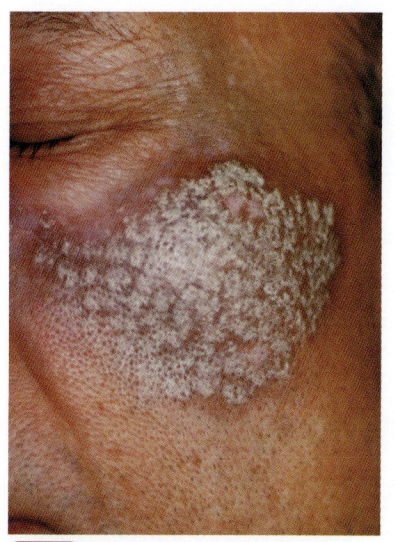

図12 immediate whitening phenomenon

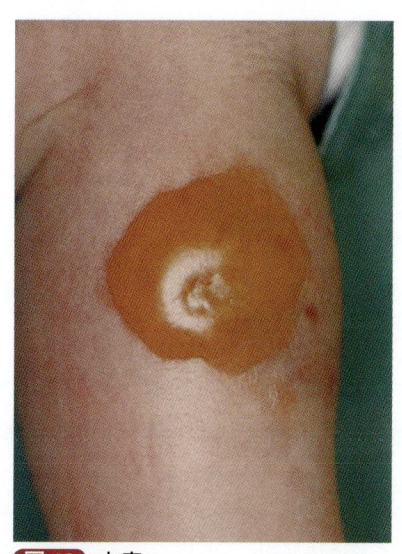

図13 水疱

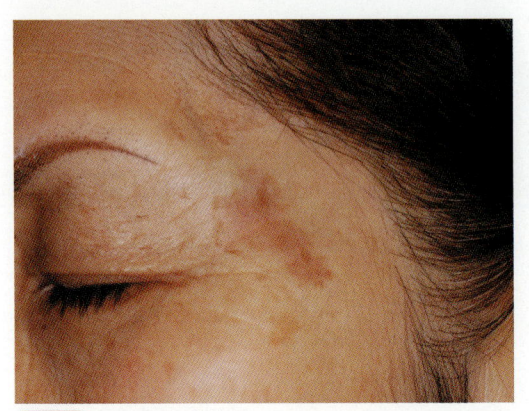

図14 炎症後色素沈着

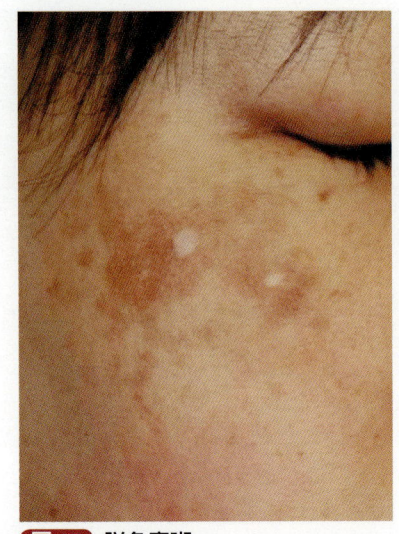

図15 脱色素斑

b びらん，小水疱

　浮腫性紅斑の後，びらんが見られることがある．稀ではあるが照射翌日に水疱が出現するケースもある（図13）．主に表皮基底層に存在するメラニンにレーザー光が吸収され，主に表皮基底層が熱変性をきたすからである．照射後3〜7日間は抗生物質軟膏（ゲンタシン®など）を外用し，保護をするよう指導する．びらん，小水疱また熱傷様変化が起きた場合は数日で褐色の痂皮・落屑が付着するようになり，たいてい7〜10日で剥がれ落ちる．

c 炎症後色素沈着

　剥がれ落ちた後，表皮は再生し，その時に照射範囲の辺縁の表皮または照射部に残存したメラノサイトが活性化し，一過性の炎症後色素沈着が起こる（図14）．たいてい数カ月で消退するので，特に治療の必要はないが，美白作用のある外用剤（当院では甘草エキス含有白色ワセリン軟膏など）の外用を行うと効果的な場合もある．また，サンスクリーンの使用もすすめる．

d 脱色素斑

　太田母斑や扁平母斑患者において，何回か治療を続けると脱色素斑が起こる場合がある（図15）．以前，当施設において10年間のQスイッチルビーレーザー治療をした太田母斑患者515例を検討したところ，65例において脱色素斑が発現した．約60％の患者は治療中止後1〜2年で元に戻ったが，4年以上経っても戻らないケースが約10％あった[7]．

6 その他

a 効果の判定と治療間隔について

　効果の判定は，一般的には照射の約1カ月後と3カ月後以降に行う．1カ月後の時点で

は，前述したように痂皮は剥落している．照射部の skin texture が正常に戻っていない状態で炎症後色素沈着として残存している場合がある．3カ月後には炎症後色素沈着の軽減をチェックし，ある程度正確な効果判定ができる．

　治療の間隔期間については，太田母斑や扁平母斑の場合，3カ月以上の期間をあける．照射後1〜2カ月では皮丘・皮溝が扁平で，部分的に毛細血管の拡張を認める．また，照射後3カ月以内は色調の変化の大きな時期であり，日光曝露も避けた方がよい．追加照射が必要な場合，レーザーの照射の効率を高めるため，炎症後色素沈着が軽快するのを待つのがよい．

　一般的な治療回数は，個人差が大きく3回から5回，場合によって10回近くかかる場合もある．森川ら[8]は195例の太田母斑（斑状青色母斑を含む）において，照射回数と有効率を調べた．それによると，1回照射では有効率0％，2回で4.9％，3回で21.1％，4回で31.8％，5回で58.3％，6回以上で84.8％であった．手塚ら[7]は515例の太田母斑を検討し，Qスイッチルビーレーザー治療での「やや有効」例を検討した．「やや有効」74例中71.6％が5回以下の治療回数であった．

b インフォームドコンセント

　レーザー治療を実施するにあたって，口頭でインフォームドコンセントし，説明したことをカルテに記載し，原則として承諾書をとる．インフォームドコンセントの主な内容は以下の通りである．

- 100％効くわけではない．疾患によっては再燃したり，無効の場合がある．

コラム
治療回数

　患者さんからよく質問される「治療は何回くらいで終わりますか？」．いまだにはっきりした回数が言えず，思い悩むことが多い．日光黒子などでは1〜2回でかなり薄くなるケースが多いので，そのまま「1〜2回でしょう」と言えるが，太田母斑や異所性蒙古斑でははっきり言えず，「大体の」（5回とか10回くらい）目安を述べるにとどまる．まして効かないケースが多い扁平母斑では「効くかどうか実施してみないと何とも言えない」．

　現在の社会保険の医科点数表[5]によると，皮膚レーザー照射療法（一連につき）とある．注釈では『「一連」とは，治療の対象となる疾患に対して所期の目的を達するまでに行う一連の治療過程をいい，概ね3カ月間にわたり行われるものをいう．例えば，対象病変部位の一部ずつに照射する場合や，全体に照射することを数回繰り返して一連の治療とする場合は1回のみ所定点数を算定する』と書いてある．

　しかし，前述した科学的エビデンスと我々の多数の経験例から考えれば，太田母斑や扁平母斑の治療では1回で終了することはほとんどなく，3〜10回繰り返し治療が必要であると結論づけられる．異所性蒙古斑も広範囲である症例が多く，一度に全ての色素斑を外来で治療することは，患者（多数は幼少期の患者）の苦痛も大きく時間的にも不可能である．したがって複数回の治療が必要となる．

- 1回の照射で治療は終わらないケースが多い．複数回の治療が必要である．
- 治療中「ゴムではじかれた」ような感じの疼痛がある．
- 顔の照射については，化粧ができるまで約1週間程度かかる．また，術後の炎症後色素沈着などの副作用が起こる．サンスクリーン剤で紫外線防御を行う．
- 受診・治療の間隔について（照射約1カ月後に経過観察，約3カ月後に経過観察，評価を行う）．
- 小児の太田母斑の場合，いったん消えたり薄くなっても思春期に再発することがある．
- その患者の病変が保険診療で治療できるか．あるいは保険適応されず自費診療での治療になるのか．

文献

1) Anderson RR, et al. Selective photothermolysis; Precise microsurgery by selective absorption of pulsed radiation. Science. 1983; 220: 524-7.
2) 渡辺晋一．皮膚科領域におけるレーザー治療の基本的原理．In：平山　峻，他編．あざのレーザー治療．東京：克誠堂出版；1997. p.21-37.
3) 高梨真教．Qスイッチルビーレーザー．In：平山　峻，他編．あざのレーザー治療．東京：克誠堂出版；1997. p.38-58.
4) 遠藤英樹，川田　暁．Qスイッチルビーレーザー．In：川田　暁，編．光老化皮膚．東京：南山堂；2005. p.22-33.
5) 川上雪彦．社会保険・老人保健診療報酬・医科点数表の解釈（平成22年度）．東京：社会保険研究所；2010. p.536-7.
6) 遠藤英樹，川田　暁．色素性病変にはどんなレーザーが良いですか？（1）保険適応疾患（特集：実践レーザー治療マニュアル）．MB Derma. 2006; 115: 9-15.
7) 手塚　正，他．Qスイッチルビーレーザーによる太田母斑の10年間の治療成績（第3報）．皮膚の科学．2003; 2: 350-5.
8) 森川和宏，他．Q-switched ruby laser を用いた太田母斑などの治療成績（第2報）．皮膚臨床．1996; 38: 1113-7.

【遠藤英樹】

1 色素性病変に対するレーザー治療
②老人性色素斑・刺青など

1 機器

　老人性色素斑（日光黒子）の治療は，selective photothermolysis[1]の理論で，目標細胞に選択的に熱を与え，周囲の正常組織に対する組織損傷を最小限にして，瘢痕を形成せずに治療することが可能となった．そのために適切な波長，照射時間，照射エネルギー，組織深達性が必要と考えるが，ほぼ全ての色素異常症の治療用として発売されている機器は使用可能と考えられる．ロングパルスのレーザー治療器やQスイッチ式レーザーの他にフォトフェイシャルなどの光治療器でも治療可能と考えられる．

　しかしながら，治療を求める人々は自らの判断で老人性色素斑と考えて来院するのが通常と考えられるわけであり，治療をする側としては1種類の機器で全てを治療しようとしないことが大事で，適応疾患ごとに治療に必要な機器を用意するべきと考える．

　特に，刺青，外傷性刺青，遅発性対称性太田母斑様色素沈着（堀母斑），雀卵斑，口唇メラノーシスなどの治療に対しては thermal relaxation time[2]をクリアした機器を選択する必要がある．従ってQスイッチ式レーザー機器を用意する必要がある．もし thermal relaxation time をクリアしていない機器を用いた場合，レーザー治療機器によって発生した熱が周囲の細胞に伝わり，水疱を形成し，熱傷同様の反応が発生し，治癒に時間が掛かることによって瘢痕化する．

　その他の老人性色素斑と考えられる疾患に関しては使用する機器の波長を設定することを誤らないようにしなければならない．もちろん出力の設定および照射時間を考えた設定を行う必要があるのは当然である．

　照射前の診断を正確に行う必要もある．診断が異なれば治療に使用する機器も異なり，使用した機器が誤った物であれば副作用が発生する．

　当院では，現在は使用していないがノーマル発振のルビーレーザーも使用していた．現在はコンバイオ社メドライトC3，キャンデラ社Qスイッチ式アレキサンドライトレーザーを主に使用している．

2 適応疾患

　老人性色素斑の治療を希望している人々は，多くの場合シミとして病院や医院を訪れる．治療を希望する人は，一般的には軽度の脂漏性角化症，老人性色素斑，遅発性対称性太田母斑様色素沈着（堀母斑），雀卵斑，肝斑，光線性花弁状色素沈着，刺青，外傷性色素沈着などを「シミ」と訴えてこられることが多い．他にも，扁平母斑，Becker母斑，カフェオレ斑，口唇メラノーシス，さらに目の下にできるクマなどもレーザー治療を求めて来院されることもある．

　これらの訴えの中にはレーザー治療でよくなるもの，一時的に反応するが再発するも

の，レーザー照射により悪化するものなどもあるので，我々は，正しい診断を行い，正しい治療を提供しなければならない．また，これらの疾患の多くで，レーザー治療を受ける際には健康保険の適応外となることが多く，一部適応の認められている太田母斑，外傷性色素沈着も3カ月の間隔をあけて2回までとの規制がある．特に保険外診療となる疾患の治療に際しては，治療開始の前に，希望者にしっかりと治療方針を伝え，治療効果，治療後に必要な後療法などを詳しく説明する必要がある．

特に，シミなどのように美容的観点から治療を望む人々の中には，レーザー治療によって魔法のように消えてしまい，照射後はレーザー治療による皮膚反応も起きずに美しい肌が得られると思っている人々が多く，トラブルになることも考えられる．

a 脂漏性角化症

保険診療では液体窒素を用いた冷凍凝固で治療可能なものも多い．しかし治療回数が多くなることから，隆起の目立たない脂漏性角化症はレーザー治療を希望選択される場合もある．しかしながら表皮より隆起の目立つ場合には，表面をメス等で薄く削った後にCO_2レーザーなどで削り取る方法もある．

b 老人性色素斑

脂漏性角化症の初期と思われるものもあるが，冷凍凝固は除去された後の再度の色素沈着なども考えて，冷凍凝固よりはレーザー治療が選択される．使用可能なレーザー機器は幅広く，いわゆるノーマルパルスの色素病変治療に用いられるレーザー機器，Qスイッチ式の色素病変治療に用いられるもの，ダイ色素レーザー機器に特殊な凸レンズを取り付けて使用する方法などでも治療が可能である．

c 遅発性対称性太田母斑様色素沈着（堀母斑）

肝斑として治療されている場合もあると考えられるが，Qスイッチ式のレーザー機器を用いるべきと考える．我々皮膚科医としては，肝斑の治療に対してはレーザー照射を薦めない立場であり，ビタミンC，ビタミンE，トラネキサム酸の内服とハイドロキノンの併用が薦められている．

d 雀卵斑，外傷性色素沈着

Qスイッチ式のレーザー機器が有効と考える．

e 光線性花弁状色素沈着

経過観察で消退ないし軽快することがあるので，積極的にレーザー照射をせず経過観察する場合と，積極的にレーザー治療を行う場合がある．しかし，保険治療ができないので，経過観察を望む人が多く，当院ではレーザー治療は行っていない．

1. 色素性病変に対するレーザー治療

f 太田母斑，伊藤母斑

　Qスイッチ式レーザー機器が有効であるが，青色母斑の中にはレーザー照射により消退する症例と薄い茶褐色の色調がやや残る場合がある．このような場合レーザー照射を繰り返しても薄い茶褐色の色調が消えにくく難渋することがある．このような症例では，肝斑と同様に，内服外用で経過を見ることにより徐々に色調が薄くなることがある．

g 扁平母斑，Becker母斑，カフェオレ斑などの茶系のアザの場合

　レーザー治療に難渋することが多い．このような茶系のアザは一次反応したように見えるが，6カ月程度経過観察をしているうちに再発または悪化することがある．このような症例に対してはレーザー治療開始以前，電動グラインダーによる皮膚剥削術を行うことで，術者の技量にもよるが削りすぎないよう注意すれば肥厚性瘢痕も作らずに治療することが可能である．

　Becker母斑には毛が生えており，この毛のみの除去を希望されることがある．この場合は脱毛レーザーによる治療が行われるが，下部に茶褐色の色素斑があり，通常の脱毛治療よりレーザー照射が過度の反応を起こさないように注意する必要がある．

h 刺青

　治療を希望する人々の場合は，事故で起きたものや，自らいたずらで入れてしまい後になって除去したくなる場合，ファッションとしてプロの手で作成されたが，家族の反対や就職の際に刺青があると採用されないなどの理由で除去を希望することが多い．

　外傷性刺青の場合は健康保険の適応が2回まで認められているが，2回のみで消えることはない．その他の刺青に関しては健康保険の適応はない．

　刺青，外傷性刺青の治療にはQスイッチ式レーザー機器を用いるべきである．近年，刺青にも自分で墨汁を利用して恋人の名前や指輪の形に入れたもの，鉛筆の芯などを誤って刺してできたもの，プロにより入れられたものなどといろいろのケースがある．

　自ら入れた刺青の場合，インクは墨系のものが多く，レーザー機器治療に対する反応性は概ね良好であるが，刺青を入れる際に使用する道具により傷ができることが多く，色調はよくなっても刺青を入れた際の傷が残ることが多い．

　外傷性刺青は交通事故などでアスファルトが皮膚内に迷入していることが多く，他に鉛筆を誤って刺した場合も，黒色の鉛筆なら色調は黒系なのでQスイッチ式レーザーによる治療が効果的である．

　これに対してプロが入れた刺青の場合では，いわゆる墨のみで入れたものは消しやすいが，カラーで鮮やかに入れられた刺青は治療に難渋する場合が多い．特に金属系の色素が用いられた場合，レーザー照射を受けた後，色調が変化して消しにくくなる場合があり注意が必要である．また黄色の色素が入った刺青はレーザーに対する反応が悪く，治療に難渋する．

　近年，黒系の色素であるがInfinitink™という名称で黒色の刺青インクが消しやすいインクとして販売されているが，通常のインクより高価で，一色しかないことより，残念な

がらあまり普及していない．

3 実際の治療法

　Qスイッチ式レーザーの治療に際しては，照射により痛みを伴うので麻酔が必要である．大人の場合は注射などでの局所麻酔が可能であるが，小児の場合は全身麻酔または外用による局所麻酔なども考慮する必要がある．日本国内ではペンレス®が市販されているが，単に貼付するのみでは完璧な麻酔効果は得られにくい．国外ではエムラークリーム®が使用されているが，国内で手に入れるのは難しく，自家制作をすることが多いと思われる．

　このような外用麻酔薬も外用して効果が出るまである程度の時間が必要である．時間を短縮させるため超音波を利用して導入する方法もある．

　レーザー照射中は，術者・介助者・患者の眼にレーザー光線が入らないようにする必要がある．術者，介助者はレーザー光線の発信波長を透過しないゴーグルを使用する必要がある．患者に対しては特に顔面などの場合を除けば眼をつぶるように指示すれば事が足りる．しかし眼球周囲の治療の際には保護用コンタクトレンズ使用を薦める．

　コンタクトレンズ装着前には表面麻酔薬ベノキシール®点眼を行って挿入する．以前はシリコン製のコンタクトが使われていたが，オートクレーブの使用により劣化が起き，その劣化により角膜に傷をつけるなどの事故が起き，使用に注意する必要があった．近年，米国では金属製の保護コンタクトレンズが販売されており，オートクレーブによる消毒での劣化も起きず，角膜の傷害も現在のところ報告はない．

　レーザー照射は疾患別に選択する必要がある．いわゆるシミの治療に際してはノーマルタイプのルビーレーザー，アレキサンドライトレーザー，ダイ色素レーザー，CO_2レーザー，Er:YAGレーザーのほかに，Qスイッチタイプのルビーレーザー，アレキサンドライトレーザー，1064 nm YAGレーザー，532 nm YAGレーザーが有効である．しかしQスイッチ式の1064 nm YAGレーザー，532 nm YAGレーザーは照射後出血が起きるので，術後の処置に注意が必要である．

　太田母斑，伊藤母斑の治療の対象はメラノサイト内のメラニン顆粒に反応させて対象細胞のみを破壊する必要がある．したがってthermal relaxation timeを意識してレーザー治療機器を選択する必要がある．

　太田母斑，伊藤母斑，刺青，外傷性刺青の治療にはQスイッチ式のレーザー治療機器の使用が必須である．特にレーザー治療を始めたばかりの初心者では，名前が似ているのでQスイッチ式とノーマル式の差を知らずに誤った治療が行われることがある．

4 臨床例

a 老人性色素斑

症例1　53歳女性．約1年ほど前より右頰の部位に，シミができ次第に大きくなったため除去を希望して来院した（図1a）．初診時，レーザー治療で100％消えて元通りにはならないこと，レーザー照射後患部は黒くなって剥がれ落ち，赤ないしピ

1. 色素性病変に対するレーザー治療

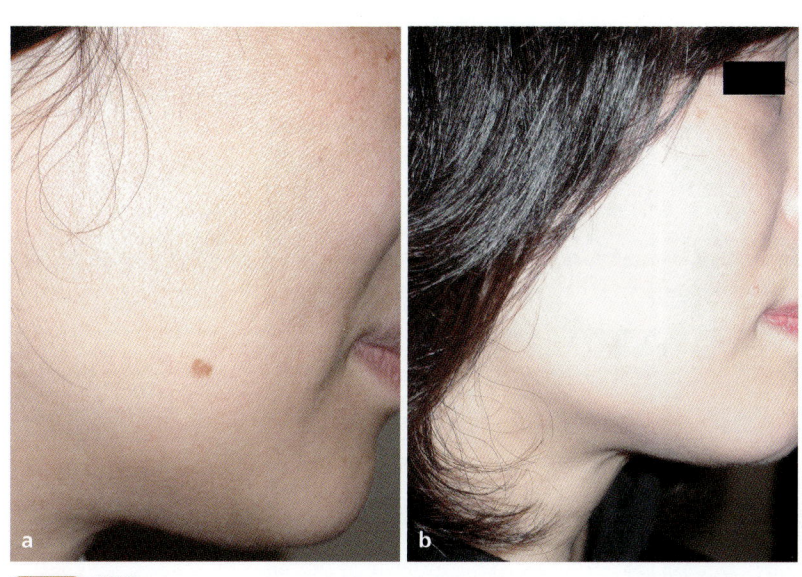

ンク色になること，治療後は紫外線防御をしっかり行う必要があり，ビタミンC，ビタミンE，トラネキサム酸の内服と4％ハイドロキノンの外用をすることを指導した．1％キシロカインE®での局所麻酔下でQスイッチアレキサンドライトレーザーを用い7Jで患部に照射した．1週間後再来時，黒色痂皮が付着していたので積極的に剥離し，紫外線防御クリームを外用し帰宅させた．その際，洗顔の指導と内服と外用をさせるようにした．以後，遮光，内服外用を継続して，現在も良好の状態である（図1b）．

図1 症例1
a：初診時の右顎のしみ．b：治療後3年経過した状態．

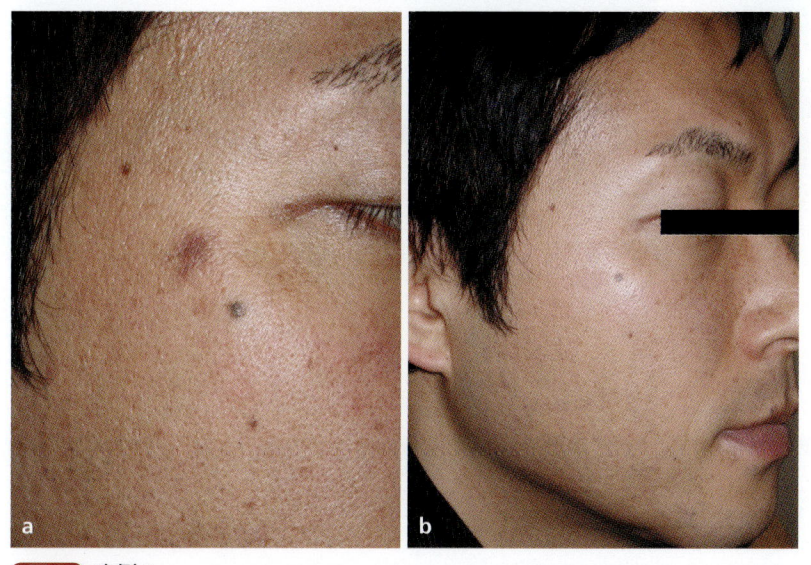

図2 症例2
a：初診時の右眼色素性母斑わきのシミ．b：照射後4カ月の状態．

Ⅲ. 疾患ごとのレーザーの使い方

症例2　39歳男性．2〜3カ月前より両こめかみ部にシミができて気になり，除去を希望し来院した（図2a）．症例1と同様に，局所麻酔下でQスイッチアレキサンドライトレーザーを用い7Jで患部に照射した．術後，男性であり化粧をしないため，紫外線防御クリームの使用を忘れないように指導した．4カ月経過後も遮光を行い，良好の状態である（図2b）．

症例3　48歳女性．数年来両頬にシミができたとして来院した．両頬を茶色のシミが覆っており，さらに両頬こめかみ付近に円形の老人性色素斑を認めた（図3a，b）．肝斑の中に老人性色素斑があるため（図3c），まず肝斑の治療をビタミンC，ビタミンE，トラネキサム酸の内服と4％ハイドロキノンの外用で行い，肝

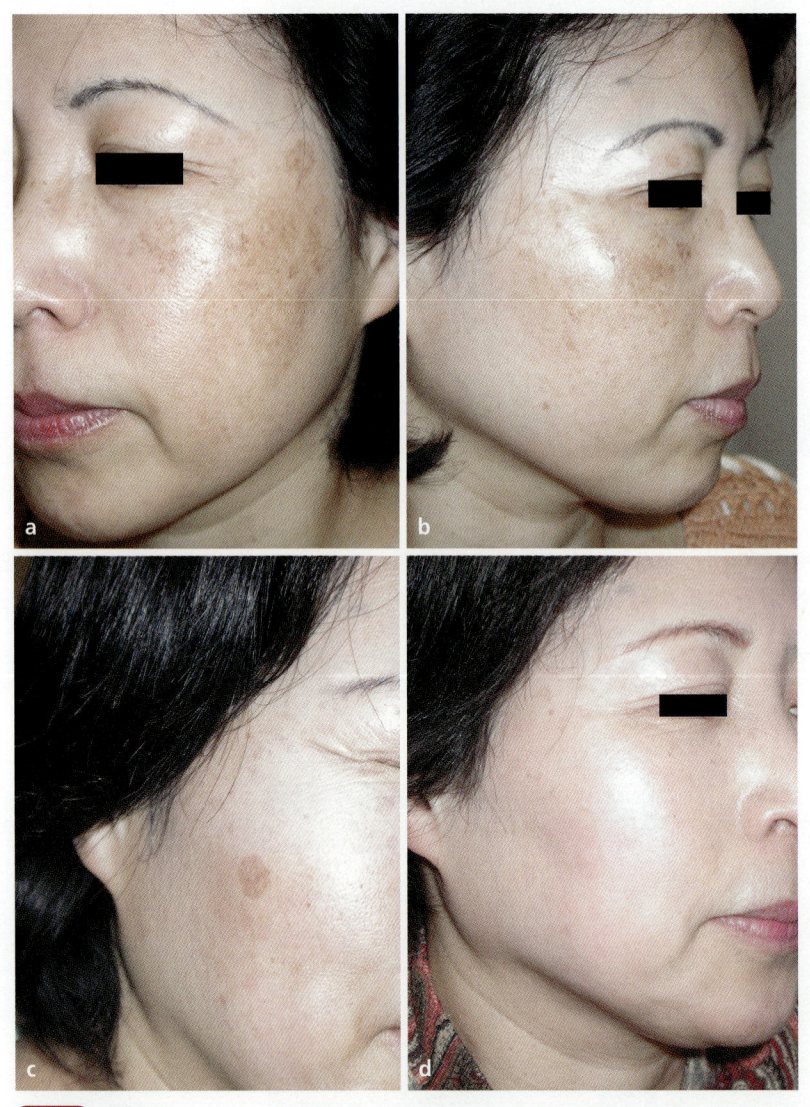

図3 症例3
a, b：両頬の肝斑．c：肝斑の治療により老人性色素斑がはっきり認められるようになった．d：レーザーにより老人性色素斑も消失し，肝斑の治療も良好である．

斑の発疹がほぼコントロールできた時点で，局所麻酔下のもとQスイッチアレキサンドライトレーザーを用い7Jで患部に照射した．1週間後には照射患部は肝斑の再燃もなく消退した．術後も肝斑の治療を継続し，現在も再発はない（図3d）．

b 刺青

症例4　34歳女性．左上腕に入れ墨師によってカラーの刺青（図4a）を入れたが，除去したくなり来院した．カラーでできているので治りにくいこと，一部は色が残る可能性があること，刺青を入れた時の刺青針によりできた瘢痕は残ることを説明し，理解を得た上で局所麻酔下でQスイッチYAGレーザー治療を開始した．レーザー照射後患部からはにじむように出血が起きることを話し，術後はガーゼを交換し，入浴後患部を洗浄した後に軟膏処置を行うよう指示した．QスイッチYAGレーザーは1064 nmを用いた．この波長は深部までレーザー光が到達するので最初から高出力で照射すると表皮，角層がはじき飛ばされることと，レーザー光線の深達性のため瘢痕を作らないように2Jから照射を開始し，治療翌日の反応を観察し，水疱形成など熱傷を思わせる反応のないことを確認しながら徐々に出力を上げるようにしている．また，赤系の刺青に対しては532 nmを用いるが，赤と他の色素が離れているなど同時に照射可能な場合と困難な場合には時期を分けて照射することもある．

　照射翌日は，まだ患部は血痂が残っているので，プロスタンディン®軟膏を用い速い上皮化を促進するようにする．約1週間程度で痂皮は治まり，その後2カ月の間隔を空けてから次回のレーザー照射をする．次回の照射までの期間は，

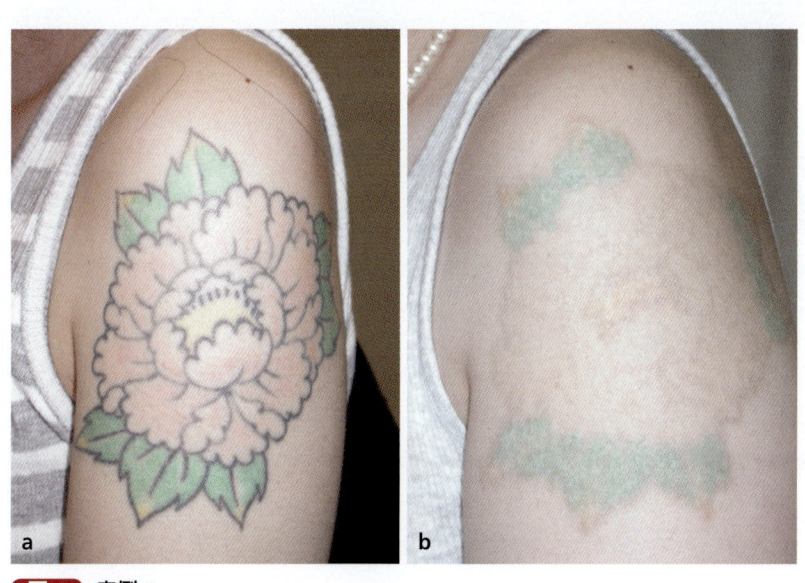

図4 症例4
a：左肩の花模様のカラー刺青．b：5回照射後の状況．完全に色は消えてはいない．

Ⅲ．疾患ごとのレーザーの使い方

レーザー治療の妨げにならないように遮光の指導を徹底させ色素沈着を起こさないようにしながら治療を継続したが，完全消退には到っていない（図4b）．

症例5　68歳男性．若い頃に右大腿部に仕事仲間と刺青の入れあいを行ったが，温泉に行った際に入浴ができないことと，素人同士で墨を用いて行ったもので，色調が濃い青色に見えることを理由に除去を希望し来院した（図5a）．局所麻酔下でQスイッチアレキサンドライトレーザーを用い5.5Jで治療を開始した．治療翌日には，患部からの浸出液があるので，プロスタンディン®軟膏を外用し表皮化の進行促進をはかりながら2カ月の間隔で照射をした．刺青の色調は徐々に薄くなり，9回の照射で治癒した（図5b）．

症例6　26歳女性．右腰に入れ墨店でカラーの刺青を入れたものの，翌日消したくなり植皮を希望して来院した（図6a）．採皮部位がはっきり残ることと，植皮をした皮膚は周囲の皮膚と全く同じにはならないことを説明した．レーザー治療によっても完璧に消退治癒することはないことも説明し，理解を得た上でレーザー治療

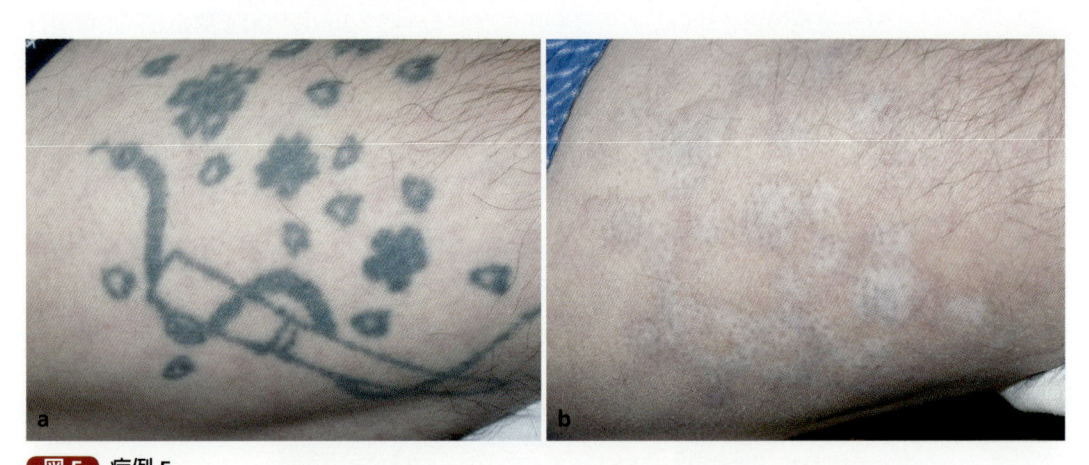

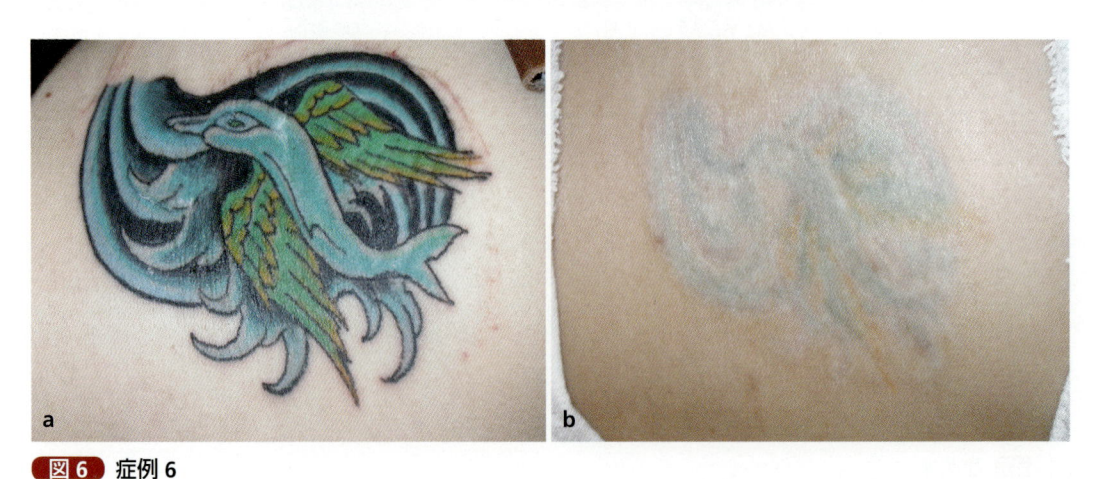

図5 症例5
a：友人同士で入れあった刺青．b：刺青を入れた際の針痕が残っているが，ほぼ消えた状態．

図6 症例6
a：刺青を入れた翌日の状態．針による傷が治癒していない．b：10回照射後の状態．

1. 色素性病変に対するレーザー治療

をすることとした．局所麻酔下で 1064 nm Q スイッチ YAG レーザーを用い 2 J から照射開始をした．照射後の処置は症例 4 と同様に行い，徐々に出力を上げ 6.1 J まで照射した（図 6b）が完全には消退しなかったため局所麻酔下での Q スイッチアレキサンドライトレーザー照射に変更し照射を行った．変更初回は 6 J で照射し，照射部位の反応を観察しながら徐々に上昇させ 7.5 J まで照射したが，完全には消去できていない．

c 外傷性刺青

症例 7　38 歳女性．2006 年 9 月に転倒して鼻の右下部に擦り傷を作り，気になるので 2006 年 11 月に来院した（図 7a）．鼻の下に紅色の瘢痕を認めたため，遮光を行い経過観察をしたところ，2007 年 4 月鼻の基部の色素沈着が気になり（図 7b）再来院したため，局所麻酔下で Q スイッチアレキサンドライトレーザー，出力 5.5 J で 4 カ月の間隔で 3 回照射を行った．レーザー照射後はプロスタンディン®を外用し遮光を指導した．3 回照射後，色素はほとんど目立たなくなり，わずかに転倒した際の擦過傷部に瘢痕が残ったが，満足して治療終了した．

症例 8　37 歳男性．2005 年 11 月 13 日，交通事故により右頬に刺青（図 8a）ができたため大学病院を受診し，レーザー治療のため 2006 年 5 月 23 日紹介された．右頬に瘢痕と事故による刺青が残っており，同部に局所麻酔下で Q スイッチアレキサンドライトレーザー，5.5 J で照射を開始し，2 カ月の間隔を取り 4 回繰り返し照射を行った（図 8b）．照射後の処置はプロスタンディン®を外用し，照射終了時には色調はほぼわからなくなった時点で症状固定した．

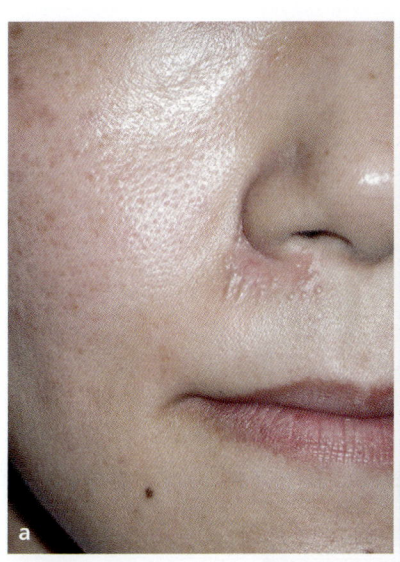

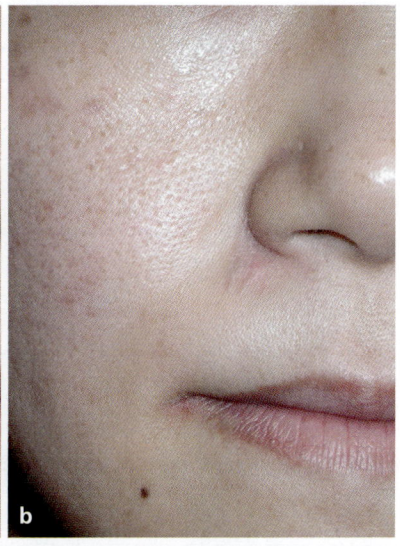

図 7 症例 7
a：外傷の痕の稗粒腫と瘢痕が目立つ．
b：稗粒腫と瘢痕が落ち着き，外傷による刺青がわずかに見られる．

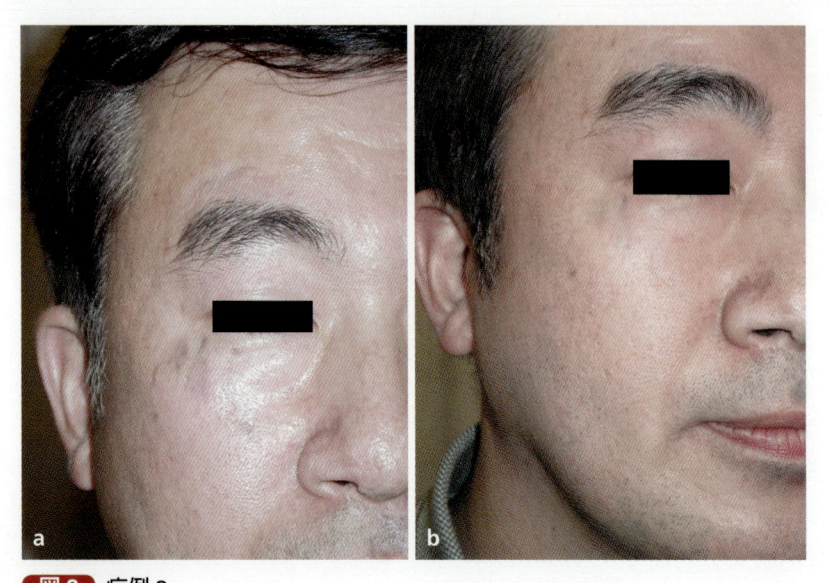

Ⅲ．疾患ごとのレーザーの使い方

図8 症例8
a：初診時．頬の瘢痕と刺青．b：照射後．わずかに刺青が残る．

d 雀卵斑

症例9　23歳女性．他医において遮光，ビタミンC内服で加療していたが，他の治療法がないか大学病院を受診し，ケミカルピール，レーザー治療などがあることを説明され，レーザー治療を希望して当院に紹介され受診した．局所麻酔下でQスイッチアレキサンドライトレーザーを用い，色調の薄い部分は7J，やや濃い部分は8Jで照射した．他の疾患と比較してもレーザー治療による効果は早期に出て色調も改善した．レーザー照射が終了した後は，遮光を指示するとともに，ビタミンC，ビタミンE，トラネキサム酸の内服と4％ハイドロキノンクリームを外用している．

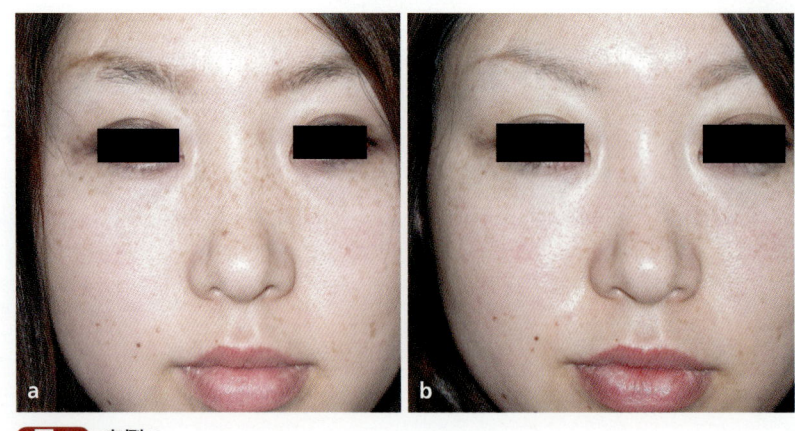

図9 症例9
a：初診時．両頬，鼻に雀卵斑を認める．b：1回照射後．かなり薄くなっている．

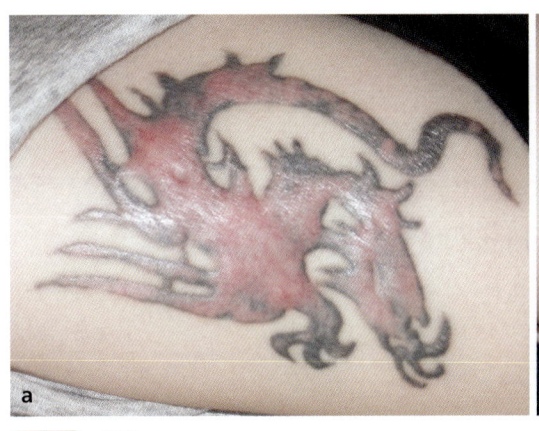

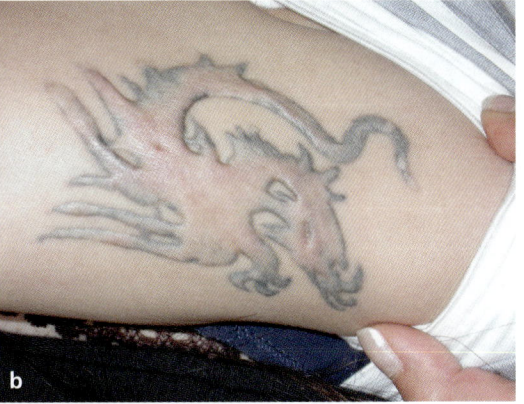

図10 症例10
a：脱毛レーザー治療機器で治療された痕の状態．b：内服加療により軽快してきた．

5 副作用

症例10　31歳女性．美容外科で脱毛レーザー治療を行っていたので，左肩の刺青治療の相談をしたところ，脱毛用のアレキサンドライトレーザーによる治療が行われた．その後熱傷のようになり瘢痕化したため当院に来院した（図10a）．医師は脱毛用のレーザー治療機器も，刺青・太田母斑の治療に用いられるレーザー治療機器の種類も，ともにアレキサンドライトレーザーであったため，手持ちの脱毛レーザー機器を使用したものと考えられる．販売業者に確認を行ったところ，販売の際に脱毛以外に使用できないことを伝え，使用マニュアルを用い脱毛の治療方法を説明したとのことであった．しかしながら，Qスイッチの付いたレーザー治療機器が刺青の治療に必要な理由を確認して治療する必要がある．トラニラスト®内服を2年継続して，やや柔らかくなり色調も薄くなってきた（図10b）．

文献

1) Anderson RR, Parrish JA. Selective photothermolysis: Precise microsurgery by selective absorption of pilsed radiation. Science. 1983; 220: 524-7.
2) Parrish JA, Anderson RR, Harrist T, et al. Selective thermal effects with pulsed irradiation from lasers:from organ to organelle. J Invest Dermatol. 1983; 80 Suppl: 75-80s.

【谷田泰男】

Ⅲ．疾患ごとのレーザーの使い方

TOPICS 02

Q スイッチ Nd:YAG レーザー MedLite® C6 の特徴は？

■Q スイッチ Nd:YAG レーザー MedLite®C6 とは

　MedLite®C6 とは，HOYA ConBio®社製の Q スイッチ Nd:YAG レーザーの 1 つである（図 1）．HOYA ConBio®社は古くから Q スイッチ Nd:YAG レーザーを作製販売しており，MedLite®から始まり MedLite®Ⅳ，MedLite®C3，MedLite®C6 とバージョンアップを重ねている．その中でも MedLite®C6 が脚光を浴びるようになった理由の 1 つとして，レーザートーニングといわれる肝斑をはじめとした色素斑の治療に本機器が用いられるようになったことがあげられる．

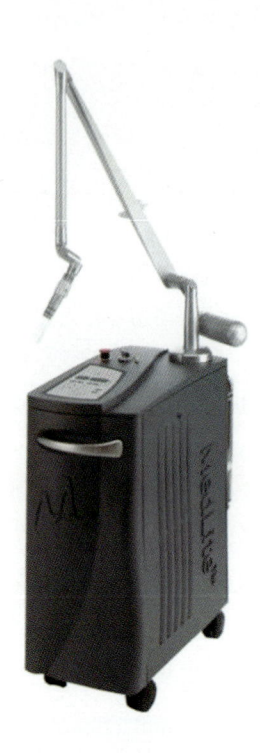

図1 MedLite® C6（HOYA ConBio®社製）

■Q スイッチ Nd: YAG レーザーの特徴

　皮膚科・形成外科領域で使用される Q スイッチレーザーとはパルス幅がナノセカンド（nsec）領域の機器のものであり，ruby（波長 694 nm：パルス幅 20 nsec），alexandrite（波長 755 nm：パルス幅 50 nsec），Nd:YAG（波長 1064 nm とその半波長である 532 nm：パルス幅 10 nsec）が使用されている．
　Q スイッチ Nd:YAG レーザーの特徴は，1 台の機器で 532 nm と 1064 nm の 2 つの波長を選択できることであり，波長 532 nm を使用の際は，老人性色素斑や扁平母斑，

口唇メラノーシスなどの表在性色素性疾患を，波長1064 nmを使用の際は，真皮メラノーシス（太田母斑や異所性蒙古斑など）や外傷性刺青などの深在性色素性疾患などが治療可能となっている[1-3]．しかし保険治療適応機器ではないことが非常に残念な点である．また元来，刺青治療器として開発されたこともあり，波長532 nmを使用の際は赤・ピンク・黄・紫・橙色，波長1064 nmを使用の際は黒色の刺青が適応となる．

またHOYA ConBio®社製のQスイッチNd:YAGレーザーシリーズは，100 Vの通常電源で使用できるため設置のために特別な工事の必要性がないことや，本体が軽量かつコンパクトでキャスター付きのため，狭い診療スペースでも移動がスムーズにできることも利点である．

■MedLite®C6におけるレーザー光の特徴（図2）

従来，レーザー光を照射すると，照射面ではレーザービームの中心部のエネルギーが一番強くなり端にいくほど弱くなるガウシアン型と呼ばれるビームプロファイルが主体であった．しかしMedLite®C6は，ガウシアン型のレーザービームを採用せず，レーザー光が照射面に対しフラットに照射されるトップハット型を採用している．トップハット型は，ガウシアン型と比し照射面全体に均一にエネルギーを届けることができるのがMedLite®C6の評価が高い理由の1つである．

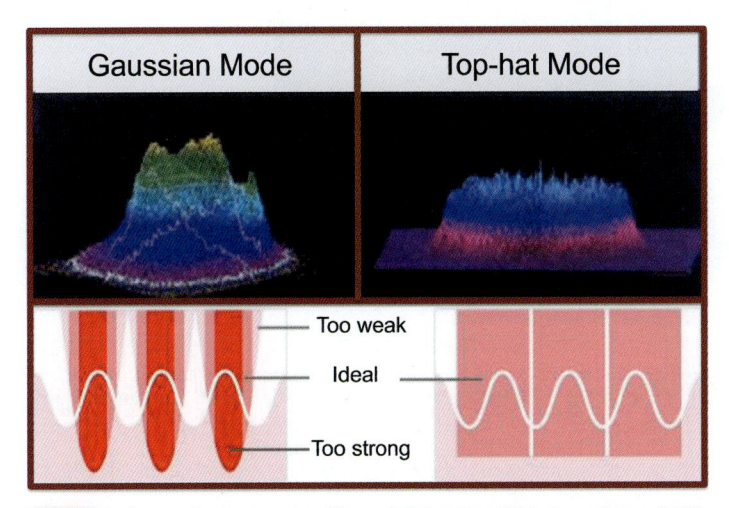

図2 ビームプロファイルの違い（ガウシアン型とトップハット型）
MedLite® C6は，レーザーの発振形態がトップハット型であることから，照射ムラを軽減でき，周囲への熱障害を最小限にできると言われている．

■レーザートーニング（もしくはレーザーピーリング）とは

レーザートーニング（もしくはレーザーピーリング）は数あるnon ablative photo-rejuvenationの1つである．1990年代後半，レーザー脱毛の開発者の1人であるGrossman Mが，顔面全体にMedLite®Ⅳ（1064 nmの波長を用いて）を低出力で照射することにより色調や肌の張りなどを改善させるrejuvenation方法を始め，MedLite®

Ⅳ skin rejuvenation と呼んでいた．日本ではレーザーピーリングといわれ同様の rejuvenation 法が存在していた[4]．

　MedLite®C6 が開発され，ビームプロファイルを従来のガウシアン型ではなくトップハット型を使用したことにより，照射面全体に均一にエネルギーを届けることができるようになった．このことにより今までレーザー治療は禁忌とされていた肝斑に対しても MedLite®Ⅳなどを用いた治療法と同じく，MedLite®C6 の 1064 nm の波長を低出力で照射することにより有効性が高かった論文がアジア人を中心に散見されるようになった[5, 6]．日本でもレーザートーニングという名前で急速に広がっている治療方法であるが，1 台の機器で 532 nm の波長を用い老人性色素斑の治療，1064 nm の波長を用い低出力で肝斑，通常の出力を用い真皮メラノーシスなどを改善させることができ，顔面色素斑に対する total skin-tone laser rejuvenation が可能となってきている（図 3）．

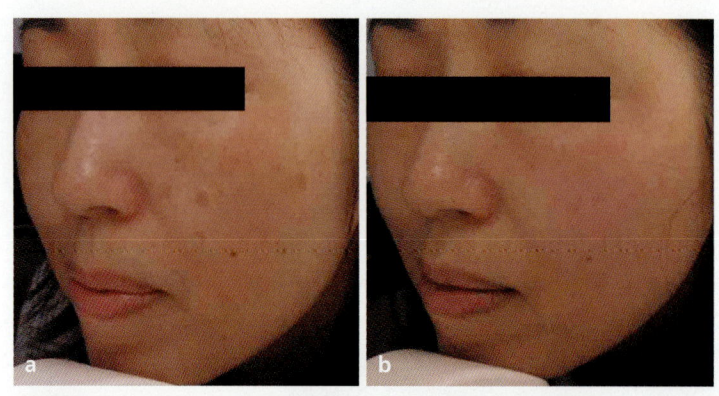

図 3 MedLite®C6 を用いた治療（a：治療前，b：治療後）
肝斑部位には 1064 nm の波長を用い 6 mm スポットサイズ，1.5 J/cm² を用い 5 回治療，老人性色素斑部位には 532 nm の波長を用い 3 mm スポットサイズ，1.2 J/cm² を用いた．

　しかし，肝斑は病変部にメラノサイトの数の増加はないが，メラニン色素産生が亢進した活性化メラノサイトがあるため，表皮基底層のメラニン顆粒が増加している状態である．肝斑に対するレーザー・光治療は，ケラチノサイトに存在する多量のメラニン顆粒を取り除くためには一時的に有効であるが，産生したメラニン顆粒をケラチノサイトに転送してしまうため，細胞質内に充分量のメラニン顆粒を含有しないメラノサイトは治療後も生き残る．高出力のレーザーや光照射の刺激により，生き残ったメラノサイトは活発にメラニン顆粒を産生して，治療前よりかえって増悪することがしばしばある．従って，肝斑には高出力かつ不用意にレーザー治療や光照射を行うことは原則禁忌であることは忘れてはならないと考えている[7]．

むすび

　今回はレーザートーニング（ならびにレーザーピーリング）を主体に Q スイッチ Nd:YAG レーザー MedLite®C6 の特徴を記載した．本機器で注目されているレーザー

トーニング（レーザーピーリング）は手軽で有効な rejuvenation 方法である．しかしながら万能ではないので，適応と限界を理解して使用しなければ機器の利点も欠点となってしまうことを忘れてはいけない．

文献

1) 鈴木晴恵．半波長 Q スイッチ Nd:YAG レーザーによる老人性色素斑及び老人性疣贅の治療．日形会誌．1996; 16: 388-97.
2) Akita H, Matsunaga K, Fujisawa Y, et al. Treatment of labial lentigos in atopic dermatitis with the frequency-doubled Q-switched Nd:YAG laser. Arch Dermatol. 2000; 136: 936-7.
3) Suzuki H. Treatment of traumatic tattoos with the Q-switched neodymium:YAG laser. Arch Dermatol. 1996; 132: 1226-9.
4) 鈴木晴恵．深在性色素性病変に対するレーザー治療．日レ医誌．2010; 31: 30-5.
5) Polnikorn N. Treatment of refractory melasma with the MedLite C6 Q-switched Nd:YAG laser and alpha arbutin: a prospective study. J Cosmet Laser Ther. 2010; 12: 126-31.
6) 山下理絵．肝斑の治療方法 私はこうしている．Aesthetic Dermatology. 2010; 20: 357-67.
7) 溝口昌子．シミの発症病理からみた治療法と予防法．J Visual Dermatol. 2005; 4: 836-41.

【秋田浩孝】

TOPICS 03

Qスイッチルビーレーザー Model IB101™・The Ruby Z1™ の特徴は？

■背景

　米国で，1990年ごろ，真皮色素性病変（主に刺青）治療の目的で，3種類のQスイッチレーザーが開発された．製品化された順序は，ルビー（QSRL）・アレキサンドライト（QSAL）・Nd:YAG（QSYL）の順である．スペクトラム社が世界で初めて製品化したQSRL（RD-1200®）は日本にも多数輸入されたが，その安定性に問題があり，多額の保守費用がかかるレーザーであった．この機械はすでに製造中止になり，退役の時期を迎えている．その後米国では，保守に手間と費用がかかるQSRLはレーザー会社にも医師にも敬遠され，ほとんど製品化されていない．もっぱら保守管理が容易なQSALとQSYLが販売されている．一方，欧州では，これまで数社がQSRLを発売し，アジア圏でも多くの台数を販売している．白人患者が中心の米国・欧州では，太田母斑・蒙古斑・ADMなどの真皮メラノサイトーシス患者がほとんど存在しないので，Qスイッチレーザーの治療対象はもっぱら刺青となる．刺青に対してはQSALやQSYLの治療効果はQSRLに劣らない．しかし，真皮メラノサイトーシス患者の多い日本では事情は別である．QSALやQSYLに比べて効果の高いQSRLに対する需要圧力が強く，また困難な課題に挑む技術者魂のあるニーク社（現澁谷工業）と東芝（ジェイメックが継承）の2社によって，たゆまぬ改良が重ねられてきた．これまで，米国のレーザーばかりが輸入され，欧州のレーザーはあまり持ち込まれなかった日本のレーザー市場では，QSRLは日本製でQSALとQSYLは外国製という奇妙な「すみわけ」が続いてきたわけである．

　筆者の意見では，現在販売されているニークとジェイメックのQSRL（図1, 2）は，どちらも非常に完成度が高く治療効果が高い．全世界に輸出しても充分競争力はあるように思えるのだが，円高の影響か，保守管理の手間を考えてのことかわからないが，両社ともに輸出には消極的である．というわけで，この2機種の世界的知名度は低いのだが，われわれ日本の医師にとって非常に有用であることは間違いない．

■機械の特徴

　両者の機械ともに，本体はやや大きめであるが，長い多関節マニピュレータによる操作性は悪くない．ウォーミングアップ時間も短く便利である．どちらも200V電源が必要な点は欠点である．両者ともに照射時間幅は約20 nsec（ナノ秒＝10^{-9}秒）で安定している．出力も，径5 mm以上のスポットサイズで10 J/cm^{2}が出るので，治療上もの足りなく感じることはない．波長はルビーであるから694 nmで，メラニンに対する選択的吸収率が高く，メラニン性疾患に高い治療効果を示す．両者ともに，Qスイッチモードだけでなく，スイッチで切り替えることによってノーマルモード（照射時間幅数百μsec程度）ルビーレーザーとしても使うことができる．

[TOPICS 03] Qスイッチルビーレーザー Model IB101™・The Ruby Z1™ の特徴は？

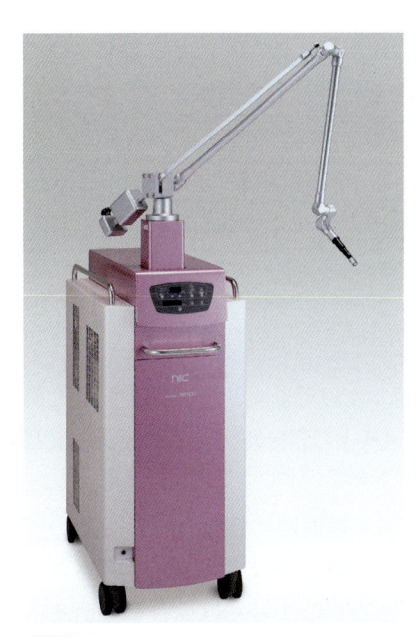

図1 澁谷工業（ニーク）製 QSRL Model IB101™

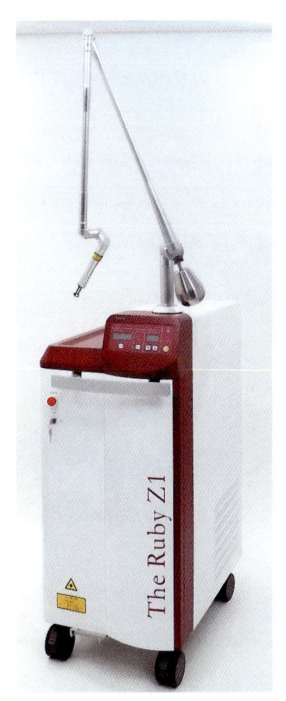

図2 ジェイメック製 QSRL The Ruby Z1™

■ビームプロファイル

　レーザーの治療効果を大きく左右するファクターとして，ビームプロファイルの問題がある．ビームプロファイルとは，照射径の中におけるレーザー光の強さ分布のことである．これが均一に近いものが望ましいことは言うまでもない．通常，レーザーは発振した段階では照射径の中央部が強く，周辺に近づくにつれて弱くなるガウス分布を取る．ルビーなどの大エネルギーの固体レーザーの場合は，数本のフラッシュランプから与えられたエネルギーによりロッド内の温度分布に微妙なムラが生じ，さらにビームプロファイルが乱れる傾向がある．この，ビームプロファイルの乱れは治療の大敵である．照射ムラが生じたり，一部フルエンス（出力密度）が高くなりすぎて皮膚が吹き飛んで出血したりする原因となる．

　ニークのQSRLは，かつてこの問題が大きく，中央部の出力密度が高すぎ，時にはメガネ型のビームが出るといった問題点があった．しかし，以下の2つの改良によって，現在はこの問題はまったく出現しなくなった．1つは「ホモジェナイザー」という特殊なレンズを光軸に入れることによって，ビーム内の出力密度を均一化するようにしたことである．また，もう1つの改良は，通常は2本のフラッシュランプを4本にしたことである．ルビーロッドの両側から2本のフラッシュランプでエネルギーを与える場合には，どうしてもロッド内のエネルギー分布にムラが出やすかったのだが，ロッドの4方向から4本のフラッシュランプでエネルギーを与えるように改良して，そのムラが激減したのである．

東芝が開発したQSRLは，当初から四角形の中空カライド（万華鏡の意）を通すことによって，ビームプロファイルが限りなく均一に近いものになっていた．ただし，スポットが正方形なのでやや使いにくいことと，カライドの破損や光軸のずれが生じやすいといった難があった．当機をJMECが継承してから，カライドは六角形になって耐久性もずいぶん向上した．スポットも六角形で比較的使いやすく，故障の頻度も激減した．

　この両機械が非常に高い臨床効果を示す大きな理由は，現存のQSALやQSYLに比べて，スポットサイズが大きく，またビームプロファイルが均一である点にあるように思われる．

むすび

　QSRLは，真皮色素性病変には絶対的な優位性を持つだけでなく，当然表皮色素性病変の治療も可能である．すなわち，皮膚の色素性疾患治療上のゴールデンスタンダードと言えるものである．

　ちなみに筆者のクリニックでは，不意の故障に備えて一時期は4台のQSRLを置いていた時期もあったが，故障の頻度が減ったため，この両機種1台ずつに減らすことができた．赤色刺青などの特殊な症例に対応するためにQSYLは1台だけ保有している．QSALは使う機会がないのですでに処分した．今後購入する予定はない．

【葛西健一郎】

2 血管病変に対するレーザー治療
①ポートワイン母斑・毛細血管拡張症

1 治療の理論と効果発現機序

a 治療の理論

　　血管腫を代表とする皮膚の血管病変に対する治療は，真皮内の拡張血管を消失させ正常線維組織に置換させることである．その治療に用いられる色素レーザーの標的組織は拡張した血管壁であるが，実際は血管内を流れ血管壁に接した血液の赤血球が標的となる．したがって標的色素は，赤いヘモグロビンに酸素が結合したオキシヘモグロビンである．

　　照射により，レーザー光は真皮拡張血管内の流血赤血球に吸収された後，光エネルギーが熱エネルギーに変換され高熱を発生し熱変性を起こす．拡張血管の中央に発生した熱エネルギーは，照射時間内に周囲に拡散し血管壁まで達し，照射終了時に周囲の線維組織と熱平衡状態になる．その際，高熱化した血管壁も熱による傷害が起こる（図1）．

　　ただしレーザー光が選択的に真皮内の拡張血管を傷害するためには，Andersonらが提唱する選択的光熱融解（selective photothermolysis）[1]の理論に基づき，レーザー装置の①発振波長，②照射時間（パルス幅），③エネルギー密度の3つの要素が，以下の条件を満たさなければならない．

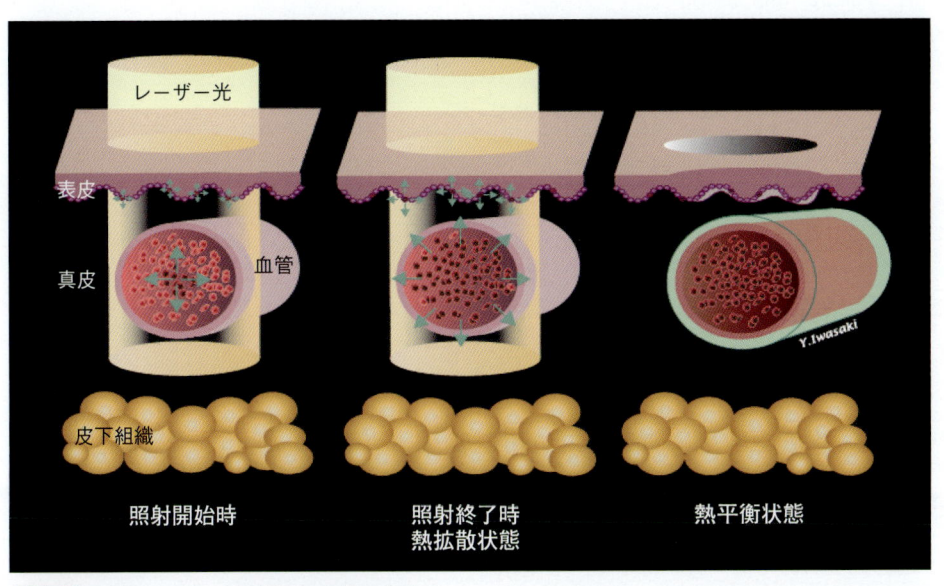

図1　色素レーザー照射時の皮膚の変化
流血赤血球に満たされた拡張血管の中央に発生した熱エネルギーは，照射時間であるパルス幅（照射開始時～照射終了時）の間に周囲へ拡散し血管壁を傷害し，熱平衡状態になる．

b 色素レーザーの3要素

①発振波長

　赤血球のオキシヘモグロビンが標的色素となるが，その吸収スペクトルの 415，542，577 nm の 3 つのピークの中で，最長で皮膚深達性に優れた 577 nm をレーザーの発振波長にすると，血管周囲に存在する膠原線維への吸収率が低いため瘢痕にもなりにくい[2]．実際には，若干吸収率は低下するがピークより少し長く，より深達性に優れた 585 nm や 595 nm が用いられている（図 2）．

②照射時間（パルス幅）

　照射により標的となる拡張血管の中央に熱エネルギーが発生し，照射時間であるパルス幅の間に熱が周囲へ拡散していくが，パルス幅が短すぎると熱の拡散は血管壁まで到達しないため，血管壁を破壊することができない．逆に長すぎると，血管壁は破壊できても，熱の拡散のために血管周囲の正常線維組織も傷害してしまうため，瘢痕を形成する可能性が高くなる（図 3）．したがってパルス幅は，標的となる血管の温度が半分まで冷却される時間である熱緩和時間（thermal relaxation time）より若干短くする必要がある[3]．

　ただしレーザー装置の開発当初は，小児の拡張血管を治療対象としたため，標的は直径 10〜50 μm の円筒状物と想定して熱緩和時間が算出され，450 μsec 前後のパルス幅が用いられた．現在は大きな拡張血管も治療できるように，パルス幅が長くでき，さらに治療対象血管の大きさに合わせて 450 μsec〜40 msec の範囲で選択できるパルス幅可変式ロングパルス色素レーザーが治療の主流となっている．

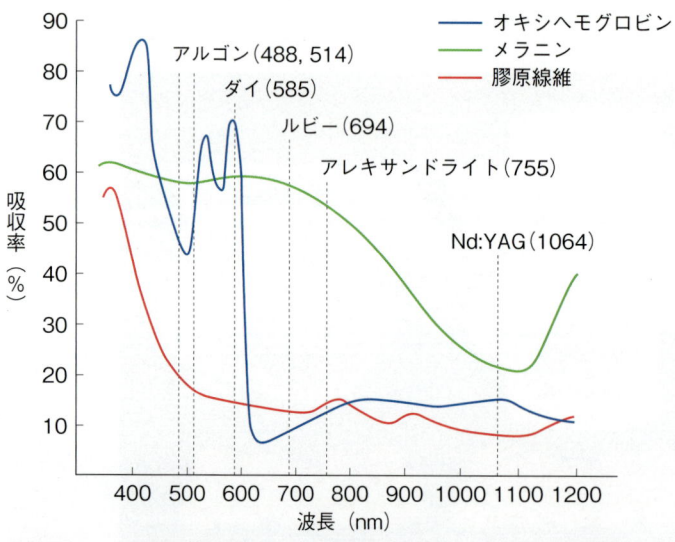

図 2 ヒト皮膚におけるおもな色素の吸収スペクトルと各種レーザーの発振波長[2]

オキシヘモグロビンは 415, 542, 577 nm にピークを示し，メラニンは波長が長くなると吸収率は低下する．色素（ダイ）レーザーの波長である 585 nm はオキシヘモグロビンとメラニンに吸収されやすく，膠原線維には吸収されにくい．

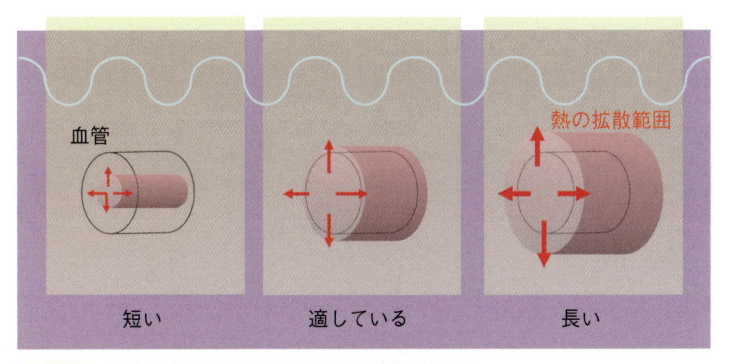

図3 パルス幅の違いによる拡張血管の変化
レーザー照射により標的である拡張血管の中央に熱が発生し拡散する．
左：パルス幅が短すぎると血管壁を破壊できないので治療効果は現れない．中：適していると瘢痕形成もなく血管壁を破壊できるため治療効果が現れる．右：長すぎると血管壁を破壊できるが，周囲の正常線維組織も破壊するため瘢痕形成の可能性が高くなる．

③エネルギー密度

標的となる血管壁を十分傷害し，破壊できるエネルギー密度で照射する必要があり，設定された範囲内では 0.5 J/cm^2 間隔で容易に変更できる．ただし過度に高いエネルギー密度で照射すると組織傷害が強く，照射後に瘢痕形成や色素沈着，色素脱失などの副作用が生じる可能性が高まる．なおエネルギー密度を上げても，波長によって決定されているレーザー光の深達性を高めることはできないが，同じ深さで発生する熱エネルギーを上昇させることが可能である．

C 効果発現機序[4]

ポートワイン母斑の表面に色素レーザーを照射すると，まず表皮基底層に正常に存在するメラノソームに吸収され熱エネルギーが発生し傷害される．一部では基底層が破壊され表皮下水疱となり，びらんになることもある．一方，治療の標的である真皮内に増生する拡張血管内を流れる赤血球にも，熱エネルギーによって傷害が起こり凝集塊となる．さらに熱の拡散により，それに接する血管壁も傷害を受けるが，その範囲は血管とその周囲の狭い範囲に限局している．また血管壁が傷害された際に，赤血球は血管外に漏出し紫斑になることもある．なおレーザー光によって傷害され赤血球の凝集塊が形成される血管は，皮膚表面から概ね 1500〜1700μm までの拡張血管にとどまっている．ただしレーザー光は深くなるほど減弱し血管への傷害の程度も弱まるため，真皮上層〜中層の拡張血管はほぼ破壊できても，下層の拡張血管を完全には破壊できない（図4a, b）．

その後，完全に破壊された真皮上層〜中層の拡張血管内の白血球や赤血球，さらにそれに接した血管内皮細胞は，熱により変性・融解され，照射翌日までにはリンパ球を中心とした炎症細胞浸潤が起こる．一方，傷害の程度が弱い真皮下層では，照射翌日までには血流が再開通してしまう（図4c）．照射1〜2週後には，傷害された血管の周囲から線維芽細胞と線維組織の増生が起こり，照射前に存在していた真皮上層〜中層の拡張血管の多く

Ⅲ．疾患ごとのレーザーの使い方

| a：照射前 | b：照射直後 | c：照射翌日 | d：照射1週後 | e：照射2週後 |

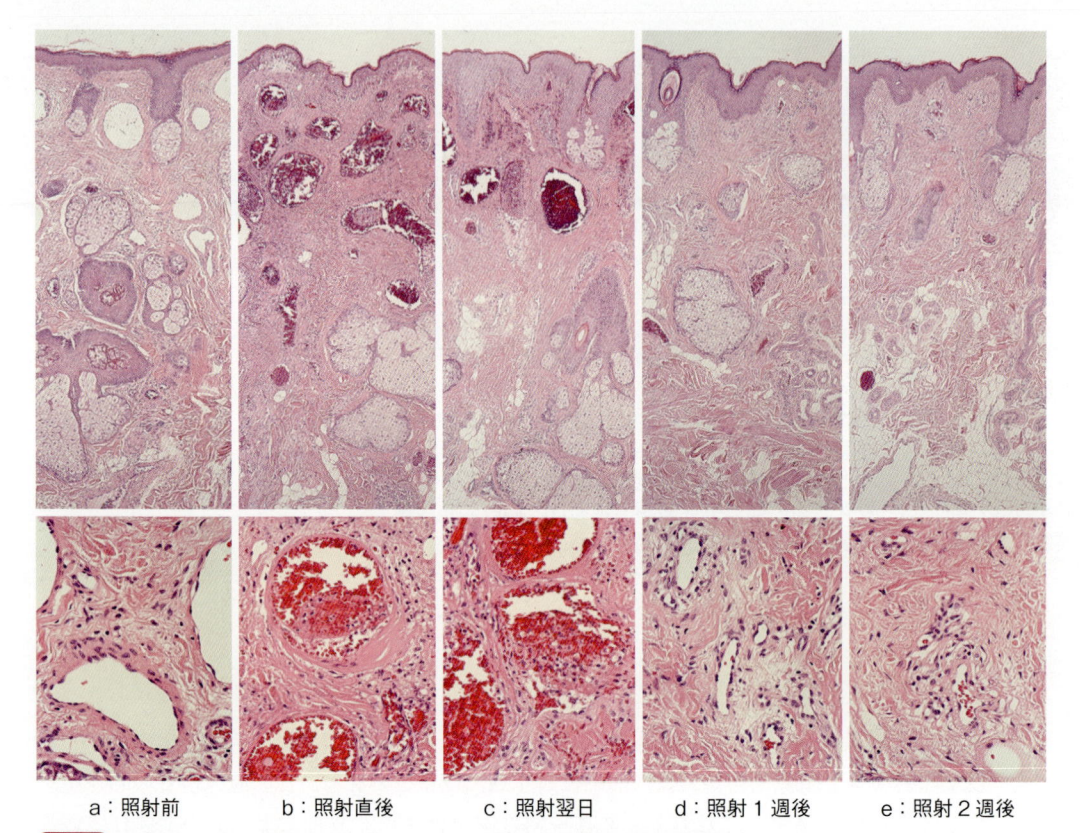

図4 色素レーザー照射によるポートワイン母斑の組織の経時的変化[4]
上段：HE 弱拡大像，下段：真皮上層の強拡大像．a：照射前．真皮上層〜中層を中心に拡張血管が存在する．b：照射直後．拡張血管内の赤血球は凝集し血管壁は破壊される．なお凝集した最深部の血管の深さは概ね 1500〜1700 μm である．c：照射翌日．真皮上層〜中層の拡張血管内やその周囲で血球成分の漏出と融解・変性が起こるが，下層の血管は再開通する．d：照射1週後．血管周囲から線維芽細胞や線維組織の増生，さらに軽度の細胞浸潤が起こり，狭小化した血管も存在する．e：照射2週後．照射前に存在していた拡張血管は正常線維組織に置換され消失する．

は，最終的にほぼ正常な線維組織に置換される．すなわち瘢痕形成を生じることもなく，血管腫を構成していた拡張血管の断面積を減少させ，紅斑が退色，あるいは消失し治療効果が発現する（図4d, e）．

2　機種

　皮膚の血管病変に用いるレーザー装置はほとんどが色素レーザーである．現在本邦では6機種程度が広く使用されているが（表1），1989年に最初に発売され普及した Candela 製 SPTL-1™ やその改良型の SPTL-1b™ は発振波長が 585 nm でパルス幅が 450 μsec である．また Niic 製 DO101™ は波長 590 nm，パルス幅 300 μsec であり，ともに1996年には本邦で保険適用での治療が可能となった．その後2000年には，パルス幅可変式のロングパルス色素レーザーが開発され[5] 本邦でも Candela 製 Vbeam™ や Cynosure 製 Cynergy™ などが使用されるようになった．とくに前者は2010年に医療機器として認可され，保険適用での治療が可能となったが，その特徴は標的となる血管の大きさに応じて

表1 本邦で使用されているおもな色素レーザー装置

装置名	発振波長	パルス幅	冷却装置
SPTL-1b™ (Candela)	585 nm	450 μsec	なし（オプションで可）
DO101™ (Niic)	590 nm	300 μsec	なし
PhotoGenicaV™ (Cynosure)	585 nm	300〜500 μsec	なし
Vbeam™ (Candela)	595 nm	0.45〜40 msec	あり（Dynamic Cooling Device）
Cynergy™ (Cynosure)	595/1064 nm	0.5〜40 msec	あり（エアクーリング）
VbeamPerfecta™ (Candela)	595 nm	0.45〜40 msec	あり（Dynamic Cooling Device）

0.45〜40 msec の間でパルス幅を選択，変更できることである．さらに Dynamic Cooling Device という冷却装置が付いているため[6]，照射時に皮膚表面の温度を冷却することで，高エネルギー密度での照射でも熱による傷害を抑え，副作用の発現を抑制することができる[7]．

3 適応疾患

表在性の皮膚の血管病変の治療には色素レーザー装置が用いられる．とくに生下時より存在し消退傾向がなく，単純性血管腫とも呼ばれるポートワイン母斑は，病変が存在することで患児の精神的発育に多大の影響を与えることや，加齢により顔面などの病変は隆起し，化粧法では隠せなくなるため，色素レーザーが治療の第一選択となる．またある程度隆起性変化が生じていても治療が可能である[8]．

一方，自然消退傾向がある正中部母斑に関しては，前額部や上眼瞼，上口唇などに生じるサーモンパッチは，2〜3歳までに大半が消失するためレーザー治療を行わないが，退色後も病変が残存した症例は治療の対象となる．ただし上眼瞼の病変はほとんどが1歳頃までに自然消退するため，まず治療する必要がない．また項部や後頭部の Unna 母斑は半数近くが成人期でも残存するが，被髪部であるため治療を希望することは少ない[9]．ただし女性で項部まで範囲が及び，髪を上げる際に目立つ場合は治療を行うこともある．

クモ状血管腫や乳幼児の星芒状血管腫を含む，真皮上層の大きな拡張血管で構成される毛細血管拡張症も色素レーザー治療が第一選択となる．中央に隆起性病変があるクモ状血管腫でも隆起は1〜2 mm 程度なので治療可能である．拡張血管の直径が1 mm あるいは2 mm を越え，肉眼でかなり太い血管が確認できる症例や，真皮中〜下層に分布するような毛細血管拡張症で，色素レーザー治療に抵抗する場合は，電気針による電気凝固術の併用も考慮する．

なお現在，ポートワイン母斑と毛細血管拡張症，さらに次項の苺状血管腫は，3カ月以上治療間隔をあけることで保険の適用で治療が可能である．

4 実際の治療方法

a 前処置

　化粧品や遮光クリームを用いている場合は必ず照射前に拭き取ることが必要である．極端な日焼けをしている場合は色素沈着が解消されてから照射を行う．

　レーザー照射時には輪ゴムで弾く程度の痛みがある．この疼痛は，パルス幅が非常に短いQスイッチレーザーでは衝撃波によって生じるのに対し，比較的長い色素レーザーではおもに熱作用そのものによると考えられている．しかし絶対的には短いパルス幅であるため，成人の場合は無麻酔での照射が可能である．表面麻酔を行う場合は，リドカインテープ（ペンレス™）を照射の2時間程度前より貼付するのが安全でよいが，その効果は確実ではない．他にも自家精製の7〜10％リドカインクリームやリドカインとプリロカイン含有クリーム（5％ Emlaクリーム™：本邦では未承認）のODT法もある．なお局所麻酔薬の局所注射は真皮組織が膨張し血管内腔が狭小化するため，治療標的であるヘモグロビンが減少し，治療効果が低下するので行わない．

　一方，小児で照射範囲が広い症例や，範囲が広くなくても顔面などで体動によって眼球に誤照射する可能性があるような部位の照射では，点滴などを用いた簡易な全身麻酔を行って照射を行うこともある．

b 照射条件の設定

　照射により紅斑の退色・消失という治療効果が現れるだけでなく，瘢痕形成や色素脱失，色素沈着などの副作用が出現しない最小のエネルギー密度で照射を行う必要がある．ただし同じ条件で照射を行っても，レーザーの機種の違いや患者の個体差によって，効果や副作用の発現が異なる可能性がある．また同一機種でも装置の個体差によっては，ピーク出力が安定しないこともある．したがって初回照射時に0.5 J/cm^{2}間隔でエネルギー密度を変えて，試験照射を行うことが望ましい．

　ただし最近の機種は非常に性能が向上し出力が安定しているため，同一人種であれば機種ごとで安全な照射条件がある程度決定できる．すなわち日常診療で厳密に試験照射施行後に治療を開始することが困難な場合は，メーカーが推奨するエネルギー密度の範囲での照射であれば，それほど問題は起こらない（表2, 3）．なおパルス幅可変式ロングパルス色素レーザーは，エネルギー密度に加えパルス幅や冷却装置の設定条件も加わるため，照射条件はより複雑となる．とくに既存の色素レーザーに比べパルス幅が長く，ピーク出力は必然的に低くなるため，エネルギー密度は高くしなければならない．

　また病変の大きさや形状に合わせ大きなスポット径に変更した際には，照射野の中心部では光の散乱が少なくなり，必然的に中心部でのエネルギーの減弱率が低下し，照射野の照射密度が均一でなくなる可能性がある．したがって変更前と同じエネルギー密度のまま照射すると組織傷害が強くなり，瘢痕形成の可能性が高くなるため，スポット径を大きくした際には，エネルギー密度を下げて照射する必要がある．

表2 色素レーザーの照射パラメーター

疾患	スポット径（mm）	照射エネルギー密度（J/cm^2）
ポートワイン母斑	5	6.0〜6.5
	7	5.5〜6.0
	10	4.5
毛細血管拡張症	2	6.5〜7.5
	5	6.5〜7.0
	7	5.5〜6.0

（Candela SPTL-1b™ 用推奨値）

表3 色素レーザー（パルス幅可変式ロングパルス）の照射パラメーター

疾患	スポット径（mm）	パルス幅（msec）	照射エネルギー密度（J/cm^2）
ポートワイン母斑	7	0.45	6〜8
	7	1.5	8〜12
	7	3〜10	10〜14
	10	1.5	6〜7.5
毛細血管拡張症（顔面）	7	6〜20	8〜12
（下肢）	7	40	8〜10
クモ状血管腫	7	20〜40	8〜12.5

（Candela Vbeam™ 用推奨値）

c 照射方法

　術者は必ず専用のゴーグルをかけ，患者には閉眼してもらいアイガードシールドを着用させるが，眼裂近傍の眼瞼を照射する場合はコンタクトシェルを装着させる．照射する際は，皮膚への深達性を高めようと病変の厚さを少しでも薄くするために，紅斑が消失しない程度に指で軽く広げる（図5）．ハンドピースのレーザー照射口と皮膚面が適切な距離に保てるように，付属の距離ゲージを皮膚に垂直に当て，ガイドスポットで照射予定部位を確認するが，圧迫しすぎて病変の紅斑が完全に消失してはいけない．照射はフットスイッチかハンドスイッチを用いて単照射を行うが，広範囲の病変では連続照射を行うと効率がよい．照射スポットは多くが円形であるため，未照射部位が生じないように少しずつずらしながら重ね照射を行う．

d 照射後の変化と後処置

　照射直後は熱エネルギーにより，表皮基底層や真皮の拡張血管の傷害が起こり照射野は灰色に変化し，一部に水疱となることもある．さらに照射時の衝撃波による一過性の蕁麻疹様紅斑が生じるが数分で消失する（図6）[10]．照射後数時間，遅くとも翌日には血管内の赤血球の凝集や血管からの赤血球の漏出により，照射野は紫色〜暗赤色に変化する．

　照射時に皮膚表面を冷却することで，熱エネルギーによる組織傷害を軽減し，副作用の発現も最小限に抑えることができる．冷却装置が付いている装置では安定的に照射時に冷

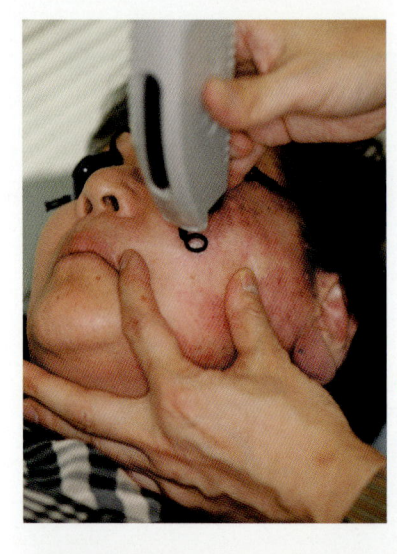

Ⅲ．疾患ごとのレーザーの使い方

図5 照射方法
患者には閉眼し，アイガードシールドを装着してもらう．距離ゲージを皮膚に垂直にあて，紅斑が消えない程度に病変を若干広げ，病変の厚さを薄くさせて照射を行う．

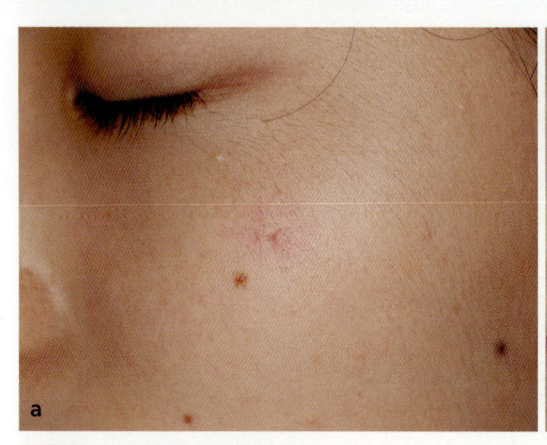

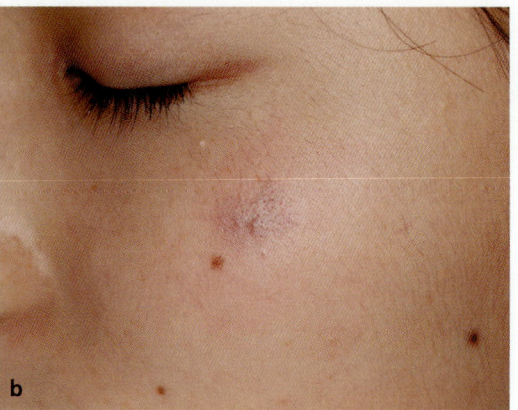

図6 照射直後の皮膚の変化
a：頬部の毛細血管拡張症（クモ状血管腫），照射前．
b：色素レーザー照射直後は病変は灰色に変化し，周囲に一過性の蕁麻疹様紅斑が出現する．

却が可能であるが，照射直後にも保冷剤などを当て照射部位を数分冷却するとなおよい．また照射により軽度の炎症症状が起こっているため，冷却後にステロイド外用薬を外用する．その後びらんになれば，数日間は抗菌薬含有軟膏を外用し，ガーゼなどを貼付し創を保護しておくのがよい．とくに小児の場合は掻破により創傷治癒を妨げ潰瘍化し，瘢痕を形成することがあるので注意が必要である．また紫斑部や上皮化したびらん部は，その後色素沈着や色素脱失が生じることがあるので，1カ月程度は遮光を行うよう指導する．

e 治療間隔

ポートワイン母斑では色素レーザー照射後に生じた灰色への変化や紫斑が照射後1～2週間で消失すると，病変の紅斑の退色による治療効果がある程度確認できる．その後生じることの多い色素沈着などの副作用が解消する1～3カ月後に効果判定が行えるが，照射間隔を3カ月以上あければ治療は保険の適用となる．広範囲の病変は3カ月間隔で照射部

2. 血管病変に対するレーザー治療

位を変えて治療を行っていくが，同一部位は3～6カ月程度，数回治療を行った部位は1年程度治療間隔をあけるのがよい．毛細血管拡張症も副作用の色素沈着に注意しながら同様に治療間隔をあける．

5 臨床例

a ポートワイン母斑

発振波長450μsecの色素レーザーを同一部位に照射を繰り返すと，徐々に紅斑は消退するが，紅斑の退色の程度は少しずつ低下し，多くは3～5回の照射でほぼ限界に達する．最終的には7割程度の症例は照射前に比べて色調がうすくなるが，患者が期待する「ほぼ完全に紅斑が消失する症例」は全体の2～3割程度にとどまる[10]．可変式ロングパルス色素レーザーではさらに照射条件を変更して治療が可能であるが，それでも多くの症例は5～7回程度で治療の限界に達する（図7）．なお治療でいったん紅斑が消失したり退色した部位でも，経過によって再発や色調が再び濃くなることもある[11]．

年齢では，皮膚の厚さが薄く，血管が幼若な乳幼児の方が，成人より有効率が高い傾向にあるので，幼少時から治療を開始するのが望ましい（図8, 9）．

病変の色調や肉眼的特徴と治療成績の関係では，鮮紅色の病変や，拡張した細い毛細血管が皮膚表面に確認できる病変は，組織型では表在型に該当することが多く，有効率が高

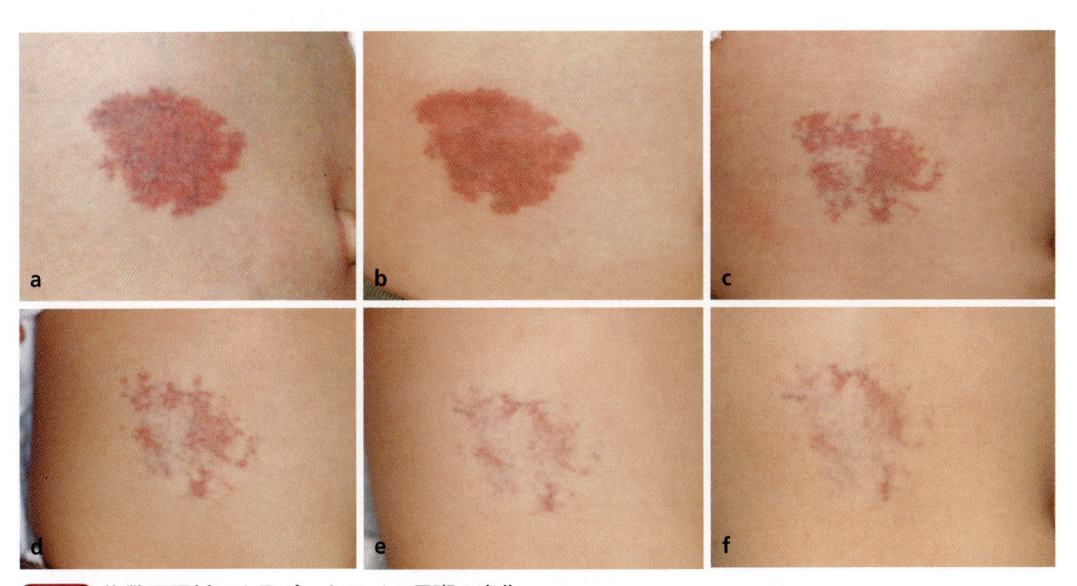

図7 複数回照射によるポートワイン母斑の変化
a：2カ月男児．治療前．右腹部の毛細血管拡張が確認できるポートワイン母斑．
b：色素レーザー照射（Vbeam™，照射径7 mm，パルス幅3 msec，エネルギー密度10 J/cm²）開始7カ月，2回照射後．毛細血管拡張は確認できなくなり，全体に紅斑が退色するが，消失した部位はない．
c：治療開始1年5カ月，4回照射後．紅斑は一部消失し，退色も進む．
d：開始1年9カ月，5回照射後．かなり紅斑は消失するが残存部の紅斑の退色の程度が弱くなったため，パルス幅1.5 msec，エネルギー密度10 J/cm²に変更して照射．
e：開始2年2カ月，6回照射後．わずかに紅斑の消退と退色が見られるがその程度は弱くなったため，パルス幅6 msec，エネルギー密度12 J/cm²に変更して照射．
f：開始2年5カ月，7回照射後．前回と結果はほとんど変わらず，ほぼ治療の限界に達する．

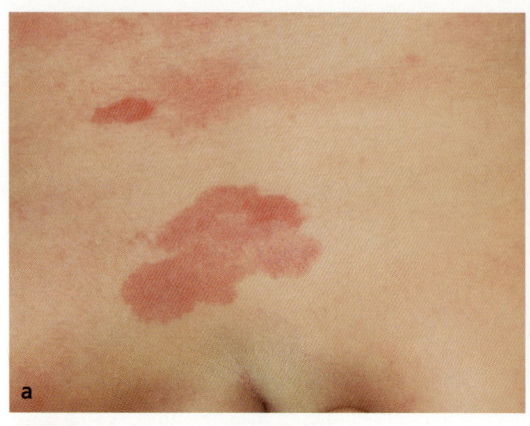

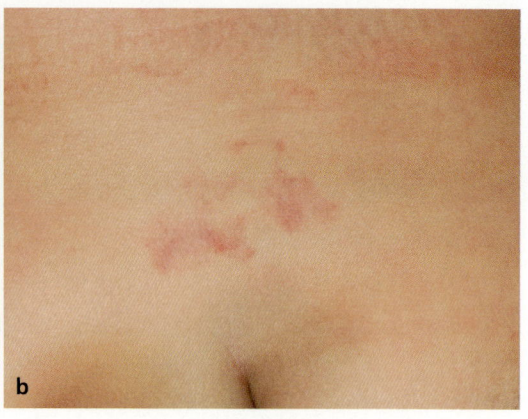

III．疾患ごとのレーザーの使い方

図8　ポートワイン母斑の治療
a：3カ月女児．治療前．腰部〜仙骨部のポートワイン母斑．
b：色素レーザー照射開始8カ月，2回照射後．紅斑は一部残存はあるがほとんど消失した．

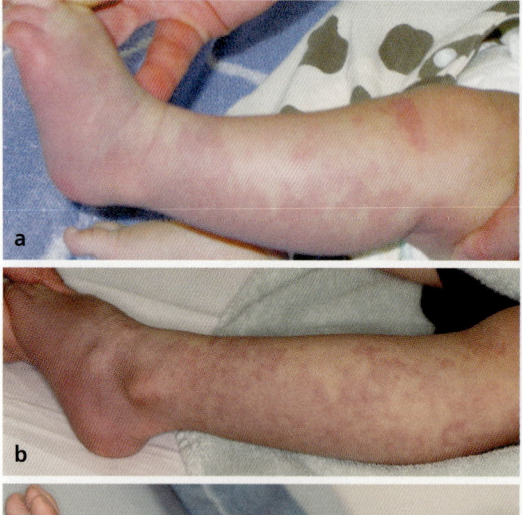

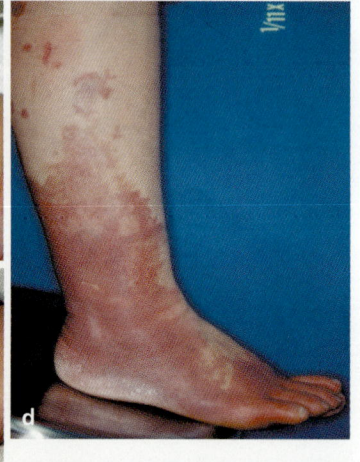

図9　治療開始時期による治療効果の差
a：4カ月女児．治療前．左下肢のポートワイン母斑．
b：色素レーザー照射治療開始2年10カ月，同一部位6回照射後．紅斑はかなり退色した．
c：開始5年4カ月，10回照射後．紅斑はほとんど消失した．
d：53歳女性．右下腿のポートワイン母斑．治療開始4年，6回照射後．上部の照射部は紅斑が若干退色したが，治療の限界に達した．

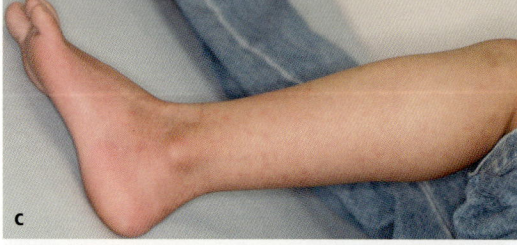

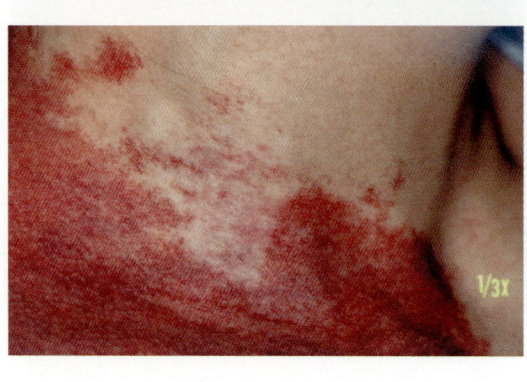

図10　効果が期待できる臨床像
28歳女性．鮮紅色で毛細血管拡張が確認できる頸部のポートワイン母斑．中央部の3cm四方に色素レーザー1回照射後，ほぼ完全に紅斑は消失．

2．血管病変に対するレーザー治療

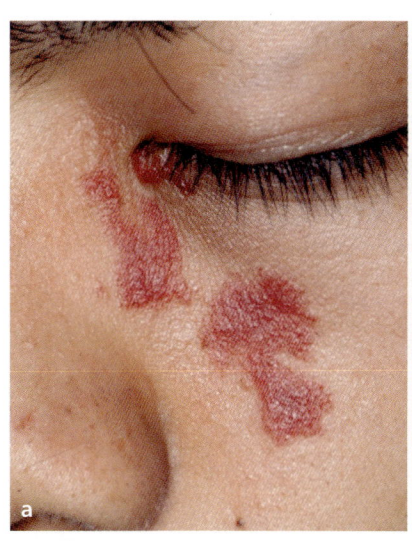

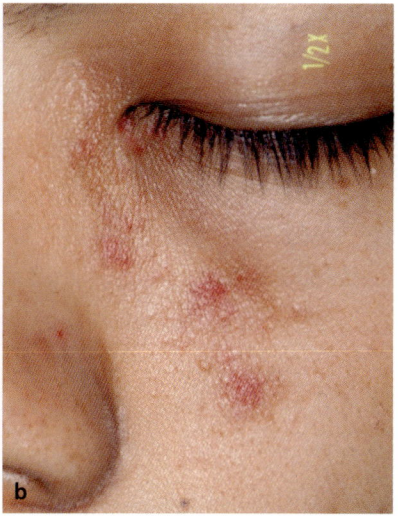

図11 軽度の隆起性変化を伴うポートワイン母斑の治療
a：17歳男性．治療前．左内眼角〜頬部のポートワイン母斑で最近若干隆起してきた．
b：色素レーザー治療開始6カ月，2回照射後．紅斑はほとんど消退し，隆起性変化も扁平化した．

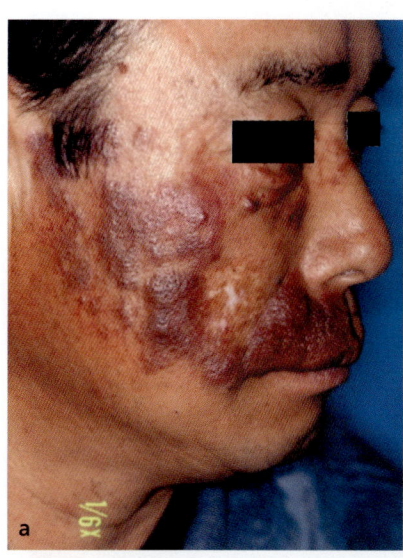

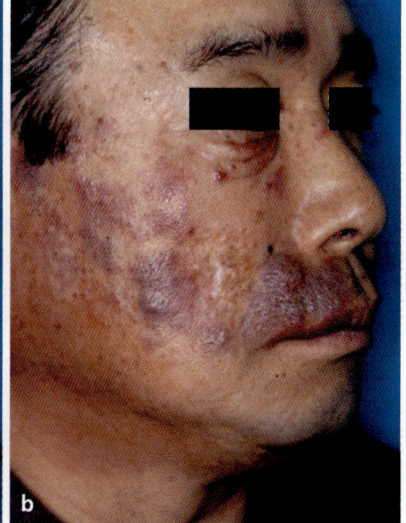

図12 顕著な隆起性変化を伴うポートワイン母斑の治療
a：56歳男性．治療前．右上口唇〜頬部のポートワイン母斑で，加齢とともに暗赤色〜紫色に変化し隆起し腫瘤も形成している．
b：色素レーザー治療開始1年7カ月，3回照射後．紅斑は退色し，隆起性病変もある程度扁平化した．

い（図10）[10]．一方，紫紅色や暗紫色の病変，あるいは肥厚病変は全層型に該当する症例が多く，治療効果が低い傾向にある（図9d）．隆起病変も治療回数を重ねればある程度治療効果は期待できる（図11, 12）．部位では，頸部などの皮膚の薄い病変は有効率が比較的高いが（図10），静脈圧が高い下肢は有効率が低い傾向にある（図9d）．

b 毛細血管拡張症

　　小児の頬部に生じる星芒状血管腫をはじめとするクモ状血管腫は色素レーザーの治療効果が高く，中央に隆起性病変があっても数回の照射でほぼ治癒できる（図13）[12]．鼻翼周囲や鼻尖部，さらに頬部や頸部のびまん性の毛細血管拡張症粧も治療効果は高く，1～3回の照射でほとんどが完治する（図14）．ただしびまん性の病変は広範囲であるため，照射後1週間程度続く紫斑や，その後色素沈着も生じやすいので十分治療間隔をあける必要がある．一方，拡張血管が非常に大きな病変はエネルギー密度を上げるか，パルス幅可変式ロングパルス色素レーザーでは大きな血管径を考慮してパルス幅を長くし，エネルギー密度も上げて照射を行う．とくに下肢の毛細血管拡張症は静脈圧が高くやや難治であり，かなり大きな拡張血管で構成された病変や，鼻に生じた酒皶などの太い毛細血管拡張症では治療に限界もあり，電気針での電気凝固術などに変更することを考慮する必要がある．

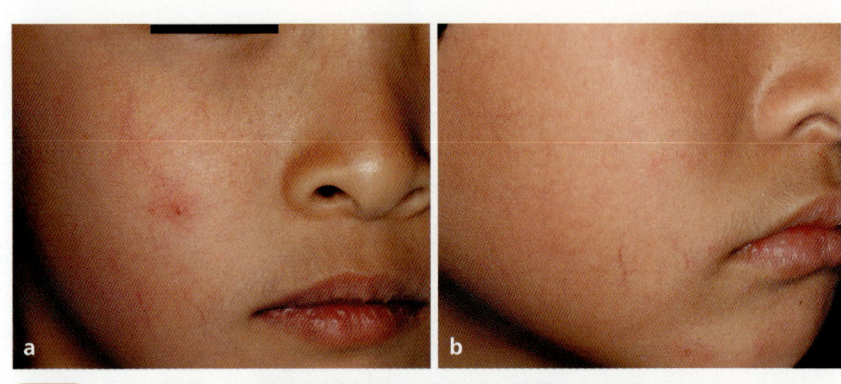

図13 中央が隆起した毛細血管拡張症（星芒状血管腫）の治療
a：6歳男児．治療前．頬部の紅色丘疹を中心にした放射状の毛細血管拡張．
b：色素レーザー治療開始3カ月後．病変は若干の色素沈着を残しほぼ完全に消失した．

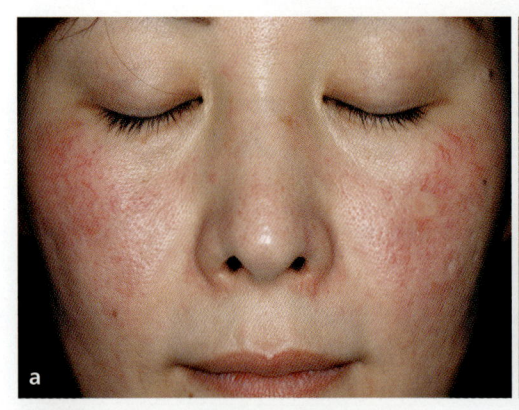

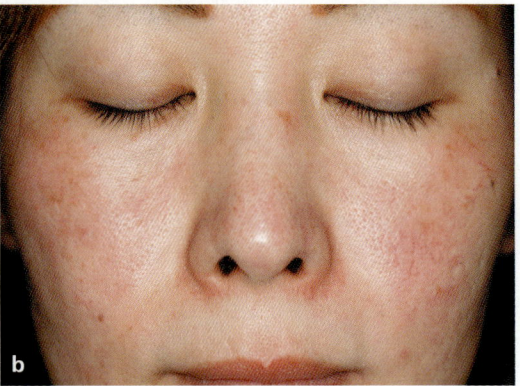

図14 びまん性毛細血管拡張症の治療
a：45歳女性．治療前．両頬部のびまん性の毛細血管拡張．
b：色素レーザー治療開始6カ月，2回照射後．毛細血管拡張はほぼ消失した．

6 副作用

　照射により表皮基底層の色素細胞に含まれるメラノソームに熱エネルギーが生じ，色素細胞が傷害されることで色素沈着（図15）や色素脱失（図16）が生じたり，真皮内の拡張血管周囲に赤血球が漏出しヘモジデリンの沈着が起こり，色素沈着が生じることがある[10]．しかしほとんどが一過性であり，数カ月単位で経過を見れば消失するが，その発生率は比

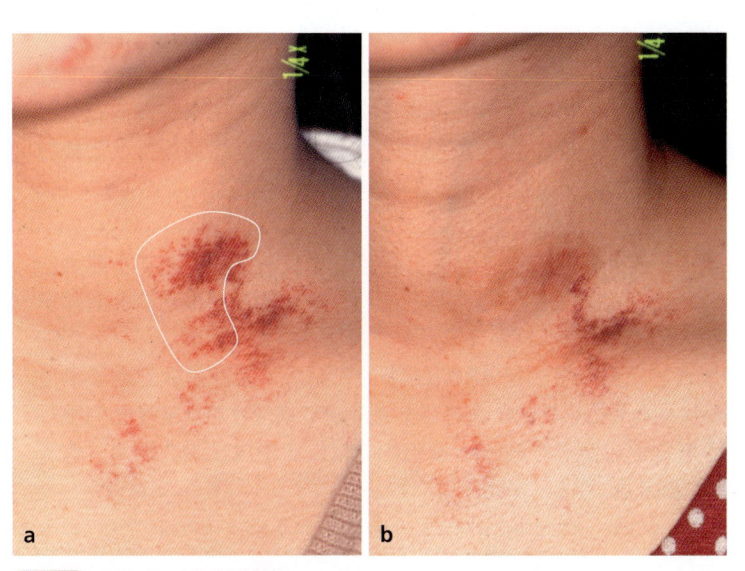

図 15 副作用（色素沈着）
a：22 歳女性．治療前．頚部〜胸部のポートワイン母斑．
b：色素レーザー治療 3 カ月後．照射部（a の白線内）に一過性の色素沈着を認める．

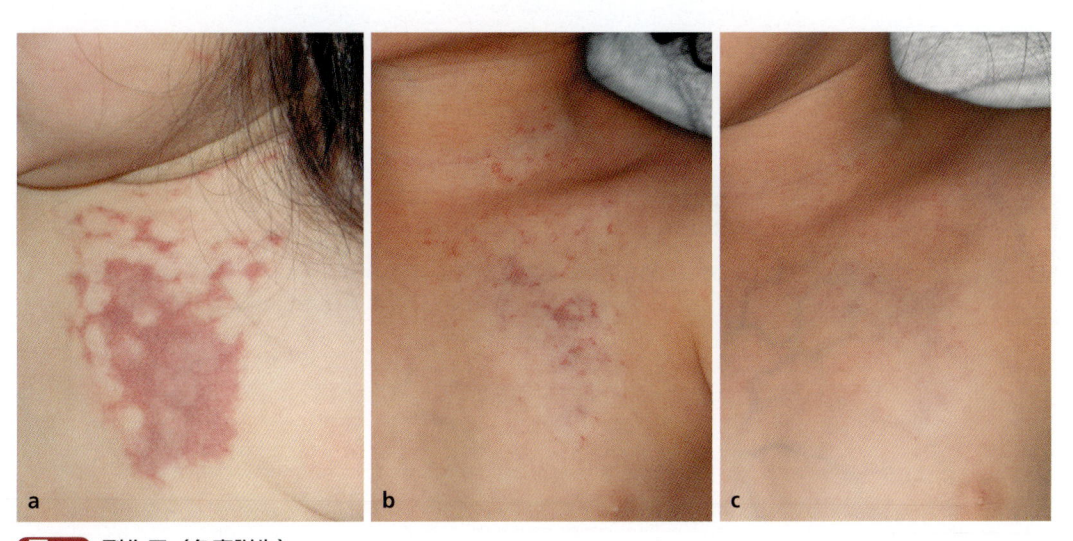

図 16 副作用（色素脱失）
a：3 歳女児．上胸部のポートワイン母斑．色素レーザー治療開始 4 カ月，1 回照射後．部分的に完全に紅斑が消失した部位もある．
b：治療開始 2 年 8 カ月，4 回照射後．紅斑はほとんど消失したが，照射部に一致した色素脱失を認める．
c：開始 4 年 1 カ月，7 回照射後．病変は完全に消失，色素脱失もほぼ解消された．

Ⅲ. 疾患ごとのレーザーの使い方

コラム
治療の限界

　色素レーザーを同一部位に数カ月間隔で照射を繰り返すと，治療効果は徐々に発現しにくくなり，いずれ反応しなくなり臨床的に治療の限界に達する．その最も大きな理由は 585 nm や 595 nm の発振波長の皮膚深達性にある．この波長のレーザー光の皮膚深達性は皮表から深さ 1500〜1700 μm 程度までが限界で，いくらエネルギー密度を高くしても深達性には影響しない．したがって拡張血管の存在する深さがそれより深いと，レーザー光が届かないため治療効果が発現しない．またレーザー光は深くなるにしたがい発生する熱エネルギーも減弱するため，1500〜1700 μm より浅い所でも深部の血管を完全には破壊するほどの十分な熱エネルギーが発生せず，照射直後には一時血管壁が傷害されても，その傷害は不十分で血管の再開通が起こる（図4）．筆者が行った検討では，概ね 600 μm 程度までしか有意に血管を傷害し消失させることができない（図17）[4]．

　拡張血管の大きさに関しても，既存の 450 μsec の色素レーザーが標的とする拡張血管の大きさは直径 10〜50 μm を想定しているため，それより血管径が大きいと血管壁を傷害できにくく有効率は低い．しかしパルス幅可変式ロングパルス色素レーザーの開発により，標的血管の大きさに合わせ最長 40 msec まででパルス幅が選択できるようになり，今まで治療の限界と考えられていた大きな拡張血管で構成された病変も治療が可能となった．ただし下肢などの直径が数 mm 単位の非常に大きな拡張血管や，血流の早い血管は依然治療に抵抗する．

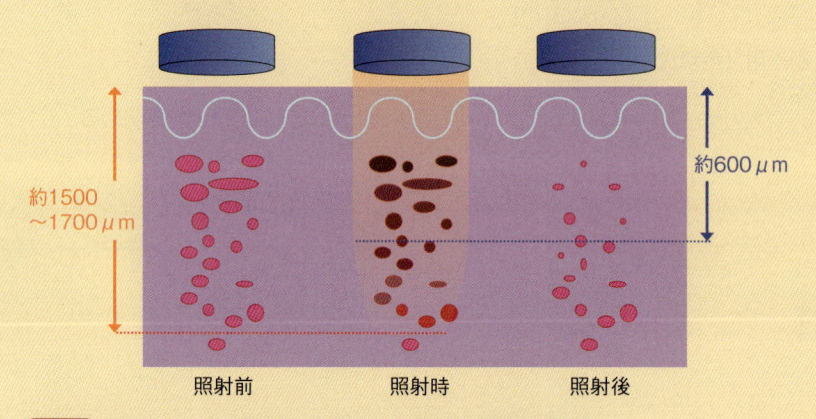

図 17 色素レーザー照射による深さと血管の傷害の関係
照射によりレーザー光は深さ 1500〜1700 μm 程度まで到達し，真皮上層〜中層の拡張血管は強く傷害を受け消失する．しかしレーザー光は深くなるにしたがい減弱するため，血管の傷害も弱くなり血管は消失しにくくなる．有意に拡張血管の数や血管径が減少するのは深さ 600 μm 程度までである[4]．

較的高い．したがって可能な限り試験照射を行い至適エネルギー密度での照射を行うのがよい．また照射後は遮光対策に徹するが，色素性皮膚疾患の治療に比べそれほど厳密でなく，遮光クリームの使用程度にとどめてもよい．

　さらにQスイッチレーザーに比べパルス幅が長いため，エネルギー密度が高すぎると，

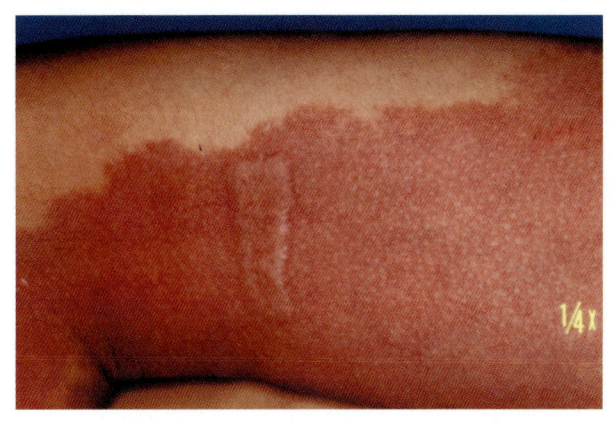

図18 副作用（瘢痕形成）
エネルギー密度が高すぎると瘢痕となる．照射後の最も重篤な副作用である．

　血管周囲の正常線維組織が傷害され，最も重篤な副作用である瘢痕形成が生じる可能性がある（図18）．前述したように照射により，表皮剥離やびらんが生じることがあるため，早期に上皮化するように照射後の創の管理を慎重に行う必要がある．またスポット径の変更を行った際のエネルギー密度の設定変更や，パルス幅可変式ロングパルスダイレーザーでパルス幅を長くした際のエネルギー密度の設定は慎重に行うべきである．

文献

1) Anderson RR, Parrish JA. Selective photothermolysis: Precise microsurgery by selective absorption of pulsed radiation. Science. 1983; 220: 524-7.
2) 若松伸吾, 佐々木健司, 野崎幹弘, 他. 正常および母斑皮膚の分光分析―レーザーによる母斑治療の基礎研究―. 日形会誌. 1983; 3: 439-45.
3) Anderson RR, Parrish JA. Microvasculature can be selectively damaged using dye lasers: A basic theory and experimental evidence in skin. Lasers Surg Med. 1981; 1: 263-76.
4) 岩崎泰政. 単純性血管腫に対する色素レーザーによる治療効果の臨床的および組織学的検討. 日皮会誌. 1994; 104: 767-81.
5) Laube S, Taibjee S, Lanigan SW. Treatment of resistant port-wine stains with the V Beam® pulsed dye laser. Lasers Surg Med. 2003; 33: 282-7.
6) Rizzo C, Brightman L, Chapas AM, et al. Outcomes of childhood hemangiomas treated with the pulsed-dye laser with dynamic cooling: a retrospetive chart analysis. Dermatol Surg. 2009; 35: 1947-54.
7) Kono T, Sakurai H, Groff WF, et al. Comparison study of a traditional pulsed dye laser versus a long-pulsed dye laser in the treatment of early childhood haemangiomas. Lasers Surg Med. 2006; 38: 112-5.
8) 岩崎泰政. レーザー療法. In：山口　徹, 他編. 今日の治療指針2005. 東京：医学書院；2005. p.815.
9) 岩崎泰政. 単純性血管腫. In：鈴木啓之, 他編. 皮膚科診療カラーアトラス大系　第3巻. 東京：講談社；2009. p.104-5.
10) 岩崎泰政. レーザーを用いた治療. In：日本皮膚外科学会, 編. 皮膚外科学. 東京：秀潤社；2009. p.190-209.
11) Huikeshoven M, Koster PHL, de Borgie CA, et al. Redarkening of port-wine stains 10 years after pulsed-dye-laser treatment. N Engl J Med. 2007; 356: 1235-40.
12) 岩崎泰政. 色素レーザー治療・毛細血管拡張症. In：古江増隆, 他編. 子供の良性・悪性皮膚腫瘍の実践診療. 東京：診断と治療社；2009, p.36-7.

【岩崎泰政】

2 血管病変に対するレーザー治療
②苺状血管腫

　苺状血管腫は，生下時にはほとんど気が付かないくらいの紅色斑が数カ月のうちに急速に隆起・増大して，生後6～9カ月で紅色腫瘤を完成する．その後数年かけてゆっくりと自然消退する．このように，非常に特殊な経過をたどる疾患である．これまでわが国では，血管成分が増えている「血管腫」として，単純性血管腫や海綿状血管腫と並べられて論じられることが多かった．ところが現在では，血管奇形（vascular malformation）と苺状血管腫（hemangioma）はまったく別のカテゴリーの疾患であると考えられるようになってきた．皮下型の苺状血管腫は臨床像が海綿状血管腫に似るので両者が合併しているかのように思える例もあるが，よく考えてみれば，まったく別の疾患が同じ部位にできる確率はかなり低いはずで，まずそれは皮下型の苺状血管腫であることがわかる．単純性血管腫（capillary malformation）と海綿状血管腫（venous malformation）は同じ血管奇形なので，合併する場合もあるのとは意味が異なるのである．

　さて，苺状血管腫は，基本的に自然消退する疾患であるから，その治療の目的は，以下の3点にしぼられる．

①呼吸・嚥下・視機能を防げる場合

　苺状血管腫が口腔，鼻腔，咽頭などに広がり呼吸・嚥下の障害となる場合はただちにNICUでの管理を要する．眼瞼の苺状血管腫が開瞼を防げる場合は，児の成育上あまり重要視されずに放置されることが多いが，それは大変危険である．2～18カ月の乳児には，1週間片眼が開かない状態が続くと視性刺激遮断弱視が生じる可能性が高いといわれる[1]．従って，開瞼に障害を生じている場合には，準緊急の治療が必要となる．その場合，レーザー治療も組み合わせることで有効性が高まる可能性も指摘されている[2]が，筆者の意見では，レーザーはあくまでも皮膚表面から数mm以内に効果をおよぼす治療であり，こうした機能的な問題に対処するためにはやはりステロイドの全身投与が基本となろう．

②自然消退後の皮膚後遺症を軽減する目的

　多くの苺状血管腫にレーザー治療を施行する目的はここにある．苺状血管腫は「自然に治る」疾患であるから，無理に治す治療は必要ない．ただし，苺状血管腫の消退後には，皮膚の過剰（図1a），毛細血管拡張（図1b），組織の変形（図1c）などの皮膚後遺症が残ることがある．苺状血管腫をレーザーで早期退縮させることによって，この後遺症が残る可能性を軽減できるのではないかというのが，早期苺状血管腫にレーザー治療を施す理論的根拠である．

③早期消退させることで患児・家族の心理的負担を軽減する目的

　もちろん，人目につく苺状血管腫が早期に消退することは，患者・家族にとってよいことであろう．ただし，苺状血管腫患者はまだ社会生活を営まない乳幼児であり，日常生活上の支障は少ない．あくまでも，将来の状態をできる限りよくすることを第一義的に考え，早く治るかどうかは二義的に考えた方がよいように思われる．

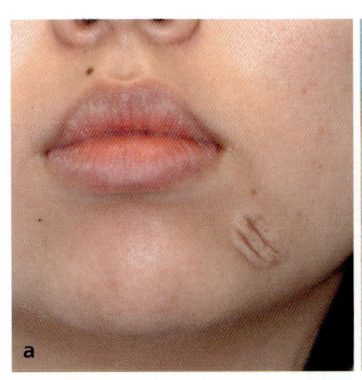

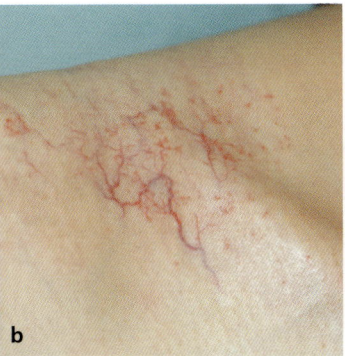

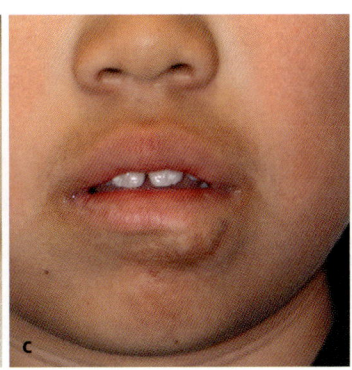

図1 苺状血管腫消退後の皮膚後遺症
a：伸展された皮膚の過剰．b：毛細血管拡張．c：下口唇の変形．

　学会などで，苺状血管腫のレーザー治療が効いた・効かないという議論を聞いていると，どうも多くの医師は苺状血管腫が縮小したかどうかを基準に話をしているように思われる．もちろん，100％消失したものは有効と言ってよいだろうが，はたして50％縮小した例は30％縮小した例よりもよく効いたと言えるのだろうか．筆者はこれはおかしいと思う．30％縮小したか50％縮小したかということはあまり大きな問題ではなく，将来起こり得る皮膚後遺症をどれだけ予防・軽減できたかということの方が大きな問題であると考えられる．

1　使用する機器

　各種のパルス色素レーザー機器が使用される．現在，厚生労働省の承認が取れている機器の中では，Candela社のVbeam™が最も優れていると思われる．もちろん，他のパルス色素レーザー機器でも治療は可能である．

2　適応疾患

　すべての苺状血管腫症例が治療可能であり，何らかの治療効果が得られる．ただし，治療利得（治療しなかった場合と治療した場合の利益の差）を考えてみると，有効性が高いのは，局面型苺状血管腫（病変の厚みが薄いもの）と，早期例（生後3カ月くらいまでのまだあまり大きくなっていないもの）ということになる．大きく腫瘤状になっているものの腫瘤減少効果は少ないが，表面皮膚の状態を改善させる目的で治療の意義はある．陰部など，将来露出する可能性の低い部位は，皮膚後遺症が残っても構わないわけで，治療の適応は少ない．頭皮内の苺状血管腫の扱いは議論がある．乳幼児は毛が薄いために頭皮の苺状血管腫がよく目立つので，治療を求められることが多い．しかし，よく考えてみると，たとえ少し皮膚後遺症が残ったとしても毛髪が濃くなれば，見えない可能性が高い．また，パルス色素レーザーはメラニンにも吸収されるため，脱毛効果が出て毛髪が薄くなる可能性がある．筆者としては，以上の理由から，頭皮の苺状血管腫は治療しない方がよいのではないかと考えている．

Ⅲ．疾患ごとのレーザーの使い方

3 実際の治療方法

　低めのフルエンスから照射し，だんだんフルエンスを上げていく方法が安全である．特に，増大期の苺状血管腫に過照射して熱傷をつくると瘢痕の原因になるので注意を要する．表面冷却装置のない機械では 5 J/cm² くらいから慎重にフルエンスを上げ，少し紫斑が出る程度でとどめる．DCD（Dynamic Cooling Device）付きの Vbeam™ であれば 7 mm 径で 9 J/cm² くらいから上げていくことになる．通常麻酔は要さない．早期例では 2〜4 週ごとに照射を繰り返す．増大期を過ぎて，治療効果がかなり出てきたら，仕上げ段階は治療間隔を 2 カ月に伸ばす．表面の赤みがおおむね取れたら，まだ隆起が残っていたとしても治療は打ち切り経過観察に切り替える．この治療の目的はあくまでも皮膚後遺症の軽減であり，血管腫を消滅させることではない点を銘記しなければならない．通常 5〜10 回の治療を要するが 1〜2 回で完全に消失してしまう例もあり，必要治療回数は個人差が大きい．

4 臨床例

症例 1（図 2）　局面型の苺状血管腫はレーザー治療によく反応する．1 回の治療で消失した．

症例 2（図 3）　同じく局面型の苺状血管腫で，3 回のレーザー治療で消失した．

症例 3（図 4）　腫瘤型の苺状血管腫は治療回数を要する．6 回のレーザー治療で略治となった．

症例 4（図 5）　同じく腫瘤型の苺状血管腫で 13 回の治療を要した．

症例 5（図 6）　皮下型の苺状血管腫は皮膚後遺症が残る心配がないので，レーザー治療を行わずに経過観察のみ行えばよい．ただし，皮下型の苺状血管腫は消退が比較的遅く，本症例のように 1 歳を過ぎてから消退が始まる．ここで，海綿状血管腫と即断（誤診）して外科手術に踏み切らないことが大切であ

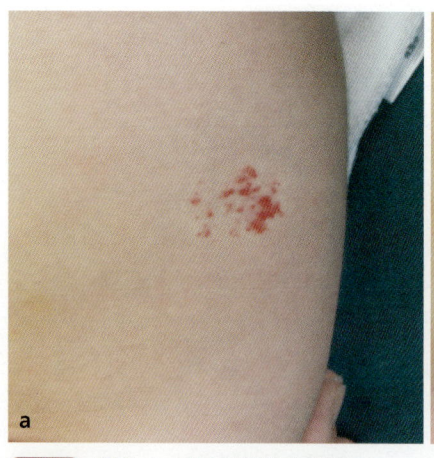

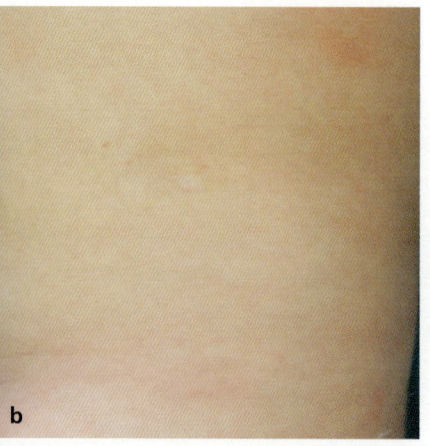

図2 症例1　局面型苺状血管腫
a：治療前．b：レーザー治療 1 回後．

2. 血管病変に対するレーザー治療

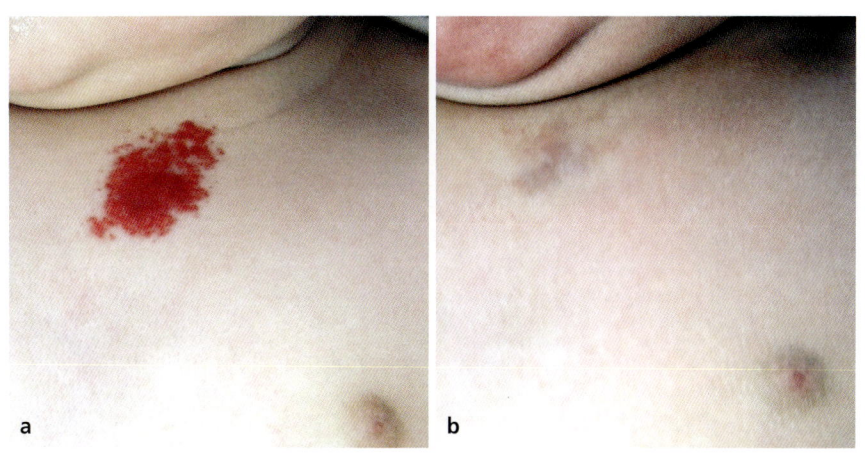

図3 症例2 局面型苺状血管腫
a：治療前．b：レーザー治療3回後．

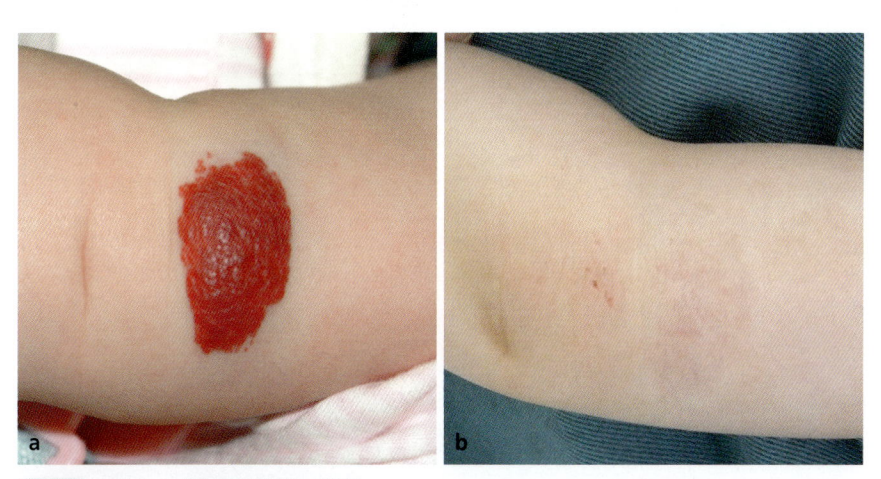

図4 症例3 腫瘤型苺状血管腫
a：治療前．b：レーザー治療6回後．

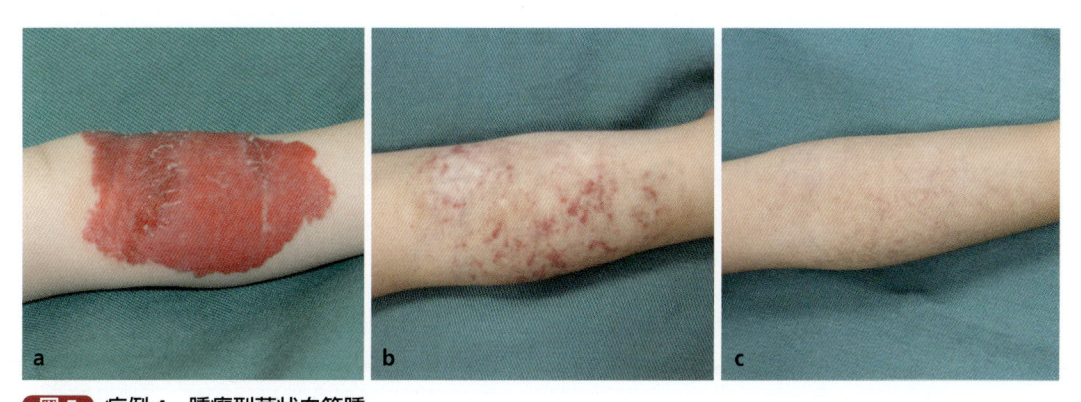

図5 症例4 腫瘤型苺状血管腫
a：治療前．b：レーザー治療8回後．c：レーザー治療13回後．

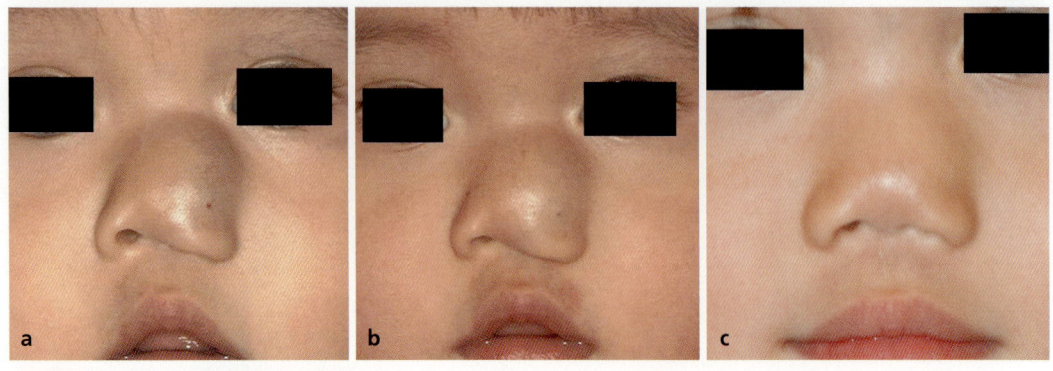

Ⅲ. 疾患ごとのレーザーの使い方

図6 症例5　皮下型苺状血管腫
a：生後6カ月．b：生後1年．隆起はまったく減っていない．c：生後3年10カ月．かなり消退した．

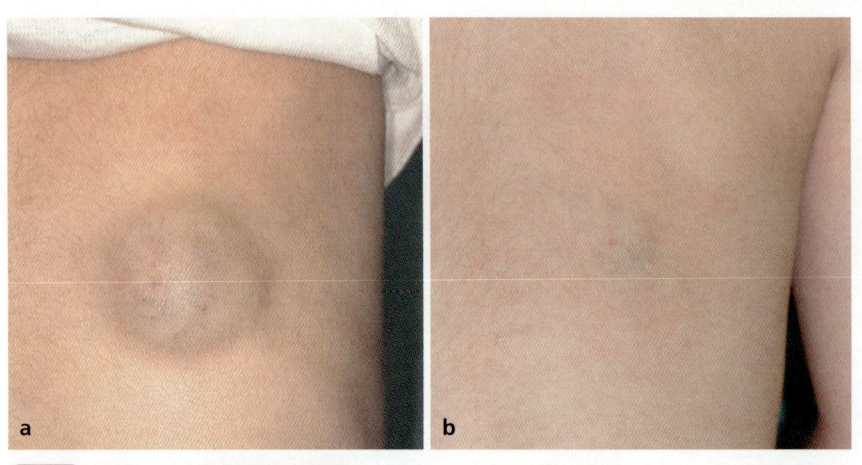

図7 症例6　皮下型苺状血管腫
a：生後1年．隆起は著明である．b：生後7年．隆起は消え，若干の静脈拡張を残す．

る．長期間隆起が続いたことにより，軟骨などの変形が生じて修正手術を行う必要が出てくる可能性もあるが，意外と最終変形は軽微なことが多く，手術は最後の最後まで延ばした方がよい．

症例6（図7）　かなり隆起が著しい皮下型の苺状血管腫であっても，じっくり待てば自然消退するので，あせってレーザー治療を行う必要はない．本症例も皮膚の過剰は残らなかった．この点が腫瘤型の苺状血管腫と異なる点である．ただし，静脈拡張が残る場合はあり，これは後日ロングパルス Nd:YAG レーザーで治療することを考える．

5　副作用

　過照射による潰瘍形成と，その結果生じる瘢痕化に注意する必要がある．本来自然消退する疾患に対して，無理な治療で瘢痕を加えてしまっては，何をやっているのかわからない．弱めのフルエンスから開始して，慎重に上げていくことが重要である．特に，増大期の苺状血管腫は潰瘍化しやすく，また生じた潰瘍は治りにくいので絶対に無理できない．

2. 血管病変に対するレーザー治療

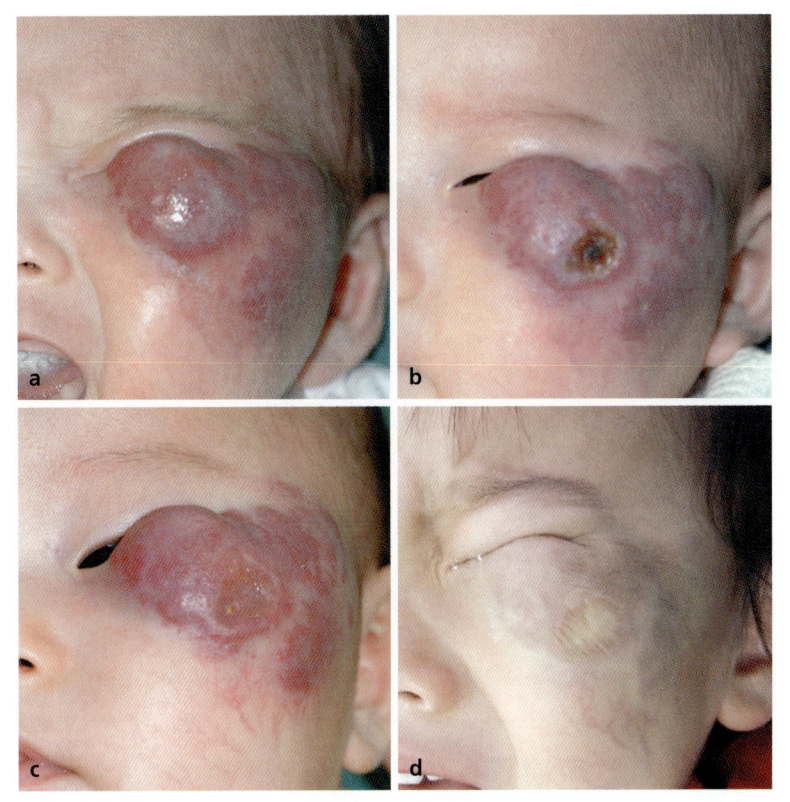

図8 症例7　腫瘤型苺状血管腫
a：生後2カ月．2週ごとに慎重にレーザー治療を行っているが，中央部の隆起傾向が著しい．
b：生後3カ月．レーザー治療との因果関係は不明だが，中央部に潰瘍を生じた．
c：2カ月かかって潰瘍は上皮化したが，瘢痕が残った．
d：生後2年．瘢痕は著明である．

増大が止まり消退期に入れば少し強めのフルエンスで治療が可能である．

　症例7（図8）　活動性の強い苺状血管腫は潰瘍化の危険が大きい．本症例の場合，それを充分承知のうえ，非常に弱いフルエンスのレーザーを頻回（当初2週ごと）照射するという治療を行っていたが，3カ月時に潰瘍化が生じ，瘢痕を残す結果となった．

6　苺状血管腫にレーザー治療が必要かどうかという議論について

　苺状血管腫に色素レーザーが有効であることは周知の事実であり，内外の報告[3,4]は多数ある．本邦では，苺状血管腫に対するパルス色素レーザー治療は保険点数表収載の「厚生労働省に認められた」治療である．しかし，保険が認められているという理由で，本当は不必要なレーザー治療が多数行われているのではないかという批判もある．この批判は，ある程度正しいかもしれない．「レーザーが効く苺状血管腫が存在し」そして「レーザーが比較的副作用が少ない簡便な治療である」からといって，全ての苺状血管腫にレー

ザー治療を行うべきであるとは言えないのは事実である．2006年Battaら[5]は，ランダムトライアルの結果，苺状血管腫に色素レーザーは有効とは言えないという論文を発表した（詳細はコラム参照）．この論文は，この問題を扱った初めてのランダムトライアルであり，また掲載雑誌が高名なLancetであったために，たいへんな反響を呼んだ．逆に，レーザー治療のベテラン達は，口々にこの論文を批判しているが，その中には，自分の患者が減るかもしれないという恐れからの批判もあるだろう．もう一度，この問題を整理してみよう．

まず，苺状血管腫は自然消退する疾患であり，その意味で，積極的治療の必須な疾患ではないことは間違いなかろう．次に，レーザー治療を行った場合と行わなかった場合の予後に差があるのかないのかという点に注目する必要がある．色素レーザーの効かない皮下型の苺状血管腫はもちろん，局面型の苺状血管腫でも治療しなくてもほとんど後遺症を残さずに自然治癒することが多いということもある程度確かであろう．局面型の苺状血管腫はレーザー治療に非常によく反応するので，われわれレーザー医は得意になってレーザーを当てているが，本当は治療しなくてもきれいになるのかもしれない．つまり，局面型苺状血管腫に対してレーザー治療は治療効果を現わすことが多いが，最終予後を改善しているというエビデンスはないということになる．ただし，逆に最終予後を改善しないというエビデンスもない．

次に考えるべきことは，腫瘤型の苺状血管腫症例の中に，深刻な後遺症を残す例があるということである．**症例8**（図9）のように，2カ月以上の間，皮膚潰瘍が治らずに，母子ともに日夜痛みに苦しんだ末に露出部に瘢痕を残すような例を見ると，医師として心が痛むものである．一方，**症例9**（図10）のように，早期にレーザー治療が開始できた症例では，潰瘍化や瘢痕化を防ぐことに成功したと思われる症例もある．将来生じる皮膚後遺症を予防することができて初めてその治療は意味があったと言えるのだが，その頻度はそれほど高くないという説[6]もあり，結局のところは不明である．

この問題についての正確な回答を得るためには，正しいハーフサイドテストかランダムトライアルを行う必要があるのだが，現在のところ，ほとんど報告がない．その理由はいくつか考えられる．ひとつは，レーザー治療の成否はかなり術者の技量に依存する点があげられる．定型的な手術法の比較と異なり，多彩な臨床像を見せる苺状血管腫の治療を画一的に扱うのは問題が大きいということだろう．発生部位や大きさによる差も大きいと考えられる．しかし，こうした障害を乗り越えて，よい臨床研究が行われることが重要であることは言うまでもない．

むすび

苺状血管腫に対するパルス色素レーザー療法は有効である．治療上の留意点について述べた．ただし，患者の予後を改善するという真の意味での有効率を高めるために，正しい治療適応についての臨床研究が待たれる．もっとも，現在の筆者の個人的なスタンスとしては，少しでも患者の長期的予後を改善させる目的で，必要なレーザー治療は積極的に行うという方針である．

2．血管病変に対するレーザー治療

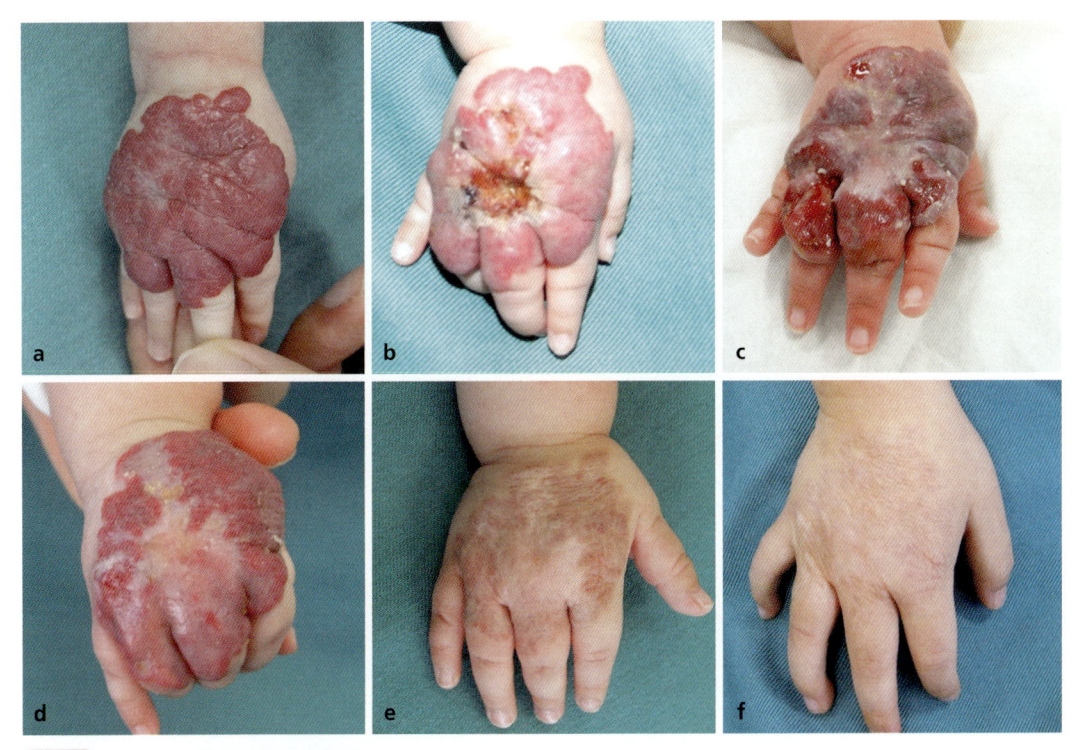

図9 症例8　腫瘤型苺状血管腫
a：生後2カ月．急速に血管腫は増大し，危険な状態であるためレーザー治療は見合わせて様子を見ることにした．
b：生後3カ月．中央部が潰瘍化して治らない．
c：生後4カ月．中央部は瘢痕治癒したが，周辺が潰瘍化している．
d：生後5カ月．2カ月以上かかってようやく潰瘍は治癒した．苺状血管腫が増大期から消退期に入ったことがわかる．
e：生後1年．潰瘍が治癒してから慎重にレーザー治療を7回施行しておおむね消退にもっていったが，皮膚のシワが目立つ．
f：生後2年．皮膚後遺症は著明である．

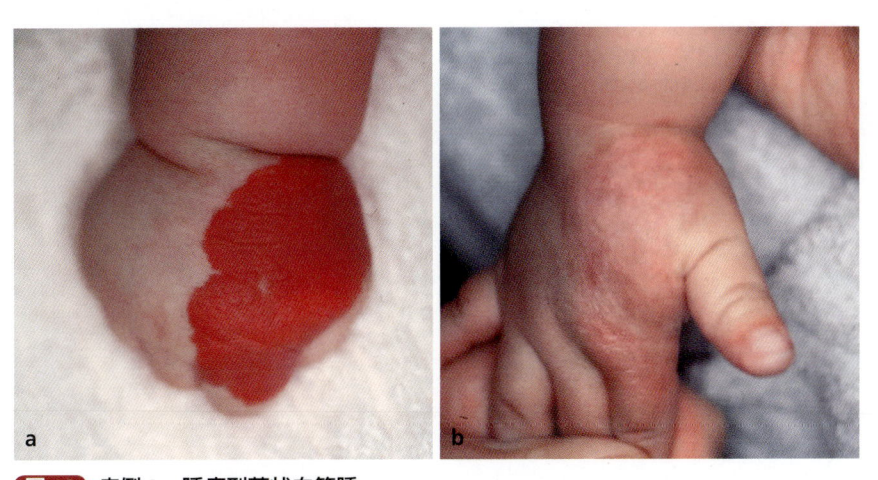

図10 症例9　腫瘤型苺状血管腫
a：生後3カ月．ただちに色素レーザー治療を開始した．
b：生後8カ月．3回のレーザー治療でトラブルもなく完治した．皮膚後遺症も目立たない．

コラム
Batta 論文に対する筆者の反論

2002 年，Batta らは，Lancet に，苺状血管腫のレーザー治療に関する論文[5]を発表した．その要旨は以下のとおりである．

＜方法＞生後 0〜3 カ月の苺状血管腫 121 例を色素レーザー治療群と無治療群にランダムに割り付け，生後 1 年で評価した．

＜結果＞全体的な改善度は有意差なし．赤みの消退は色素レーザー群の方が良好だが，skin atrophy と hypopigmentation がむしろ多い．

＜結論＞色素レーザー治療は有効とはいえない．

この論文は，苺状血管腫に色素レーザーを当てると血管腫が縮小するということで，広く行われるようになっていたレーザー治療界に衝撃を与えた．

この論文に対する筆者の反論と解説を述べることにする．

筆者の反論と評価

① この論文の趣旨は，色素レーザー治療が苺状血管腫を縮小させるかどうかということよりも，長期予後を改善するかどうかを見ることによって，有用な治療であるかどうか評価しようとしたものである．その趣旨は全面的に正しいが，その目的にしては，1 歳時での評価は早すぎる．最低でも 3 年以上の経過を見るべきである．

② 論文中に 2 例掲載された臨床写真が，いずれも潰瘍化・瘢痕化していることから，照射出力が強すぎると推定される．経験ある医師による治療であれば，瘢痕化の頻度は 10% 以下であろう．

③ 頬の苺状血管腫の隆起が残った症例写真が掲載されているが，それに対して「将来手術が必要」と述べている．しかし，この症例の隆起は将来軽減する可能性が高く，手術は必要ない可能性が高い．それを手術が必要と述べていることから考えて，どうやらこの論文の著者は，苺状血管腫を扱った臨床経験がかなり浅いと判断される．

④ 総合的に見て，経験の浅い術者が，強めに照射した結果であり，結果が悪いのは当然であろう．もっと経験のあるレーザーに習熟した術者が研究に参加した場合には，結果は大きく変わってくると考えられる．

⑤ とはいうものの，長期追跡の臨床研究の行いにくいこの分野で，世界で初めてのランダムトライアルであるのだから，Lancet という有名雑誌に採用されたのも道理であると思われる．

レーザー界，あるいはレーザー学会というものは，特殊である．何が特殊なのかといえば，機械を買わないと議論に参加できないのである．薬の治療であれば，その薬を「処方」さえすれば，その治療を「やってみる」ことができる．その結果，効いた効かないの議論に参加できる．新しい手術法であっても，その手術法を追試する勇気さえあれば，「やってみる」ことができて，その結果を語る議論に参加することができる．ところが，レーザーは，1 千万円以上する機械を買わないと，「やってみる」ことができない．レーザーを買うことができない人間は，指をくわえて議論を見ていることしかできないのである．

真理を探求するはずの学会といえども，どうしても人間には功名心や名誉欲が働くの

で,「よい結果」ばかりを報告することになる．聞いている側は,「そんなに効くはずがないのに」と思っても, 機械がないのだから「やってみる」ことができず, 反論することすらできない．欲求不満がつのる一方である．ましてや, お金があったという理由で「機械が買えた」医師が, 患者を集めて大きな利益をあげている姿を見せられたとするならば, 欲求不満は羨望にそして嫉妬の心に変わっていくであろう．どんどんレーザーを買って「うまくやっている」医師と, 買いたくても「レーザーが買えない」医師との間の溝は深まる一方である．

　実際のところ, レーザーには,「これがなければ絶対に治せない」すばらしい特徴もあるのだが, 大して治療効果もないのに「患者から金をむしり取っている」場合も時々見られないこともない．本来やらなくてもよいレーザー治療をやって金儲けをしているのではないかという疑惑はいつも尽きない．

　この論文には, そうした「レーザーを買えない」医師たちの怨念と喝采が, 重なって見えるのは筆者だけであろうか．

　もうひとつ追加するとするならば, ハーバード大学を頂点とする, 米国の市場原理主義的医療の限界と終焉である．世界の皮膚レーザー界を牽引してきたのはハーバード大学の研究室である．パルス色素レーザーという革命的な機械を開発して機械会社とともに世に送り出したことはまさしく画期的なことであった．さらに続いて, Qスイッチレーザーという夢の機械を開発して太田母斑などの難病を救い, 脱毛レーザーで世の女性たちを喜ばせると同時に, レーザー企業と利益を折半してきたところまでは素晴らしかった．しかし, そうそう次々に夢の機械を開発できるわけもなく, 最近ではほとんど臨床効果のないような美容器の発売に理論的裏づけを取り付けて研究費をもらう機関に成り下がってしまったように見える．金融界と同様に, 米国の市場原理主義は医療界でも崩壊したように思われる．筆者は, 毎月何篇も出版される, 美容器の裏づけ論文は, もはや読む気にもなれないが, 本当に良心的な臨床家の研究報告があまり出版されないことを憂いている．最近は, どこの医学雑誌も単なる症例報告は採用しなくなっているし, 逆に, 企業のバックアップを持たないような, 良心的な臨床家は有名な雑誌に載るような大規模な研究はできなくなっている．結果的に, 医学界全体のモラルは低下するばかりで真理の探究など到底不可能になってしまった．その意味では, この論文は, 現在のレーザー医学会に一石を投じたものと評価してよいのかもしれない．

　ただし, 本文中にも書いたが, 筆者は, この論文の結論には反対の意見である．現在の医療の現場で, やや安易に, 意味を深く考えずに苺状血管腫にレーザーを当てている傾向があることは認めよう．筆者も, 結果的にあまり当てる必要のない局面型にレーザーを当てていることもある．ただし, 初期の段階では, 局面型になるのか腫瘤型になるのかはっきりせずに, 結果を待たずにレーザーを当てざるを得ないケースもある．それよりもなによりも, 大人になってから苺状血管腫の皮膚後遺症でずっと苦しんでいる患者を多数見ているからこそ, なんとかこれを予防できないかと日夜努力しているのである．

文献

1) 小川　豊．眼瞼部苺状血管腫に対する視機能を考慮した治療．PEPARS. 2006; 9: 22-8.
2) 谷口俊子，他．苺状血管腫に対するステロイド，ダイレーザー併用療法．皮膚臨床．2000; 42: 2011-5.
3) Maier H, Neumann R. Treatment of strawberry marks with flashlamp-pumped pulsed dye laser in infancy. Lancet. 1996; 347: 131-2.
4) Landthaler M, Hohenleutner U, Abd-El Raheem TA. Laser therapy of childhood hemangiomas. Br J Dermatol. 1995; 133: 275-81.
5) Batta K, Goodyear HM, Moss C, et al. Randomised controlled study of early pulsed dye laser treatment of uncomplicated childhood hemangiomas: results of a 1-year analysis. Lancet. 2002; 360: 521-7.
6) 岩崎泰政．苺状血管腫は wait and see でよいか．MB Derma. 2003; 81: 85-91.

【葛西健一郎】

TOPICS 04
ロングパルスヤグレーザー Gentle YAG™ に対する血管病変の治療の実際は？

■機器
ロングパルスヤグレーザー（Gentle YAG™，キャンデラ社製）は波長 1064 nm，皮膚冷却装置を有し，パルス幅は可変式（0.25〜300 msec）である．

■適応疾患
波長 1064 nm のロングパルスヤグレーザーはヘモグロビンには吸収されるがメラニンや水には吸収度が低く，また，深達性が高いことより，下肢くも状静脈瘤，また，脱毛やシワに対する rejuvenation 治療などに幅広く使用されているレーザーである．

血管病変に対する治療では，波長 1064 nm のレーザー光は 3〜4 mm の深さまで深達する[1]ため，短パルスダイレーザー治療抵抗性の隆起型単純性血管腫や，皮下病変を伴う腫瘤型，皮下型の苺状血管腫によい適応がある．

■実際の治療方法
スポット径が大きくなればより深部にレーザーエネルギーが到達する[2]ので，瘢痕形成のリスクを避けるためには，血管病変には小さめのスポット径（1.5 mm，3 mm）を使用する．過剰な出力では瘢痕形成しやすいため，出力の目安は，照射後紫斑形成する出力の 80〜90％がよい．

■臨床例
当科では，皮下型の苺状血管腫に対して使用し，良好な結果を得ている（図 1, 2）．通

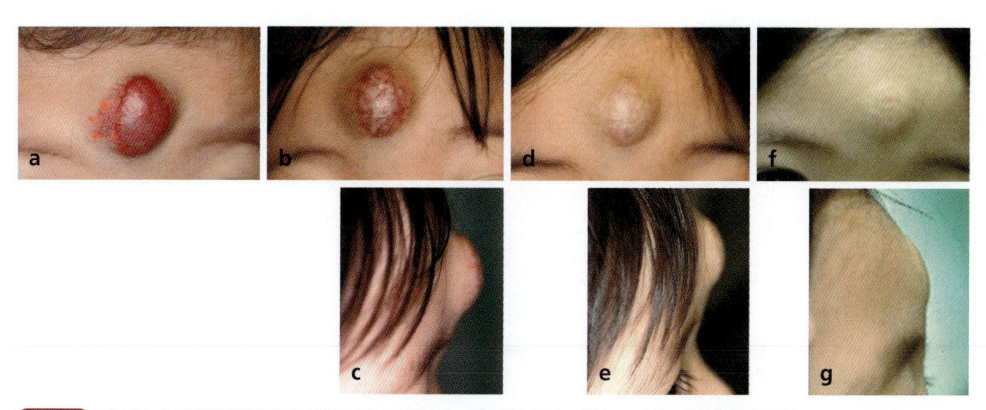

図 1　真皮-皮下型苺状血管腫に対するロングパルスヤグレーザーによる治療
6 カ月女児．a：治療前，b, c：5 回治療後，d, e：7 回治療後，f, g：最終治療から半年後．Gentle YAG™ をスポット径 1.5 mm，パルス幅 10 msec，340〜360 J の出力で 1 カ月ごとに照射し，表面の紅斑は速やかに消退傾向となり，皮下の血管腫の volume も減少した．

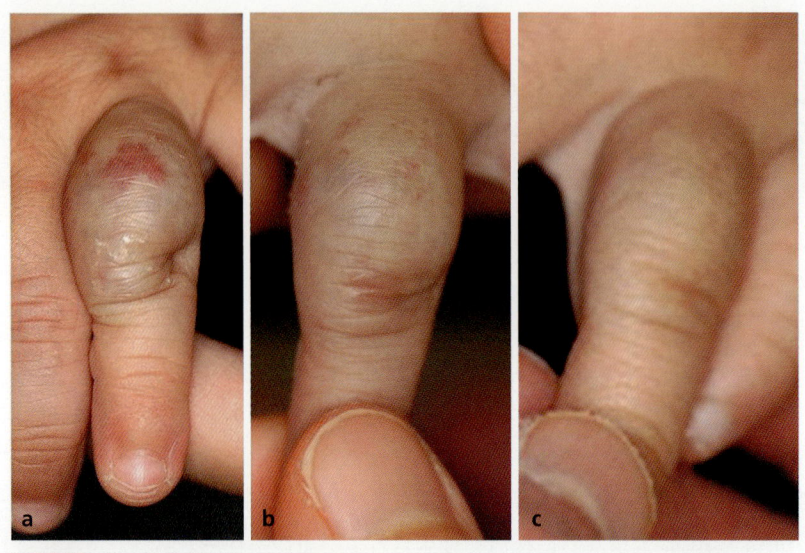

Ⅲ．疾患ごとのレーザーの使い方

図2 皮下型苺状血管腫に対するロングパルスヤグレーザーによる治療
8カ月女児．a：治療前，b：4回治療後，c：最終治療から1年後．Gentle YAG™ をスポット径3 mm，パルス幅60 msec，260 J で1カ月ごとに計4回照射した．皮下の血管腫は著明に縮小した．

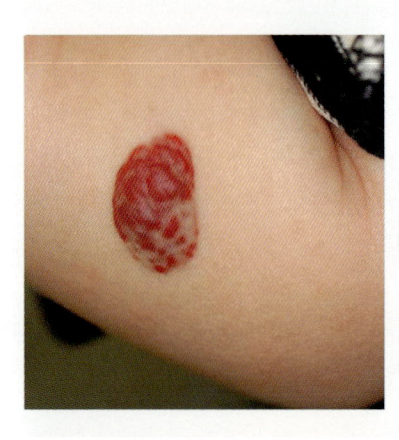

図3 結節型苺状血管腫に対する短パルスダイレーザーとロングパルスヤグレーザーの効果の比較
上側：SPTL-1b™ を 5 J/cm²，下側：Gentle YAG™ をスポット径 1.5 mm，パルス幅 10 msec，340 J でそれぞれ2回照射後．Gentle YAG™ を照射した方が早期に消退した．

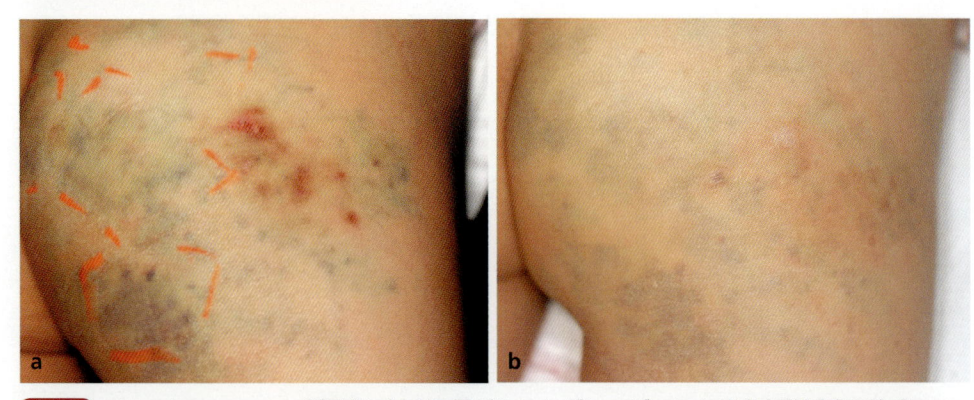

図4 Klippel-Trenaunay 症候群に対する長パルスヤグレーザーによる表在静脈瘤の治療
8歳女児．a：治療前，b：治療後．1カ月ごとに Gentle YAG™ をスポット径6 mm，パルス幅 20 msec，100〜120 J で3回，続いて3 mm，60 msec，160〜180 J で4回照射した．臀部に青く透見されていた静脈瘤が減少した．

常の結節型苺状血管腫に対する効果を短パルスダイレーザーと比較したところ，Gentle YAG™ を照射した側が早期に消退傾向を示した（図3）．また，Klippel-Trenaunay 症候群における表在静脈瘤の治療に用いたところ，改善を示した（図4）．

■副作用

1064 nm はヘモグロビンへの吸光度が 585 nm に比べて小さいため高出力の照射が必要となること，また，より深部へ到達することから瘢痕形成には留意が必要である．

被髪部の治療については，Gentle YAG™ は脱毛治療にも使用されることからわかるように，脱毛あるいは減毛の起こる可能性がある．

今後，パルス幅やスポット径についての詳細な検討が望まれる．

文献

1) Weiss RA, Weiss MA. Early clinical result with a multiple synchronized pulse 1064 nm laser for leg telangiectasias and reticular veins. Dermatol Surg. 1999; 25: 399-402.
2) Tan OT, Motemedi M, Welch AJ, et al. Spot size effects on guinea pig skin following pulsed irradiation. J Invest Dermatol. 1988; 90: 877-81.

【米井　希，山本有紀】

3 炭酸ガスレーザー

1 機器

　炭酸ガスレーザー（carbon dioxide laser: CO_2 レーザー）は，二酸化炭素を封入した放電管から，10,600 nm の遠赤外線波長を発振する高出力のレーザーであり，細胞内の水分と反応して熱エネルギーを発生することを特徴としている．従って，アザ，血管腫など特定の色素を有する病変の細胞・組織を selective photothermolysis の原理によって選択的に破壊するルビーレーザーやダイレーザーとは性質が大きく異なっている[1,2]．

　すなわち，組織の色素や血管の分布に関係なく，蒸散，切開，止血，凝固などが可能であるため，誰にでも簡便に扱える低侵襲治療器として，皮膚科・形成外科の領域はもちろん，眼科，耳鼻科，歯科，大腸肛門外科，内視鏡科などの分野でも幅広く応用されている．皮膚科診療における CO_2 レーザー導入の利点を表1にまとめて示した．

　当院では厚生労働省から医療機器として認可を受けている，Lumenis Laser 30C™（日

表1　皮膚科診療における CO_2 レーザーの利点と欠点

1. 利点
①他種のレーザーより比較的安価であり，ランニングコストもほとんどかからない．器械の安定性も高く，扱いやすく，壊れにくい．
②熱作用により切開した神経末端をシールして閉じるので，通常の切開と比べると術後疼痛が少ない．
③小さな血管，リンパ管であれば，熱作用により切開時にシールして閉じるので，術中・術後の出血や腫脹が少ない．
④処置する対象が小さなサイズであっても，多数存在しているような場合でも，的確に除去することが可能である．
⑤真皮まで蒸散が必要な病変では術後瘢痕が必発であるが，サイズが小さな腫瘍などではメスで切除した場合に比べると仕上がりがよく，目立たない．
⑥非接触的に組織を蒸散するため，局所での細菌感染の危険性が少なく，また施術中に局所に与えるダメージも最小限である．
⑦施術中の熱作用により創傷治癒機転も促進されるため，局所の回復が早い．

2. 欠点
①東洋人の肌質では，術後に持続性の紅斑（persistent erythema）や炎症後色素沈着（post-inflammatory hyperpigmentation）が残りやすい．
②安全に治療を行うためには定期的な保守点検が必要であり，法定対応年数は5年．一般的な CO_2 レーザーの寿命は10年程度と言われている[5]．
③母斑や皮膚腫瘍などの病変では，十分に深くまでレーザーで処置しないと効果がないか，効果があっても将来再発する可能性がある．逆にあまり深く処置してしまうと瘢痕が残りやすくなる．
④施術者個人のトレーニングや機種の性能による差が大きいことから，統一されたレーザー治療のプロトコールというものが確立されていない．
④その他：悪性黒色腫や基底細胞癌などの悪性腫瘍を母斑や疣贅などと見誤って蒸散してしまう可能性もある．

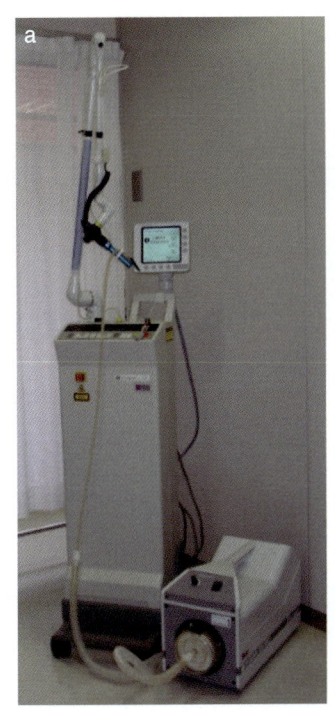

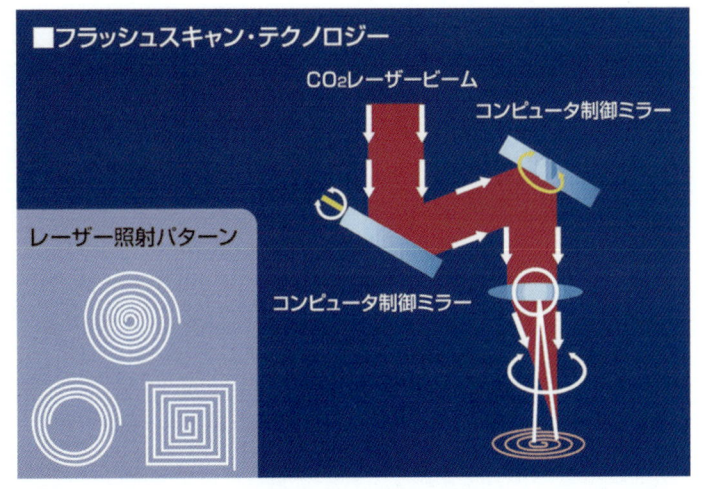

図1 SurgiTouch™ を装備した Lumenis Laser 30C™（a）とフラッシュスキャン・テクノロジー（b）（日本ルミナス社提供）

本ルミナス社製）に，スキャナーシステムのSurgiTouch™（日本ルミナス社製）を装備した高性能モデルを導入している（図1a）．このCO₂レーザーはSurgiTouch™と組み合わせることにより，ヘリウムネオンのガイドレーザー下でスキャニング照射が可能となる．すなわち，レーザービームを高速でスパイラル回転させることにより，深さを一定にした面での蒸散を行うことが可能となり，表皮下のダメージも最小限に抑えられるので，広い面積を均一に処理したい場合には大変便利である．これは，フラッシュスキャン・テクノロジーと呼ばれる技術（図1b）であり，同期した2枚のレーザー反射鏡を瞬時に動かし，設定されたsize/wattのレーザー光をスパイラル回転で正確に動かすことにより，辺縁部であっても均一な無炭化蒸散のスキャニングが実現されている．

2 CO₂レーザーの適応疾患

表皮病変の場合は，表皮のみの蒸散が可能なので，瘢痕を残すことなく治療が可能である．とくに，脂漏性角化症，疣贅，単純黒子，表皮母斑などの治療ではスキャナーシステムにより，短時間に表在性隆起性病変を均一な深さで蒸散できるので高い治療効果が得られる．また，真皮性病変であっても，浅層の良性の小腫瘍であれば除去するのによい適応と思われる．表2にはCO₂レーザーの適応となる皮膚疾患を列挙した．

3 治療の実際

a CO₂レーザーにおけるパルスモードの種類

レーザーの発振の仕方（パルスモード）には大きく分けて連続発振（continuous wave operation: CW）とパルス発振（pulsed operation: P）の2つがある．パルス発振は，さ

Ⅲ．疾患ごとのレーザーの使い方

表2　CO_2レーザー治療が適応となる皮膚疾患

①脂漏性角化症，老人性疣贅	⑧アクロコルドン（軟性線維腫）
②母斑細胞母斑，色素性母斑，単純黒子	⑨鶏眼
③汗管腫	⑩囊腫性痤瘡
④稗粒腫	⑪痤瘡瘢痕
⑤毛細血管拡張性肉芽腫，老人性血管腫，星芒状血管腫	⑫脂腺増殖症
	⑬表皮母斑
⑥眼瞼黄色腫	⑭日光角化症（高齢者の多発例などに慎重に使用）
⑦尋常性疣贅，尖圭コンジローマ	

らにスーパーパルス（superpulse）[3]とウルトラパルス（ultrapulse）[4]があり，ともに一定の周波数でパルス状の出力を発振する．それぞれ組織への作用が異なるため，治療目的に応じた使い分けが必要である．

①連続波（continuous wave: CW）（図2a，3a）

　一定の出力を連続して発振することにより凝固する力が強く，止血能力も高くなるが，生じる熱損傷は大きい．施術時には凝固層が厚くなり，炭化も生じやすく，施術後には瘢痕が残りやすいなど欠点があるが，血管腫（図7参照）などの出血性の病変の蒸散には止血能力が高く便利である．連続波はLumenis Laser 30C™のフラッシュスキャンでも使用されているが，この場合はレーザー光をスパイラルに高速回転させることにより，連続波の欠点を補っているため止血能力が高く，炭化層も生じにくい．

②スーパーパルス（superpulse: SP）[3]（図2b，3b）

　非常に高いピークパワーのレーザー光を，細かくON・OFFを繰り返して照射する．1

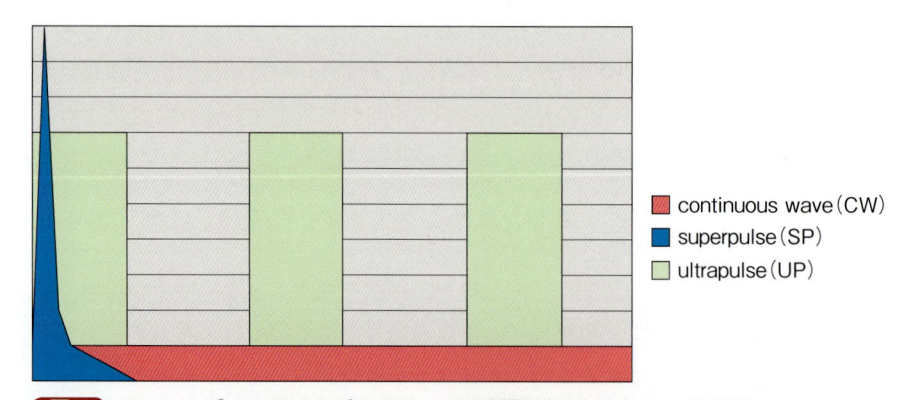

図2　CO_2レーザーにおけるパルスモードの種類（日本ルミナス社提供）
a（赤）：連続波（continuous wave: CW）．連続して非常に高いパルスエネルギーを発振するのは困難であり，熱ダメージのため組織の炭化（char）がしばしば生じる．
b（青）：スーパーパルス（superpulse: SP）．非常に短い単パルスを発振することにより，熱ダメージを減らして炭化層も減らすことができる．ピークが高いため組織蒸散に連続波よりも優れるが，ピークが急峻であるため作用が弱い．また，連続波のような止血効果は少ない．
c（緑）：ウルトラパルス（ultrapulse: UP）．短い単パルスを発振することにより，熱ダメージが少なく，炭化層をほとんど生じない．波形のピークが平坦であるため組織蒸散作用も強く，同時に十分な止血効果を有している．

3. 炭酸ガスレーザー

a. 連続波
設定したワットのレーザーが常に同じレベルで出続ける

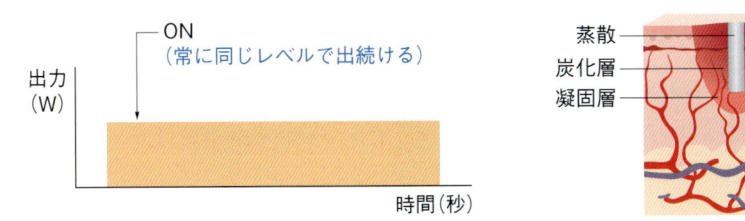

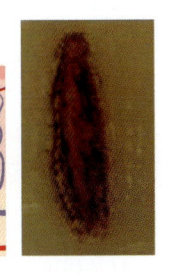

b. スーパーパルス
非常に高いピークパワーで細かくON・OFFを繰り返し照射する

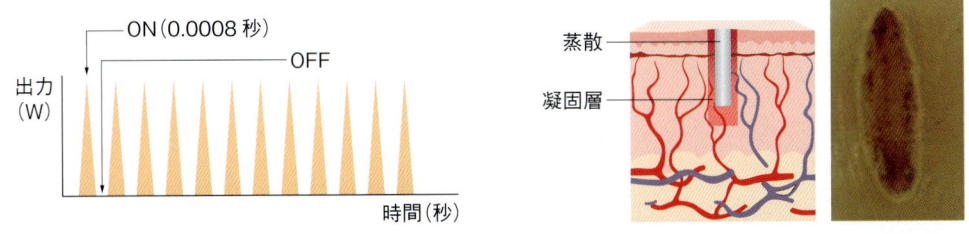

図3 連続波とスーパーパルスの違い（日本ルミナス社提供）
スーパーパルスではwaveが短く組織侵襲を最小限にとどめることができる．実際の切開中心部の炭化層の違いに注目．

つ1つの照射パルス幅の時間は約800μsecと短い．すなわち，弱いエネルギーで長時間照射されるCWより周囲への熱の影響が少なく，低侵襲性であり，疣贅や母斑の蒸散，切開などに広く使用されている．ただし，照射時に生じる凝固層が薄いため，止血能力は低下している．

③ウルトラパルス（ultrapulse）[4]（図2c）

上記の①と②の長所を合わせもつ．波形のピークパワーは高くて平坦であり（照射パルス幅：約2.0 msec），組織の蒸散作用が強い一方で，十分な止血能力も有する．照射時に生じる凝固層は極めて薄く，炭化層を生じない．下床の熱損傷も極小に留められており，術後の発赤，色素沈着の副作用は最小限である．表皮レベルでの選択的な組織蒸散が可能であるため，顔面除皺術や若返り治療を目的としたfractional skin laser resurfacing（Active FX™やDeep FX™，145頁参照）などで使用される．なお，このモードはLumenis Laser 30C™では発振できず，Ultrapulse Encore™（日本ルミナス社製）をはじめとするより上位機種のCO_2レーザーでなければ発振できない．

b CO_2レーザーの治療手順

①前処置と準備
（1）両眼の保護：患者には鉛製のアイシールド，術者は保護用のメガネで眼球を保護しながら施術する．
（2）排煙装置の用意：レーザー照射によって生じる煙，皮膚屑などを吸引しないようにするため，排煙装置を使用する．
（3）消毒：レーザーを使用中は引火性のあるアルコール類は使用しない．

②局所麻酔
(1) 表皮病変の治療には，5%リドカイン・プロカイン混合クリーム（EMLA cream®，AstraZeneca社）のODT療法（occlusive dressing therapy）による30分の表面麻酔で十分なことが多い．
(2) 真皮までの治療が必要な病変では，1%キシロカインの浸潤麻酔下で行う．

③照射
(1) 冷やした生理食塩水をしみ込ませた綿棒とガーゼを用意する．レーザー光は皮膚面に垂直となるように照射し，ある程度の照射を続けた後には，生食綿棒で表面のdebrisを擦り落とし，生食ガーゼ（または保冷剤）で冷却し，乾ガーゼで表面水分を拭き取ってから（レーザーが水と反応するため），再び照射という操作を繰り返している．
(2) 病変部を蒸散する前に病理組織を一部取っておくことが推奨される．

④創傷部の被覆
(1) 表皮性のものは，4～5日で上皮化が起こるまでの間，外用療法によって湿潤環境を保つ[5]（wet dressing therapy）．
(2) 母斑など真皮まで達する病変では，上皮化まで10日間～2週間を要するので，ドレッシング剤などで保護しテープで固定する[注]．

⑤スキンケア
上皮化した後も創部の定期的なチェックと紫外線対策を行うことが推奨される．

4　実際の症例においての工夫[5-13]

①脂漏性角化症（老人性疣贅）[5-8]
　表皮の病変であるため，液体窒素で治療される場合が多いが，CO_2レーザーではより少ない治療回数で，的確に多数の病変部を取り除くことが可能である（図4）．大きなものでは液体窒素である程度小さくしてから，取りにくい部分のみをレーザーで処置するのも1つの方法である．一方，扁平にわずかに皮表より隆起するような脂漏性角化症のタイプでは（図5），はじめからCO_2レーザーで治療した方が早くて効果も高い（表3a）．

②アクロコルドン（軟線維腫）[5-8]
　局所麻酔下に剪刀で切り取られることが多いが，とくにポリープの頸部が短く剪刀で簡単に切り取れないものではよい適応である．また，頸部が長いものでは，濡れた綿棒や木製舌圧子を裏面に当てて支えながら，ポリープの茎部にあたる部位を蒸散，切除する（表3b）．

[注]通常はゲンタシン軟膏®を外用後に非固着性レーヨン不織布パッドを付けたトランスペアレントドレッシング（Tegaderm™ Transparent Dressing with Absorbent Pad）を使用しているが，小さな表在性のものであれば，施術後は軟膏を塗り，大きさに合わせて小さくカットした茶色いテープ（3M Micropore™ Skintone Surgical Tape）を貼ってもらっている．出血性の病変では，強力な止血作用のあるアルギン酸塩ドレッシング（カルトスタット®，ソーブサン®など）を使用して上から圧迫している．

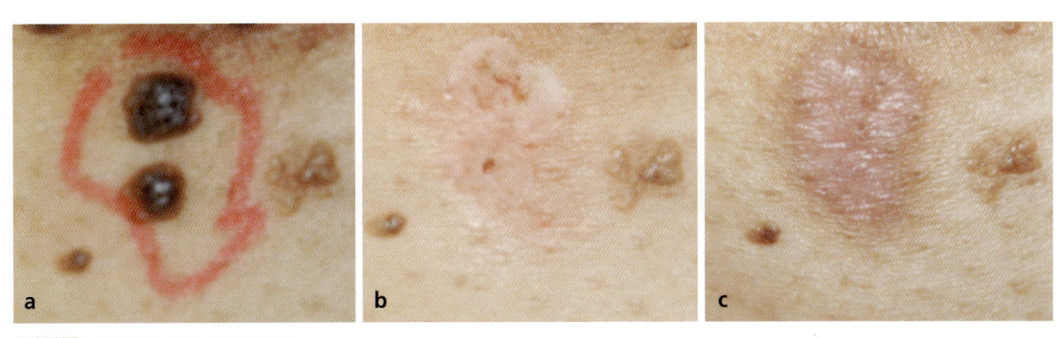

図4 脂漏性角化症の治療
CO₂レーザーではより少ない治療回数で，的確に多数の病変部を取り除くことが可能である．a：施術前，b：施術直後，c：施術1カ月後．炎症後色素沈着と瘢痕が生じているため外用療法が必要である．

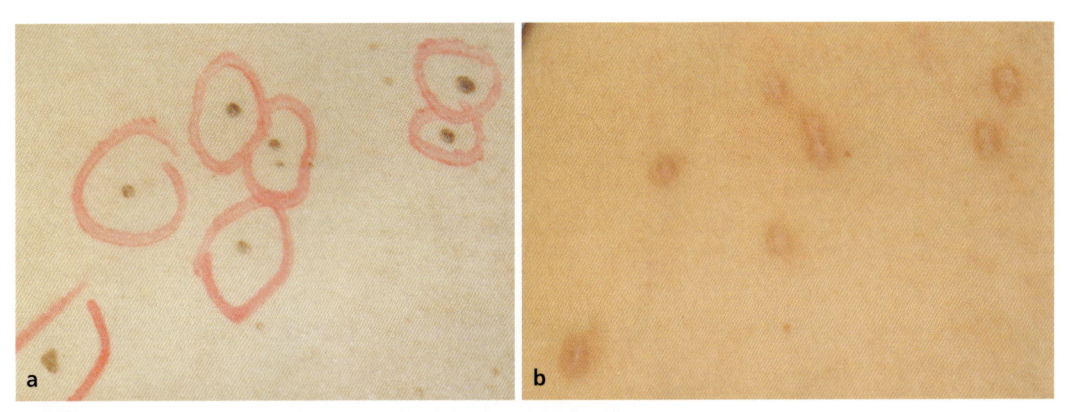

図5 わずかに皮表より隆起する多発性の脂漏性角化症の治療
a：施術前，b：施術1カ月後（軽度の色素沈着が生じているが，3カ月後には無治療でも消失した）．

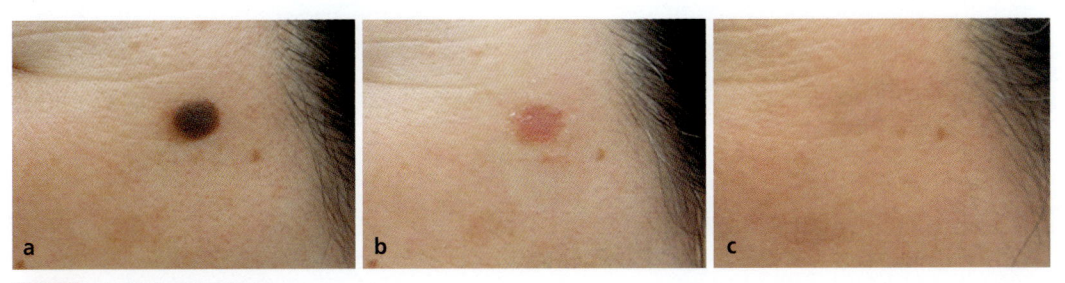

図6 色素性母斑の治療
a：施術前，b：施術3週間後．除去後はやや凹んだ感じになり，遷延する紅斑が1カ月以上にわたり継続した．c：施術3カ月後．炎症後色素沈着や瘢痕はほとんど目立たない．

③色素性母斑[5-9]

　　レーザー治療では完全な除去は望めないため，主に美容的に顔面の病変を処置する目的で使用する（図6）．体幹・手掌・足底などのホクロをレーザーで切除することは基本的には避ける．顔面でも直径 5.0 mm を超える大きなもの，悪性病変が否定できないものでは，切除・縫合と皮膚病理検査を最優先とする．レーザーで蒸散する場合は病変部の観察も兼ねて，ダーモスコープやルーペで病変を拡大しながら蒸散を行うときれいに除去でき

Ⅲ．疾患ごとのレーザーの使い方

表3 手技別の出力・パラメーターの一覧表

Lumenis Laser 30C™ を使用した自験例の場合．ただし，個々の症例，手技により設定は大きく変わることに留意する．

a．脂漏性角化症
① SP（repeat; at ON/OFF ＝ 0.5 sec/0.5 sec at 3～4 W），もしくは
② CW（Silk Touch® scanner; 4～6 mm spot, at 7 W; 厚さに応じて pass 数を決定）

b．アクロコルドン：茎部にテンションをかけて切り取る
① SP（single; at 0.2～0.5 sec at 2～3 W），もしくは
② CW（Drilling® scanner; 0.9 mm spot, at 5 W）

c．色素性母斑
① SP（repeat; at ON/OFF ＝ 0.5 sec/0.5 sec at 3～4 W），もしくは
② CW〔Drilling® scanner; 0.6 mm（～1.2 mm）spot, at 5～7 W（～10 W）〕
③ 単純黒子の場合は CW（Silk Touch® scanner; 6 mm spot, at 7 W：数回 pass）

d．汗管腫
① SP（repeat; at 0.05 sec at 3～5 W）低出力，少数でスタートを推奨
② CW（Drilling® scanner; 0.6 mm spot, at 7～10 W）

e．稗粒腫
① CW（Drilling® scanner; 0.6 mm spot, at 4～5 W）

f．毛細血管拡張性肉芽腫
① SP（continuous; at 5 W）により茎部を切除，その後に茎部中央とその周囲を 3 W 程度の deforcus の CW で焼却して，栄養血管と感染巣を処置する
② CW（Drilling® scanner; 0.9 mm spot, at 7～10 W）で茎部を切除後に CW（Silk Touch® scanner; 6 mm spot, at 7 W）で感染床（肉芽）の蒸散を施行してもよい

g．尋常性疣贅
① SP（continuous; at 5～7 W）
② CW（Drilling® scanner; 0.6～0.9 mm spot, at 7～10 W）

h．集簇性痤瘡
① CW（Drilling® scanner; 0.9 mm spot, at 7 W，面皰圧出子で押し出す）
② SP（repeat; at ON/OFF ＝ 0.5 sec/0.5 sec at 3～5 W，最小限に皮膚切開する）：repeat のオンタイムを少し長めにして使用してもよい

i．陥凹性痤瘡瘢痕
① CW（Silk Touch® scanner; 4～6 mm spot, at 7 W; 1～2 pass，直下の真皮の加熱）
② CW（Drilling® scanner; 0.6 mm spot, at 15 W）：瘢痕辺縁の皮膚をレーザーにより削る，いわゆる「面とり術」

j．尋常性白斑の吸引水疱蓋表皮植皮術
① CW（Silk Touch® scanner; 4～6 mm spot at 7 W; 1 pass）移植床の形成
② CW（Feather Touch® scanner; 4～7 mm spot at 14 W; 1 pass）移植床の形成

る．しかしながら，削った際の熱刺激により削り残した母斑細胞からメラニン色素産生が高まる可能性もあり，長期的には再発もよくあるので，その後も経過観察を十分に行う．あまり深く削らず，隆起部のみを削って平坦にするだけにとどめるのも 1 つの方法である（表 3c）．

④汗管腫[5]

真皮上層の腫瘍塊をすべて破壊することは困難なので，隆起部を平坦化する程度で照射する．術後に治療部位に一致した点状の炎症後色素沈着が生じ，再発もしばしば見られ

ことに対して，患者サイドから了解を得る必要がある（表 3d）．
⑤稗粒腫
　レーザーで中央部に穴をあけて，稗粒腫を面皰圧出器で押し出す（表 3e）．
⑥毛細血管拡張性肉芽腫[5-8, 10]
　外傷，細菌感染などが基礎にあり，液体窒素やフェノールで処置しても難治な症例も多い．キシロカインによる浸潤麻酔下で腫瘍を基部から蒸散して切除し病理検査を行う（図7）．毛細血管は照射中にシールされるので出血はあまり気にならない（表 3f）．
⑦ウイルス性疣贅[5-8]（図 8）
　とくに足底疣贅では液体窒素の治療のために何度も通院するより，回数が少なく済む．浸潤麻酔下でそのまま真皮深層が露出するまで蒸散するか，大きいものでは出血に注意しながら周囲から蒸散剥離し摘出するが（表 3g），再上皮化するまで，1 カ月程度の包帯交換を必要とする．なお，施術時に発生する煙のなかにはパピローマウイルスが含まれており，感染性もあると言われているので吸煙器を必ず使用する．なお，詳細については TOPICS 05（106 頁）を参考とされたい．

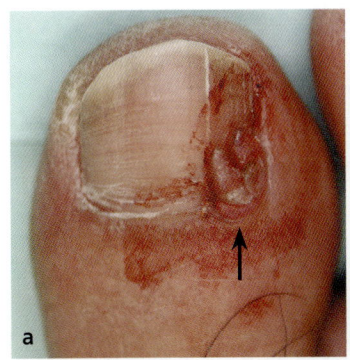

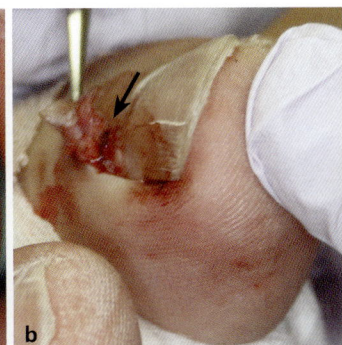

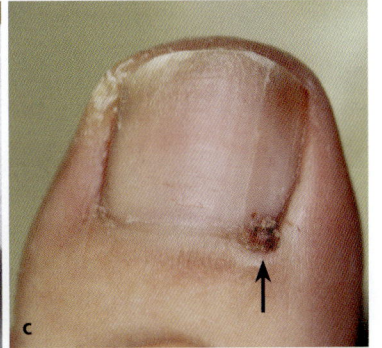

図7 毛細血管拡張性肉芽腫の治療
a：施術前，b：施術中（茎部を切除し，その後に茎部中央の栄養血管とその周囲の感染巣を処置する），c：施術 2 週間後．

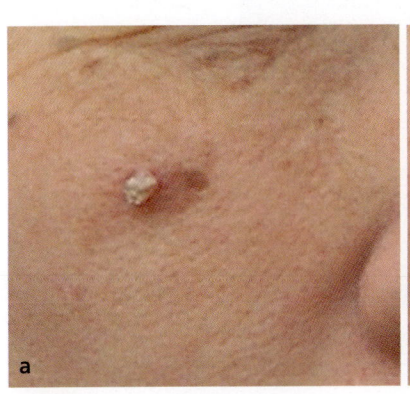

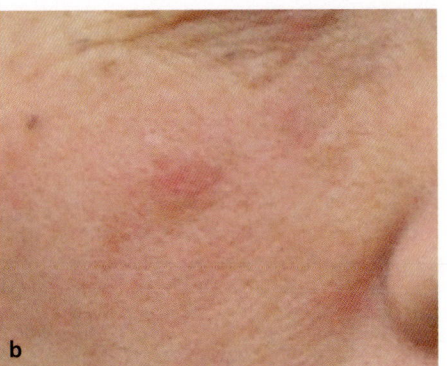

図8 ウイルス性疣贅の治療
a：施術前，b：施術 2 カ月後．

Ⅲ. 疾患ごとのレーザーの使い方

⑧囊腫性痤瘡，粉瘤

　囊腫様の皮疹に対してレーザーを照射し穴をあけ，内部の皮脂成分や膿を熱エネルギーで溶かし，面皰圧出子により完全に押し出す（表 3h）（図 9, 10）．殺菌作用もあり，照

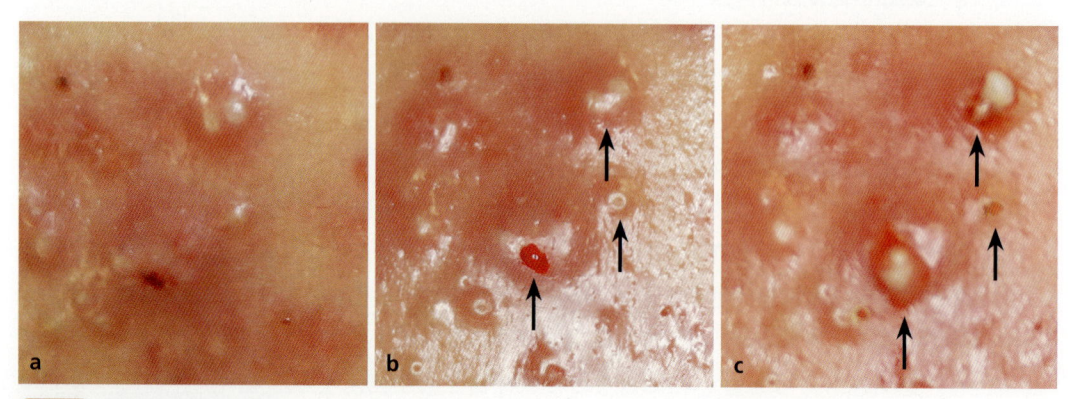

図 9　囊腫性痤瘡の治療
a：施術前，b：施術中（レーザーで囊腫に穴を空ける），c：施術後（面皰圧出子で押し出す）．

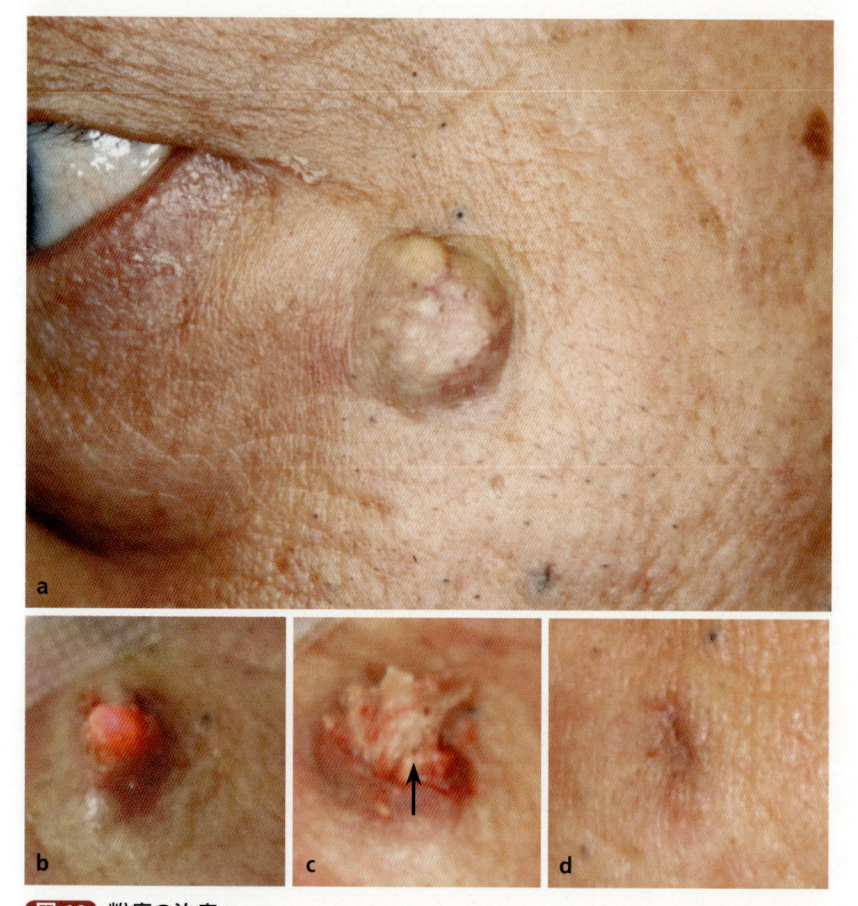

図 10　粉瘤の治療
a：施術前，b：施術中（レーザーで囊腫に穴を空ける），c：施術後（内容物を圧出し，内部もレーザーで処置する），d：施術 2 週間後（瘢痕を残して略治している）．

射部位では脂腺がダメージを受けて，痤瘡が新生しにくくなるメリットもある．

⑨陥凹性痤瘡瘢痕[11, 12]

瘢痕辺縁の皮膚をレーザーにより削ることにより目立たなくなる（いわゆる面とり[12]）．また，直下の真皮が加熱されれば，コラーゲンの合成が促され，陥凹病変の床部が持ち上がることにより，瘢痕の改善がみられる（表 3i）．

⑩尋常性白斑の吸引水疱蓋表皮植皮術[13]

白斑部の表皮を削りとった移植床に，吸引水疱で作成した水疱蓋を植皮する治療法である．移植床は PUVA 療法などで水疱化させて作成する方法もあるが，スキャニング装置付炭酸ガスレーザーを使用して表皮のみを蒸散させれば，植皮床を簡単に形成できる（表 3j）．

5 ダウンタイムと副作用（術後合併症）[注]

①発赤，腫脹

レーザーを施術した直後より，熱障害による一過性の腫脹，発赤が数日間に渡って生じる．

②皮膚潰瘍

施術による皮膚潰瘍が上皮化するまでの間は感染や刺激を避けるため，入浴やメイクに制限が必要となる．

③持続性紅斑

上皮化した後も成熟瘢痕が形成されるまでの間は，新生血管により紅斑が数週間～数カ月（長い例では半年以上）に渡って生じる．とくに色白のキメの細かい肌では紅斑が目立ちやすい．

④炎症後色素沈着

施術後，約 1 カ月後には炎症後色素沈着（ときに色素脱出）が生じるが，その出現頻度は高く半数近くに経験される．このため，術後しばらくは強い紫外線への曝露を避ける．また，美白剤の外用が必要となることもある．

⑤瘢痕

真皮にかかる病変では，治療後の瘢痕形成は CO_2 レーザーでは必発である．とくに下顎下縁や上口唇付近[2]では，張力が強く肥厚性瘢痕となる頻度が高いので留意する．

⑥再発

母斑や腫瘍は治療しても時間が経てば再生してくる可能性がある．

[注]同意書について：同意書では，前述のようなダウンタイムと副作用について同意を得るようにする．同意書により，医師の施術の責任のすべてが問われなくなるわけではない．しかしながら，①ベストを尽くして治療に当たった場合でも，副作用や後遺症は一定の確率で発生するリスクがあることを患者サイドにも認識してもらい，②施術部位に対して刺激を避けることや遮光などの協力をお願いする意味でも大切である[2]．同意書では，具体的な副作用や内容の前にチェックボックスを置いて，チェックしながら説明して，同意を得るとよい．

Ⅲ．疾患ごとのレーザーの使い方

> **コラム**
> **CO₂ レーザーの照射により癌化することはないのか？**
>
> 　レーザー照射後に生じる瘢痕と，熱傷後瘢痕を同等に考えてしまうとこのような疑問が患者サイドから出やすい．皮膚ダメージを最小限に心がけ，重度の瘢痕を後遺症として残すような誤った照射を行わない限り，危険率は極めて低いと考えられる[5]．しかしながら，対象疾患が①悪性のものと気付かずにレーザー照射処置を行ってしまった場合[14]や，②もともと photo damage の強い部位を加療しているという事情もあり，治療部位から自然発生的に悪性腫瘍が出現してくる可能性は残される．また，③特殊な高発癌性の遺伝性疾患を有している患者の場合は，レーザー照射による発癌を完全には否定できないであろう．これらを今後も retrospective に検討していくためには，施術前には必ず臨床像やダーモスコープ像の写真を撮ってカルテに残しておくことが望まれる．しかしながら，以下の論文ではレーザー治療によりあらかじめ皮膚老化を改善させておくことが，かえって発癌しにくい条件を整え，悪性病変の発生を予防する可能性を示唆している．
>
> 　すなわち，Orringer ら[15] は photo damaged skin に対して，CO₂ レーザーを使用した skin resurfacing を施行し，施術前後で表皮における p53 の発現率を免疫組織学的に検討した．その結果，表皮細胞内の p53 発現率は再現性をもって低下した．一般的に，p53 タンパクの遺伝子変異や過剰発現は多くの皮膚癌でみられる現象であるため，理論上では CO₂ レーザーによる治療は悪性化病変へ進展する危険性を減らす方向に働くと考えられる．また，Hedelund ら[16] は，ヘアレスマウスを使った実験で，CO₂ レーザー照射を受けただけでは発癌がみられず，また紫外線誘発による皮膚からの癌発生率にも影響を与えないと報告している．Iyer ら[17] も，CO₂ レーザーなどを使った full face laser resurfacing が日光性角化症や non melanoma cancer の治療・予防となり得るのか影響を検討したところ，とくに日光性角化症のレーザーによる除去はすべての患者に対して有効であったと判定され，一部の症例では再発が見られたものの 94％の除去率であったと報告している．

6　難治性皮膚潰瘍に対する CO₂ レーザー照射の治療効果

　Brandi C[18] は慢性化した難治性皮膚潰瘍の治療として，CO₂ レーザーの照射療法を試みた．すなわち，70 名の慢性皮膚潰瘍の患者群を，その原因と重症度が同等となるように 2 つのグループに分けて，「デブリードマンと適切な創傷被覆剤を使用しただけの治療群」と「これに皮下組織への炭酸ガスレーザー照射を組合せた治療群」とを比較検討した．各症例に対して，レーザードプラー血流検査と経皮酸素分圧測定（tissue oxygen pressure：TcPO₂）を行ったところ，レーザー照射を組合せることにより，TcPO₂ の値は著明に増加して，創傷治癒を促進し，創部面積を減少させた．照射時の安全性，および効果を考慮すると，潰瘍部への CO₂ レーザー照射は局所低酸素症を改善する優れた創傷治療法であると考えられた．同様に，Prignano ら[19] や寺瀬ら[20] も，CO₂ レーザーのフラクショナル療法が創傷治癒機転を促進し，組織修復のサイトカインを分泌して良好な効果を及ぼし，有効であったと報告している．

文献

1) 渡辺晋一．実践的レーザー治療．日皮会誌．2005; 115: 1599-604.
2) 渡辺晋一．皮膚科におけるレーザー治療の基本原理．日レ医誌．2007; 27: 315-26.
3) Fitzpatrick RE, Goldman MP, Ruiz-Esparza J. Clinical advantage of the CO2 laser super-pulsed mode. Treatment of verruca vulgaris, seborrheic keratoses, lentigines, and actinic cheilitis. J Dermatol Surg Oncol. 1994; 20: 449-56.
4) Fitzpatrick RE, Goldman MP, Sriprachya-Anunt S. Resurfacing of photodamaged skin on the neck with an UltraPulse® carbon dioxide laser. Lasers Surg Med. 2001; 28: 145-9.
5) 葛西健一郎，酒井めぐみ，山村有美．炭酸ガスレーザー治療入門—美容皮膚科医・形成外科医のために．東京：文光堂；2008.
6) 大西泰彦．炭酸ガスレーザーとエルビウムYAGレーザー．日皮会誌．2000; 110: 2010-7.
7) 橋本 透．良性皮膚小腫瘍の美容皮膚科治療—炭酸ガスレーザー蒸散法—．MB Derma. 2002; 67: 116-25.
8) 葛西健一郎．ありふれた皮膚疾患に炭酸ガスレーザーを使いこなす．最近のトピックス2009．臨床皮膚科．2009; 63: 117-20.
9) 手塚 正．色素細胞母斑に対するレーザー治療（炭酸ガスレーザー）．Visual Dermatology. 2003年11月号．
10) 山田秀和，福井 憲，天津朗典．血管拡張性肉芽腫にたいするCO_2レーザー治療．皮膚臨床．1995; 37: 391-4.
11) 春名邦隆，須賀 康．瘢痕治療のコツ—陥凹性瘢痕に対する治療．MB Derma. 2010; 170: 55-61.
12) 岩城佳津美．Ablative治療とNon-Ablative治療—効果と適応について．ENCOREによるBridge Therapyの臨床応用．日皮会誌．2009; 119: 626.
13) 長谷川敏男，須賀 康，池嶋文子，他．スキャニング装置付炭酸ガスレーザーを使用した植皮床形成は尋常性白斑の吸引水疱蓋表皮移植術に有用である．日レ医誌．2007; 27: 264-9.
14) Gottschaller C, Hohenleutner U, Landthaler M. Metastasis of a malignant melanoma 2 years after carbon dioxide laser treatment of a pigmented lesion: case report and review of the literature. Acta Derm Venereol. 2006; 86: 44-7.
15) Orringer JS, Johnson TM, Kang S, et al. Effect of carbon dioxide laser resurfacing on epidermal p53 immunostaining in photodamaged skin. Arch Dermatol. 2004; 140: 1073-7.
16) Hedelund L, Haedersdal M, Egekvist H, et al. CO_2 laser resurfacing and photocarcinogenesis: an experimental study. Lasers Surg Med. 2004; 35: 58-61.
17) Iyer S, Friedli A, Bowes L, et al. Full face laser resurfacing: therapy and prophylaxis for actinic keratoses and non-melanoma skin cancer. Lasers Surg Med. 2004; 34: 114-9.
18) Brandi C. The role of carbon dioxide therapy in the treatment of chronic wounds. In Vivo. 2010; 24: 223-6.
19) Prignano F. Fractional CO_2 laser: a novel therapeutic device upon photobiomodulation of tissue remodeling and cytokine pathway of tissue repair. Dermatol Ther. 2009; Suppl 1: S8-15.
20) 寺瀬佳苗，加王文祥，塚原真吾，他．Fractional CO2 laser照射後人工皮膚モデルの組織再生に関する基礎研究．日形会誌．2010; 30: 391-402.

【須賀 康，竹内かおり】

TOPICS 05
足底疣贅における炭酸ガスレーザーの治療のポイントは？

　炭酸ガスレーザーは遠赤外線領域の 10600 nm の波長を有する気体レーザーである．組織中に含まれる水分に吸収されて，熱エネルギーに変換され，著明な熱効果を示す．炭酸ガスレーザー照射は一瞬にして組織を蒸散させるが，周囲組織への熱ダメージは少ないとされる．蒸散，切開だけではなく，止血効果も有する．この気体レーザーの特徴を利用して，脂漏性角化症，脂腺増生症，軟線維腫，血管拡張性肉芽腫，汗管腫をはじめとする皮膚良性腫瘍や尋常性疣贅，尖圭コンジローマなどのウイルス性疣贅の治療に適応があり，多用されている．

　本稿では足底疣贅の炭酸ガスレーザー治療のポイントについて述べてみたい．

■炭酸ガスレーザーによる蒸散のポイント

　ウイルス性疣贅は液体窒素凍結療法以外に炭酸ガスレーザー治療の対象となる疾患である．レーザー治療の蒸散のポイントは疣贅自体を蒸散し，真皮の深層は残し，炭化させた組織をガーゼで拭い取ることである（図 1a〜d）．ウイルス性疣贅の場合，炭化した組織内にはヒト乳頭腫ウイルス（HPV）が残存しているため，完全に除去しないと再発は必至である．また引火しないようにアルコール綿などは使用せず，生理食塩水を含ませたガーゼを使用すると安全である．創部は一般に抗生剤やワセリン基材の軟膏ないし創傷被覆剤を用いた閉鎖療法で治癒させる（図 1e, f）．疣贅を蒸散した後に縫合の必要がない利点がある．一方，創処置として閉鎖療法を行わないと乾燥により，真皮が壊死をきたし，瘢痕が著明な例がみられることがある．また不完全な蒸散の場合には 1 カ月ほどで再燃してくる．さらに炭化させた組織を残すと，蒸散を繰り返しても同じ病変部位に再燃が何度もみられることがある．足底などの難治性疣贅には本治療は適応となるが，その治癒率は 1 回の施行で 32〜96％とばらつきがあるのが現状である[1, 2]．一方，足趾に生じた疣贅は比較的再燃が少ない（図 2）．コツは，広めに疣贅を蒸散し，病変の断端を十分に除去することである．断端に HPV が残存していると，どの治療を行っても必ず再発してくる．

■人工真皮を用いた炭酸ガスレーザーによる切開のポイント

　足底疣贅では HPV は主として病変部の表皮細胞に感染しているために，理論上，真皮を含めた病変を切除すれば再発はないはずである．しかし，足底疣贅では角質肥厚が著明で金属メスではなかなか一定の深さで切除することは難しく，部分的に深くなったり，上皮化の遅延，出血をきたし，後日には強い疼痛や瘢痕を残すことがある．一方，炭酸ガスレーザーは，照射径，出力が一定であれば，標的となる病変を瞬時に破壊することができる．優れた利点がある一方，レーザー照射後の再発はしばしば認められる．その原因とし

[TOPICS 05] 足底疣贅における炭酸ガスレーザーの治療のポイントは？

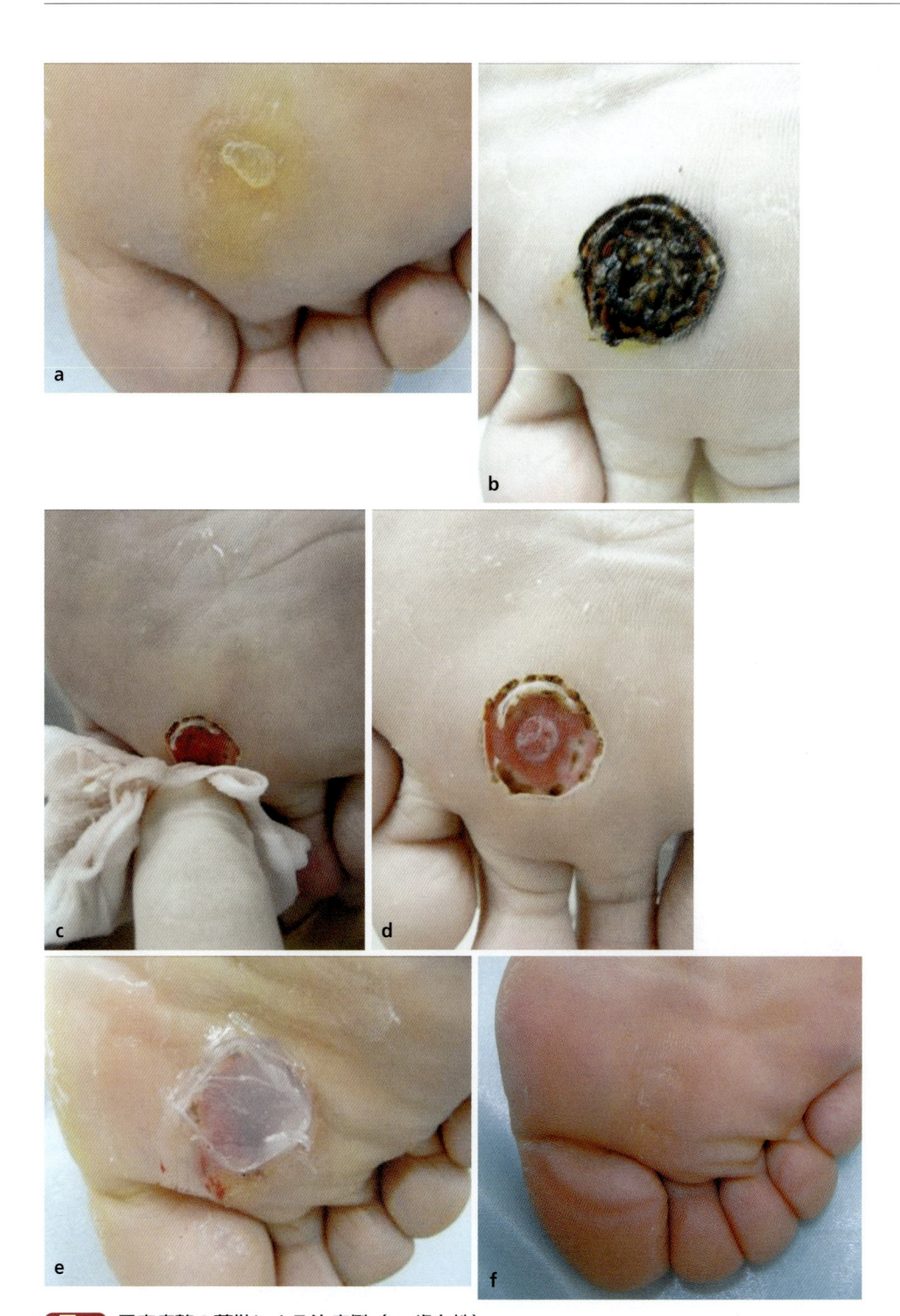

図1 足底疣贅の蒸散による治療例（29歳女性）
a：治療前．
b：炭酸ガスレーザー照射後黒化した臨床像．
c：生理食塩水含有ガーゼで挫滅組織を拭い取る．
d：疣贅は脱落し，真皮が漏出．
e：白色ワセリンを外用し，閉鎖療法を行う．
f：照射後2カ月の臨床像．

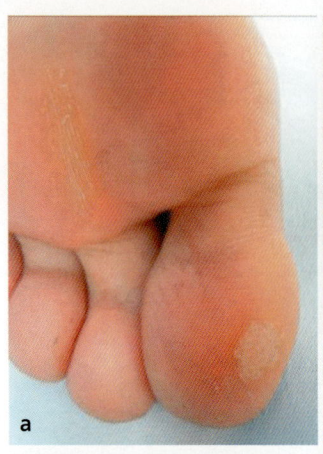

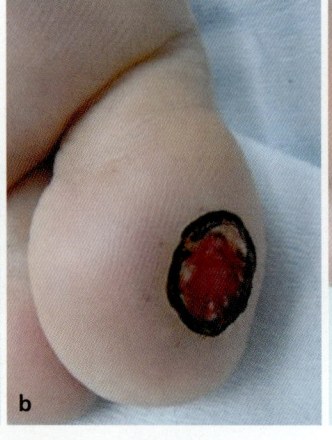

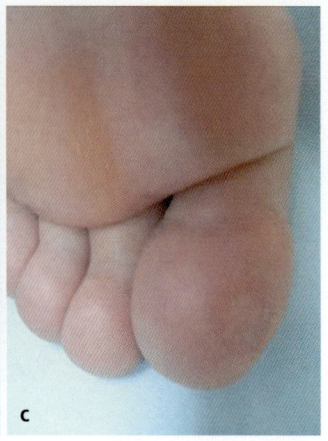

Ⅲ．疾患ごとのレーザーの使い方

図2 足趾部疣贅の蒸散による治療例（21歳女性）
a：治療前．
b：炭酸ガスレーザー蒸散後，生理食塩水含有ガーゼで挫滅組織を拭い取ったあと．
c：治療後5週，治癒．

て，病変の表皮が一部残存していることや切開した表皮断端へのHPV再感染である．また難治性疣贅は，疣贅が足底の内方に深く入り込み，蒸散・切開を深く行うと脂肪織まで到達し，瘢痕治癒までに時間を費やすのと，強い疼痛を残すことがある．したがってこのような例には最初からレーザーで切開し，疣贅病変を取り除き，人工真皮を貼ったほうが患者のQOLにはよいであろう．

　筆者の行っている人工真皮を用いたレーザー治療では，疣贅病変の辺縁から2～3mm離し，最大径が4cmを超えないものを対象としている．麻酔は患者に病変部にペンレス®をレーザー照射前に貼ってきてもらい，麻酔前にアイスノンで病変部を冷却してから，打つようにしている．十分に麻酔が効いたならば，病変部から数mm離して炭酸ガスレーザーで出力8～10Wで切開を入れ，下床は脂肪織の一部がみられたところをエンドポイントとしている．次に人工真皮を欠損部に補填することにより，レーザー治療後の目立った瘢痕を防げる（図3, 4）．

　人工真皮はコラーゲン層から構成され，シリコン膜の付着したタイプが最も標準的な仕様で各疾患で使用されている．現在，オリンパステルモバイオマテリアル社から，①シリコーン膜付タイプ，②膜付ドレーン孔タイプ，③メッシュ補強タイプ，④コラーゲン単層タイプが入手できる（図5）．この中でも膜付ドレーン孔タイプはシリコーン層とコラーゲン層を貫通するスリット状のドレーン孔を多数設けたものであるために，術後の出血からのドレナージ効果や熱傷，外傷，潰瘍など滲出液の多い創面に適している．時に肉芽組織の促進により，シリコン膜を内部に取り込んでしまうことがあるために，貼付後10～14日でシリコン膜を除去する．Wound healingの観点からフィブラストスプレー®によって，上皮化を促進させている．約3～6週間後には欠損部は上皮化しており，再発もかなり抑制できる方法と考えている[3]．

[TOPICS 05] 足底疣贅における炭酸ガスレーザーの治療のポイントは？

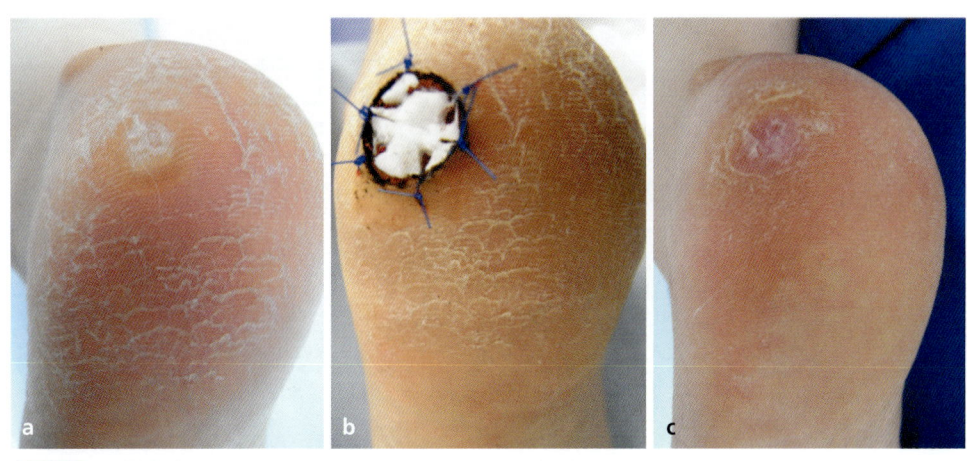

図3 足底疣贅の人工真皮併用による治療例（37歳女性）
a：治療前．
b：炭酸ガスレーザー切開後に人工真皮貼付．
c：治療後6カ月．

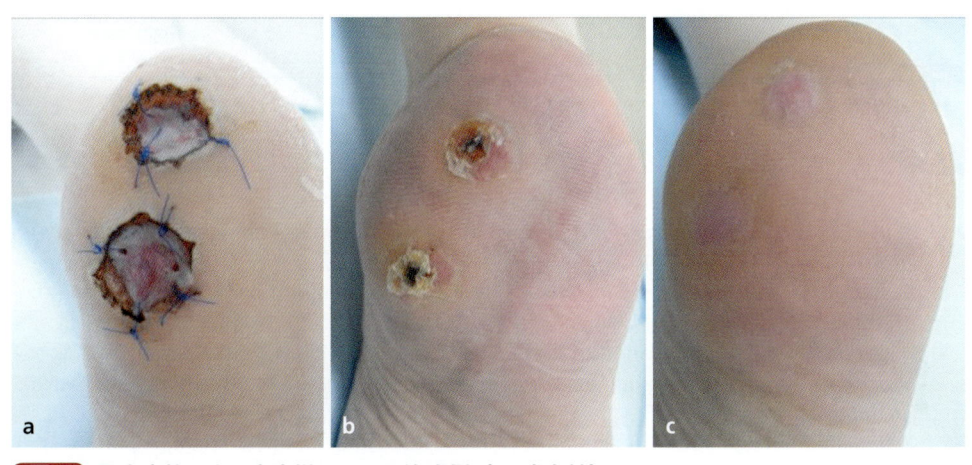

図4 足底疣贅の人工真皮併用による治療例（42歳女性）
a：炭酸ガスレーザー切開後人工真皮貼付．
b：治療後1.5カ月．
c：治療後1年．

むすび

　足底疣贅における炭酸ガスレーザー治療のポイントについて解説した．炭酸ガスレーザーは本邦でも最も頻用されているレーザーである．近年，炭酸ガスレーザーの疼痛緩和や機器の縮小化が可能となり，皮膚科診療においては将来的にはさらに需要が高まると予想される．足底疣贅はレーザー治療において，再発することがしばしばみられる．繰り返しのレーザー治療は患者の失望，落胆へつながり，治療の工夫が必要である．したがって施行者は前述した治療のポイント，炭酸ガスレーザーの利点，欠点を十分に理解し，炭酸ガスレーザー治療を行うことが要求される．

Ⅲ. 疾患ごとのレーザーの使い方

● シリコーン膜(医療用シリコーン)：乾燥・汚染防止
● コラーゲン層(仔ウシ真皮由来アテロコラーゲン)：周囲の細胞や血管の足場となり，真皮様組織を構築
● ドレーン孔：余分な滲出液の排泄

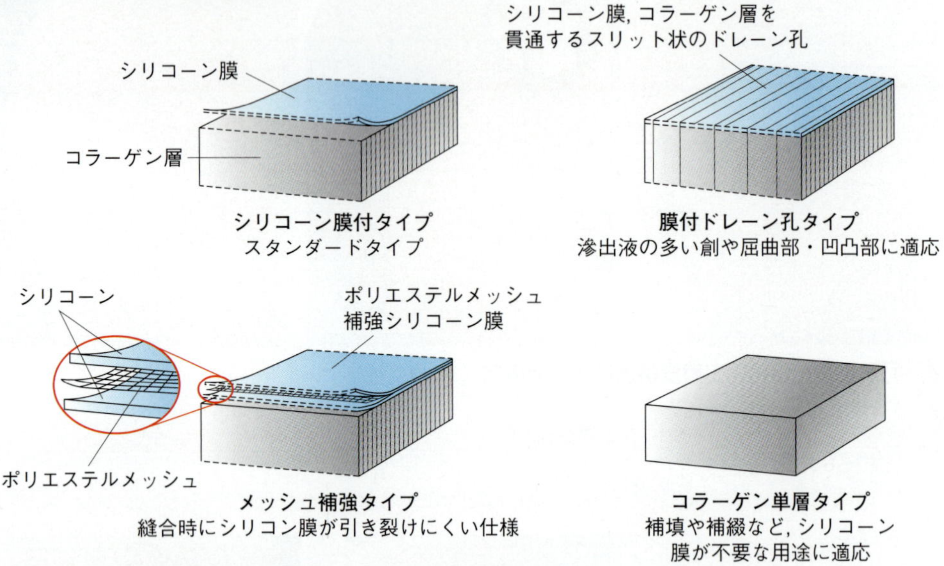

シリコーン膜
コラーゲン層
シリコーン膜付タイプ
スタンダードタイプ

シリコーン膜，コラーゲン層を
貫通するスリット状のドレーン孔
膜付ドレーン孔タイプ
滲出液の多い創や屈曲部・凹凸部に適応

シリコーン
ポリエステルメッシュ
補強シリコーン膜
ポリエステルメッシュ
メッシュ補強タイプ
縫合時にシリコン膜が引き裂けにくい仕様

コラーゲン単層タイプ
補填や補綴など，シリコーン膜が不要な用途に適応

図5 人工真皮の構造（三石　剛．皮膚科の臨床．2010; 52 臨時増刊 : 1566-8）

文献

1) Serour F, Somekh E. Successful treatment of recalcitrant warts in pediatric patients with carbon dioxide laser. Eur J Pediatr Surg. 2003; 13: 219-23.
2) Läuchli S, et al. CO_2 laser treatment of warts in immunosuppressed patients. Dermatology. 2003; 206: 148-52.
3) Mitsuishi T, et al. Combination of carbon dioxide laser therapy and artificial dermis application in plantar warts: human papillomavirus DNA analysis after treatment. Dermatol Surg. 2010; 36: 1401-5.

【三石　剛】

TOPICS 06
炎症後色素沈着を残さないための工夫は？

　炭酸ガスレーザー照射直後はびらんになるため，3～7日間はゲンタシン®などの抗生物質軟膏を外用し，保護をする．数日で褐色の痂皮・落屑が付着し，剥がれ落ちる．痂皮剥落後，欠損した表皮を補うために表皮は再生し，その際，照射範囲辺縁の表皮または照射部に残存したメラノサイトが活性化し，炎症後色素沈着が起こる（図1）．

　この色素沈着の発生は，個人差があり，照射前からどの程度起こるかを予測することは難しい．創傷治癒の過程における炎症性の沈着であるため，照射の深度や部位によって差があると思われるが，数年以内で消退していくのであまり心配しないでよいと思われる．結論的には特に何もしなくてよいということになるが，数カ月～数年間，特に何もしないでおくことは，患者に大きな不安を与えかねない．長い年月ひかないと，患者の中には「施術は失敗だったのではないか」と考えてしまう人もいるであろう．患者に対してあらかじめ可能性を説明した上で，早めに美白剤（甘草エキス含有ワセリン，ハイドロキノン成分含有クリーム）を外用するのもよい．

　我々の施設では0.5％甘草エキスを含有させたワセリンを薬剤部にて作製している．炭酸ガスレーザー術後患者のみならず，Qスイッチレーザー術後の患者にも使用している．また，院内の医療売店にてハイドロキノン製剤を常置しており，患者本人に購入していただいている．代表的な製品としてはロート製薬のDR-Xシリーズ，グラファラブラトリー社のメラノキュアシリーズ，NOVのHQスティックが挙げられる．

　できるだけ防ぐため，照射中に気をつけることは，炭化した組織をそのまま放置せず，充分にやや湿らせたガーゼで拭き取ることも大事と思われる．小さい腫瘍に対しては，あまり強い出力で照射せず，少しずつ当てていくことも重要であろう．

　以上述べたように色素沈着に注意し，術前に可能性を充分にインフォームドコンセントしておく必要がある．

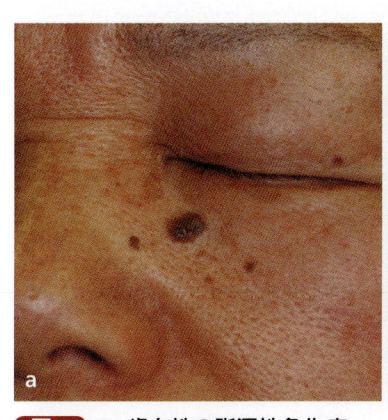

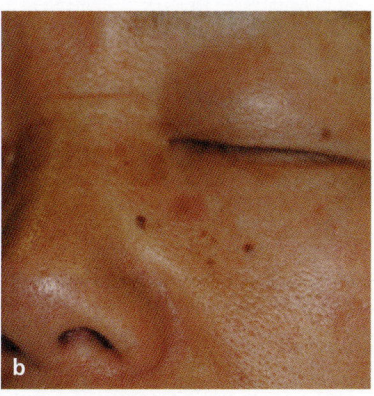

図1 63歳女性の脂漏性角化症
a：治療前，b：炭酸ガスレーザー治療後約1カ月経過．

【遠藤英樹】

4 脱毛に対するレーザー治療

　今や「脱毛」は女性の間では当たり前のエチケットとして認知され，「美顔」「痩身」と並んで女性の最大の関心事になっていると言っても過言ではない．そして，さらに低年齢化が進み，我々の施設においても，女子中学生が来院するようになってきた．

　一方，毛深いことに悩む男性が増え，男性患者は脱毛希望患者の3割を超えるに至っている．部位としては，「顔下半分・首」「前胸部・臍周囲」「下腿」が圧倒的に多い．

　本稿においては，レーザー脱毛を中心に概説するとともに，光脱毛治療器，電気脱毛術についても一部言及する[1,2]．

1 レーザー脱毛の歴史

　レーザー脱毛が初めて日本に紹介されたのは，1997年のことである．美容医療市場に大きなブームをもたらすきっかけとなった脱毛レーザーであったが，最初の疑問は，"レーザー脱毛は本当に永久脱毛になるのか？"であった．言いかえると，"毛の再生メカニズムに対し不可逆的損傷を与えるためには，どの部位を標的とするべきなのか？"であった．当時，医療脱毛では小林式絶縁針を用いた電気凝固法[3]が主流で，十数年の臨床経験により電気凝固法脱毛術は長期の脱毛効果，いわゆる永久脱毛効果が得られるというコンセンサスがあったと思われるが，脱毛レーザーの登場でレーザーによる選択的治療の機序を含め，毛の再生メカニズムの議論が活発に行われた．従来の教科書では毛球部の毛母細胞が毛に分化するという考え方が一般的であったが，当時，Costsarelis[4]らによるbulge説や，日本では稲葉の皮脂腺説[5]等が，毛母説を補完，または対抗する説としてよく知られていた．

　1983年に報告されたAnderson[6]らのselective photothermolisys（SP）の原理を応用して，1996年Grossman[7]らはレーザー脱毛術に理想的なレーザー装置の仕様を提唱した．毛を含む毛包全体を円柱状の構造物としてその熱緩和時間を計算し，表皮への熱損傷を最小にしつつ，毛包を選択的に焼灼する理想的なレーザーの照射時間は毛包径により10〜50 msecであるとした．

　その後，Dierickx[8]らの研究で，レーザー脱毛術はfluence dependent，すなわち高出力で照射するほど，再発毛率が低くなること，さらに，レーザー脱毛術による再発毛までの期間延長や再発毛時の軟毛化が報告された．

　2000年頃には，レーザー脱毛の標的は単に毛包だけではなく，bulgeや皮脂腺管開口部といった毛の再生メカニズムの中枢となり得る毛包周囲組織に対し，毛と毛球部からの熱伝導を利用して適度に損傷を与えた方がよいとする考え方が広がった[9]．

　脱毛レーザー装置の開発は，1990年代にルビーレーザー（694 nm）の実験器から始まったが，発振媒体がアレキサンドライト（755 nm）に変わって市場に広く浸透した．その後，半導体（810 nm），Nd:YAG（1064 nm）と長波長，長時間の装置が次々に発表

された．

さらに2000年以降はレーザーではないnon-coherent，広帯域の光治療器，IPL（intensive pulsed light）が光脱毛として紹介され，エステサロンを中心に普及した．

2 レーザー脱毛の原理

a Selective photothermolysis（SP）理論

まず，最初にSP理論について簡単に説明する．例えば，真皮メラノサイトーシスや色素斑治療等に使用されているQスイッチルビーレーザーでは，20 nsecの極めて短い時間に1 cm^{2}当たり数ジュール（J）のレーザー光を患部に照射する．

SPでは，まずメラニン・酸化ヘモグロビン・水の皮膚内の3つの主な光の吸収物質（chromophore）の吸光度特性から，標的選択性の高い波長帯（optical window）を選ぶとしている．メラニンの吸光度は短波長で吸収が大きく，長波長では吸収が下がるというように，縦軸に対数をとると長波長側に向かってほぼリニアに下降している（図1）．

酸化ヘモグロビンは，可視光線領域で530 nmと590 nm付近に吸収のピークが認められ，690 nm付近を谷に再び緩やかな上昇に転じる．水の吸光度は近赤外線領域で上昇する．ルビーレーザーの波長694 nm付近は，メラニンと酸化ヘモグロビンの吸光度の差が最大となるため，メラニン自身を標的とする色素性皮膚疾患治療の最適なoptical windowとされた．

光エネルギーはルビーレーザーの波長（694 nm）の光の吸収物質（chromophore）である患部のメラニンに吸収されて熱エネルギーに変換される．熱エネルギーはメラニンの温度を瞬時に上昇させ，内部の水分子が急速に気化する時に生じる衝撃波（acoustic shock wave）によってメラニンは粉々に破砕されるわけである（図2）．

この時，熱エネルギーがメラニンの周囲組織へ本格的に伝わるタイミングよりも早く，メラニンに適正な熱エネルギーを与えて破砕してしまうことで，メラニンとメラニン含有

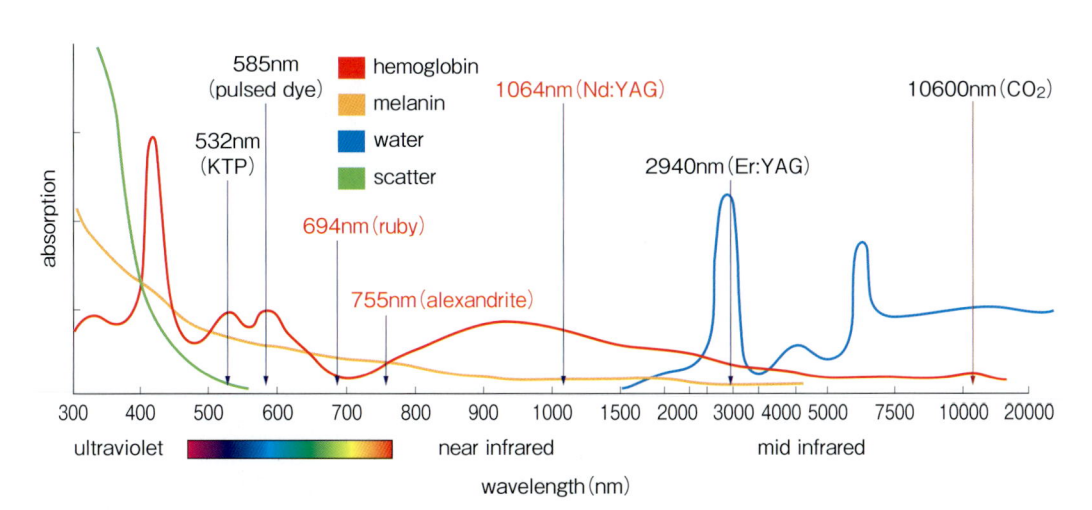

図1 主な色素（ヘモグロビンとメラニン）の吸収スペクトラム
（Lim HW, Soter NA, et al. Clinical Photomedicine. New York: CRC Press; 1993）

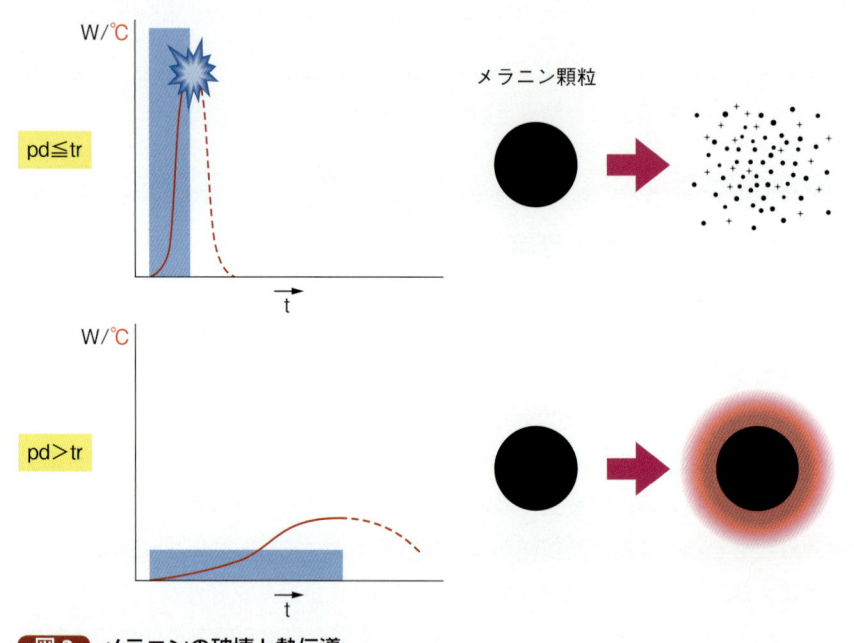

図2 メラニンの破壊と熱伝導
tr：thermal relazation time, pd：pulse duration.

　細胞の熱損傷が起こるが，周囲組織への熱伝導が小さくなるため，周囲組織のダメージの少ない選択的な治療ができる．組織学的検討によるとメラニン周囲のマクロ的熱損傷はほとんど観察されないものの，衝撃波が周囲組織の空包化現象を引き起こし，結局，治癒過程で照射部位が痂皮化することが知られている[10]．
　レーザーの光エネルギーを，chromophore を含む標的組織に与えた時，初めは標的組織自身が熱エネルギーを蓄熱して温度上昇するが，次第に標的組織からの熱伝導によって周囲組織が加熱される．すなわち，レーザーエネルギーは単に標的組織を加熱し続けるだけでなく，標的への蓄熱と周囲への熱伝導の割合が計時的に変化することになるのである．
　Anderson らは標的組織の中心温度がピーク時の 1/2 となるまでの時間を熱緩和時間（thermal relaxation time）と定義し，その標的構造物の大きさで決まる熱緩和時間以内に標的組織に熱損傷を与えることで，周囲組織への熱拡散を最小にした選択的な治療が可能としている．これはおそらく薬剤の半減期を意識した定義で，標的組織の温度が最大温からその 1/2 の温度に下がるということは，標的組織が周囲組織に対して熱エネルギーを伝導させた結果である．従って，実際には熱緩和時間を経過した時点で，少なからず周囲組織の温度は上昇していることになる．
　SP 理論の選択的治療のもう 1 つの重要な要因は，照射エネルギー量の調節である．先の Q スイッチルビーレーザー治療の例では，弱い出力で照射した場合，照射時間がメラニンの熱緩和時間以下であったとしても，メラニンの温度は破壊の閾値まで到達せず，熱せられたメラニンが冷める過程で周囲組織へ熱を拡散することになる．一方で閾値を大きく越えるエネルギー量を使用するとメラニン破壊時の衝撃波が強く発生し，周囲組織の損傷が大きくなる．従って，レーザー治療で選択的な治療を行うためには照射時間と照射エ

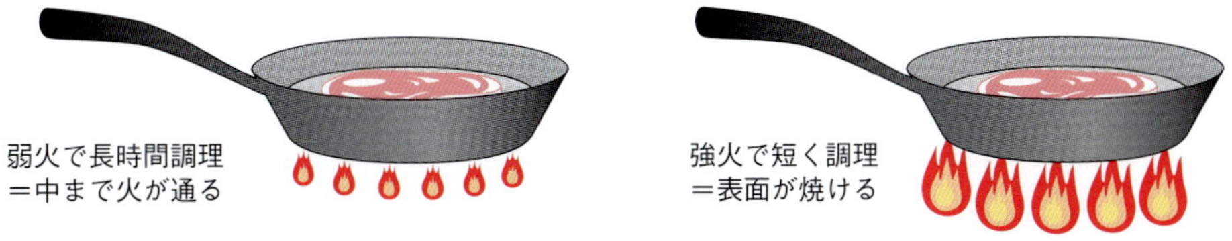

弱火で長時間調理
＝中まで火が通る

強火で短く調理
＝表面が焼ける

図3 熱力学の直感的理解

ネルギー量をうまく組み合わせなければならない．これがSP理論の基本原理である．

　この熱力学を直感的に理解する事例として，フライパンでステーキ肉を調理する時のことを想像するとよい（図3）．強火で熱したフライパンでステーキ肉を短い時間で調理すると，肉表面が焦げて熱損傷が著しいが，熱伝導が小さくなって肉の内部はレアとなる．一方，弱火で長い時間をかけて焼くと，表面の焦げは少なく，熱が伝導して内部はいわゆる火が通った状態となる．火加減と調理時間を調節することで，希望する焼き加減と熱損傷領域を実現するのはレーザー治療も同じである．

b 脱毛レーザーの原理

　脱毛レーザーの光エネルギーは，主に毛と毛球部に高密度で存在するメラニン（chromophore）に強く吸収され，熱エネルギーに変換される．メラニンへの波長吸収は，紫外線領域で大きく，1000 nm 程度の近赤外線領域に至るまで緩やかに下降している．吸光度が高いと多くの熱エネルギーを生じるわけだが，メラニンを含む表皮での吸収が大きくなると，深部の標的に到達する光強度が小さくなってしまうだけでなく，表皮を損傷してしまう可能性がある．

　現在，脱毛レーザーの一般的な発振媒体は，アレクサンドライト（755 nm），半導体（810 nm），Nd:YAG（1064 nm）の3種類である．臨床経験的に700〜1100 nmの波長帯に絞られたと言える．長波長になるとメラニンの吸光度が落ちるため，表皮のメラニンに吸収されづらくなって，真皮層へ侵達する光強度は短波長に比べ大きくなる．これは深い毛包を治療するために有利な点であるが，深部に届いたレーザー光もまた，毛や毛球部のメラニンに吸収されづらいわけであるから，結局一長一短となる．長波長のNd:YAGレーザーは，色黒の肌や黒人のようにアレキサンドライトや半導体の波長ではメラニン吸収が大きいために表皮損傷が起こるような症例，または男性の髭のように毛包が深く，かつ毛の色が濃い症例で特に有効である．しかしながらメラニン量が少ない色の薄い毛には，他の2種類の波長の短いレーザーに比べ不得手であると言える．

　さてメラニンの熱緩和時間は，50 nsec であるので，前述のQスイッチルビーレーザーのように，50 nsec 以内に大きなエネルギーを与え，メラニンの破壊閾値を越えて温度上昇させると，メラニンは破砕されてしまう．ここでレーザー脱毛の標的組織は毛母毛乳頭を含む毛包全体とその周囲組織であるので，メラニンを含む毛と毛球部からの熱伝導を利用して標的へ損傷を与えることになる（図4）．従って，熱緩和時間を越えて照射して周囲組織への熱伝導を促すことはもちろん，メラニン自身が壊れてしまう温度の閾値には届

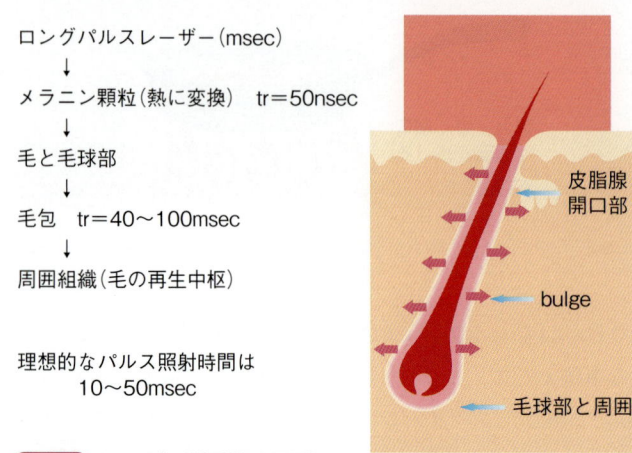

III. 疾患ごとのレーザーの使い方

ロングパルスレーザー（msec）
↓
メラニン顆粒（熱に変換）　tr＝50nsec
↓
毛と毛球部
↓
毛包　tr＝40〜100msec
↓
周囲組織（毛の再生中枢）

理想的なパルス照射時間は
10〜50msec

図4 レーザー脱毛術の原理

かない程度にレーザーの照射出力強度（W），いわゆる火加減も調節しなければならない（図2）．

　参考までに，Qスイッチレーザーの照射時間（ex. 20 nsec）に比べ，一般的な脱毛レーザーの照射時間（ex. 20 msec）は，約100万倍も長い時間に及ぶのである．一方，火加減に相当するレーザー光の平均照射強度（W）は，Qスイッチの20万分の1程度の弱いものとなり，chromophoreであるメラニンそのものを破壊する場合と，メラニンを熱伝導の媒体として使用する場合とでは，調理方法が大きく異なると言える．

c 「軟毛化」問題

　さて，GrossmanらはSP理論に基づいて提唱した原理の中で，熱エネルギーをメラニンから毛包組織へ伝導させて毛包全体を選択的に焼灼し，かつ表皮の損傷を防ぐ理想的な照射時間を，標的の毛包径200〜300μmの円柱状の構造物と仮定して計算し，10〜50msecとした[7]．照射時間に幅があるのは，毛包径に範囲を持たせたからである．ステーキ肉の厚みが異なると調理時間が変わるのと同様に，細い毛は適度な範囲の周囲組織を含めた標的の体積が小さいので，照射時間を短くして熱伝導による損傷の範囲を小さくすべきであり，逆に太い毛は標的の体積が大きくなるので，照射時間を長くして損傷の範囲を適度に広げることが理想である（図5）．

　しかし，照射時間を延ばすとchromophoreからの熱伝導が及ぶ範囲が広がるが，その体積に応じた照射強度（W）に上げないと，標的全体の温度が十分に上がらず，蛋白凝固に至らない．同様に照射時間を短くすると熱伝導の及ぶ範囲は狭まるが，その際，照射強度を上げ過ぎると急速に標的の温度が上昇する．結果，衝撃波で標的の損傷が大きくなるのはもちろん，一時的に著しく高くなった標的の温度が冷めていく過程で標的周辺組織への熱伝導とそれによる損傷が大きくなってしまう．

　このようにSPの熱力学を利用して，レーザーでchromophoreやその周囲組織の損傷の程度を制御するためには，照射時間（msec）と照射出力強度（W）の適正な組み合わせが必要とされるのである．2000年以降，照射時間を延ばして毛包周囲組織の損傷範囲

4. 脱毛に対するレーザー治療

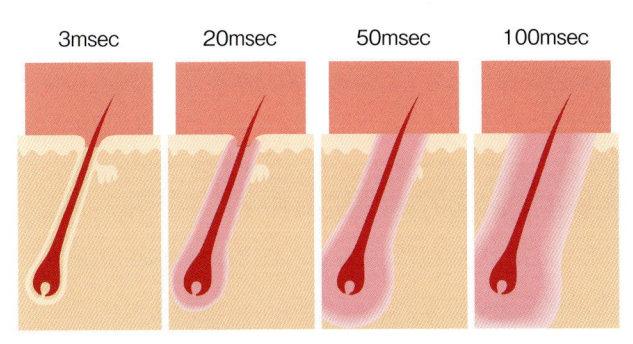

図5 照射時間の違いによる熱伝導の範囲（概念図）

を広げることで，1回の治療効果を高め，表皮損傷を防ぐ目的で，100 msec 以上の照射時間を有する脱毛レーザーが発表され，治療パラメーターの選択肢の1つとなっている[6].

　標的組織への熱エネルギー供給が不十分で，与えた損傷がいずれ治癒してしまう状態，すなわち毛の再生メカニズムが可逆的変化のレベルであると毛は再生してくる．この場合，再発毛までの期間は延長するのだが，軟毛化が起こることがある．このような治療を繰り返して，どんどん軟毛化してしまうと，毛の色が薄くなって光エネルギー吸収が小さくなるため，レーザーでの治療が難しくなってしまう．できれば早い段階で毛包径に合わせた照射時間と，表皮が損傷しない最大の照射出力で治療し，照射部位の軟毛化を避けたいものである．

d 最大の効果を得るために

　レーザー脱毛術は1回の照射で治療部位のすべての毛が永久脱毛になるのではない．レーザーのパラメーター設定や治療部位，肌や毛の色，個体差等により，必要な治療回数は大きく異なる．3回程度でまったく気にならなくなる程度に減毛する著効症例はもちろん，治療毎に軟毛化して再発毛する症例や，何度治療してもまったく歯が立たないような難治症例もそう多くはないが存在する．

　1回の照射で，一部の毛しか永久脱毛にならない理由は，毛周期にあると考えられる．

　レーザーの光エネルギーは皮膚を透過して深部へ到達する過程で，通り道に存在するchromophore（メラニンや酸化ヘモグロビン）に吸収され，拡散して次第に減衰していくため，標的組織の深部では十分なエネルギー量が得られないことがあり得る．毛周期は成長期，退行期，休止期に分かれるが，毛球部までの深さは成長期後期で最大となり，退行期に入って次第に皮膚表面に上昇し，休止期で浅くなって毛が脱落する．成長期初期では最初に色素の薄い細い毛が産生されるが，その時の毛球部のメラニン量は少ない．その後，再び深部に移動して毛と毛包径が大きくなり，毛球部のメラニン量が増加するのである．従って，標的組織がレーザーの届きにくい深い部位に至る時期や，毛や毛球部の径が小さくメラニン量が少ない時期にある毛，毛が脱落した毛包は光吸収が小さくなって，確率的に治療効果が低くなるのである．また，色黒，日焼け等，表皮のメラニン量が多く，毛のメラニン量との十分なコントラストがない症例は，表皮損傷の閾値が下がり，照射出

Ⅲ．疾患ごとのレーザーの使い方

力を高く設定できないため，効果が上がらない場合がある．

　レーザー脱毛術が最も有効な毛の特徴をまとめると，その作用起序から，①毛包が著しく深くない周期にある毛，②毛と毛球部に十分なメラニン密度を有する毛周期，③毛包径が中等度以上，④表皮の色調が薄く，毛の色が濃いコントラストがある，等が考えられる．一方，治療に難渋するような症例では照射出力を上げるだけでなく，毛包径に合わせた照射時間に調節すること，またより高出力で照射できるよう表皮冷却や美白治療（ブリーチング）を組み合わせることも必要となる．

3　レーザー脱毛使用機器の検討

　これまでの議論から，脱毛レーザーの波長はアレキサンドライト（755 nm）か半導体（810 nm）の 2 波長が最も汎用的に使用されている．照射出力だけでなく，毛包径に合わせて照射時間も独立して調節設定できる機種（ex. LightSheer®/Lumenis 社，Apogee®/

GentleLASE®
（Candela 社）

e-MAX
（Syneron 社）

ARION
（Qualtel Derma 社）

Apogee®
（Cynosure 社）

LightSheer® XC
（Lumines 社）

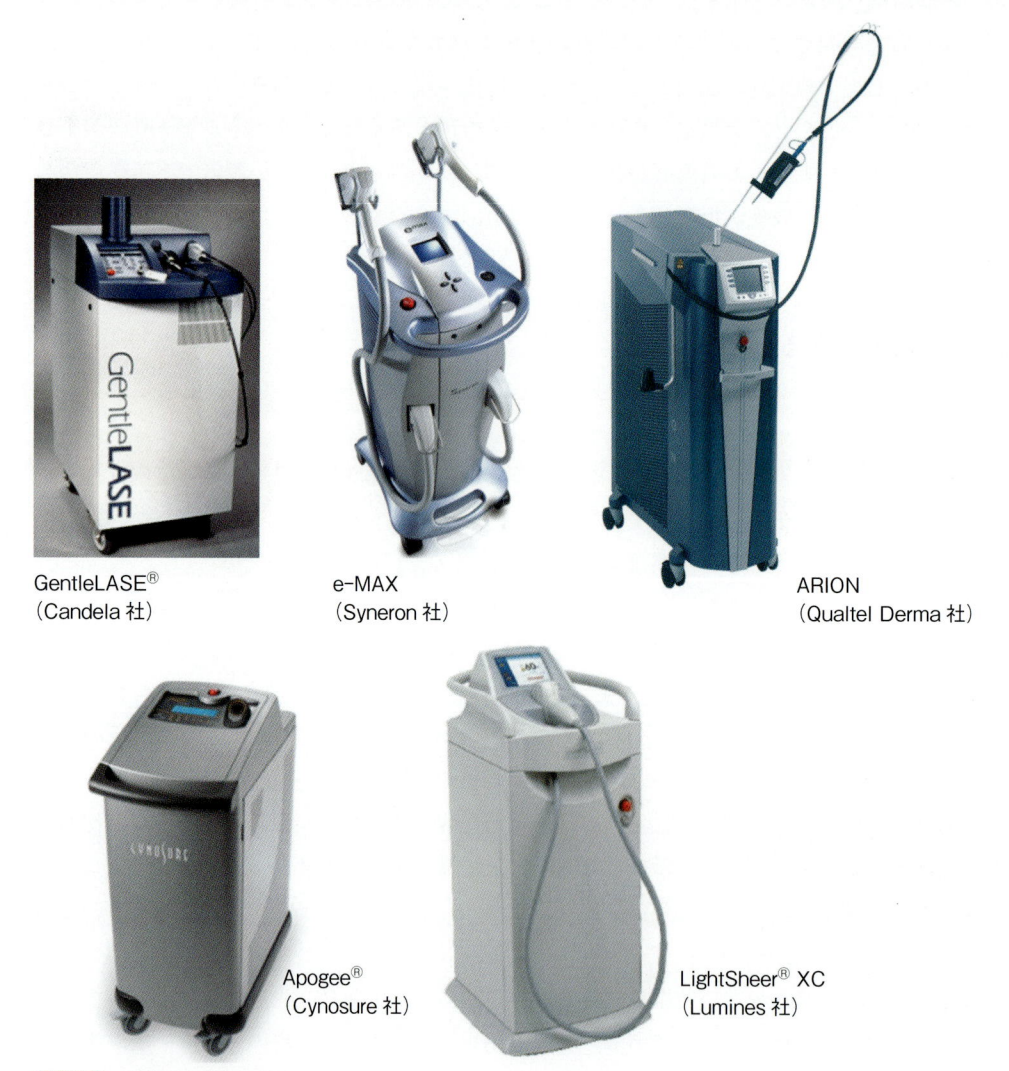

図6　各種レーザー機器

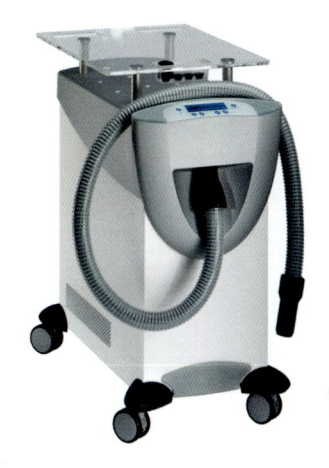

図7 皮膚冷却装置 Cryo 6（ジェイメック社）

Cynosure 社, ARION/Quantel Darma 社等）が，難しい症例には望ましいと言える（図6）.

しかしながら，Grossman の提唱した照射時間の範囲 10〜50 msec より短い 3 msec のレーザー（ex. GentleLASE®/Candela 社）でも一定の永久脱毛効果が報告されている[11]．

これはいくつかの理由が考えられる．まず，表皮の熱緩和時間は 5〜10 msec と計算されており，3 msec の照射時間では表皮損傷の照射出力閾値が下がって損傷されやすくなるが，ガススプレーによる表皮冷却を組み合わせることでこれを回避している．3 msec の照射時間は毛包の熱緩和時間の下限より短いので，毛と毛包からの熱の伝達範囲が小さいため，SP 理論によれば，GentleLASE® は本来，細めの毛に適する装置と言える．これで太い毛を繰り返し治療した場合，先に述べた軟毛化が起る過程で次第に毛包径とその熱緩和時間が小さくなっていき，照射時間が小さくなった毛包の熱緩和時間と合致して永久脱毛効果が得られるのではないかと考えられる．

他の選定要素としては，装置のサイズ，デザイン，ハンドピースの重量，繰り返し周波数，装置の耐久安定性等があげられるが，これらは主に好みの問題で治療効果に直接影響しない．表皮の冷却装置が装備されている方が便利だが，ハンドピースが大きく重たくなると，操作性が悪く術者が疲労を訴えることもある．冷却装置は単独でも市販されており，脱毛レーザーのみならず様々なレーザー治療に応用できる（図7）．

4 適応疾患

脱毛は毛の生えている部分であればどこでも可能と言える．しかし，毛の性質や部位，また患者の年齢・性別・職業などを考慮して行う必要がある．

a 美容的な脱毛術

①前腕，下腿

一般的に，問題の少ない部位といえる．術前に炎症後色素沈着や日焼けの有無に注意する必要がある．また，照射回数が増えるに従い，軟毛化に注意する．

②腋窩部

まず患者に今までの脱毛の処理方法について十分な問診を行うことが必要である．抜毛

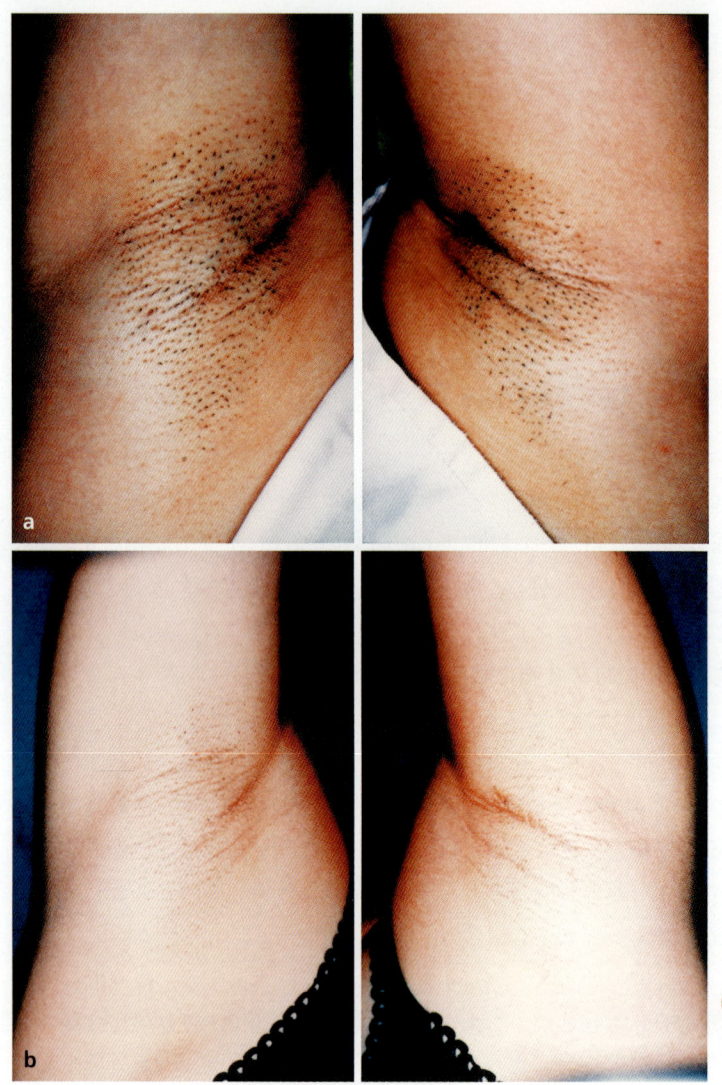

Ⅲ．疾患ごとのレーザーの使い方

図8 32歳女性
a：術前，b：6回照射後2カ月．

に始まり，剃毛，脱毛クリーム，ワックス脱毛，電気カミソリなど，実にさまざまな方法がなされていることが多い．そのため，炎症後色素沈着，瘢痕形成，埋没毛など，問題を抱えている患者も多い．

また，腋臭のある患者の場合，局所麻酔にてやや太めの針を用いて数回の絶縁針脱毛術（5〜8回，1カ月おき）を行うと，完了後には4〜5割程度の腋臭の軽減がみられている．レーザー脱毛においても，若干の腋臭の軽減をみるがわずかである（図8）．

③ビキニラインなど

時代の流行により，またマスコミによる影響からか，いわゆる乳輪，陰部や臍周囲，肛門周囲の脱毛を希望する患者が著しく増えている．ビキニラインの場合は，左右対称とするためにもショーツなどを着用させ，その1cm内側から行うとよい（図9）．

④特殊部位

前額部の生え際や眉毛，うなじなどはきわめて微妙な部位と言える．そのため，リスク

4. 脱毛に対するレーザー治療

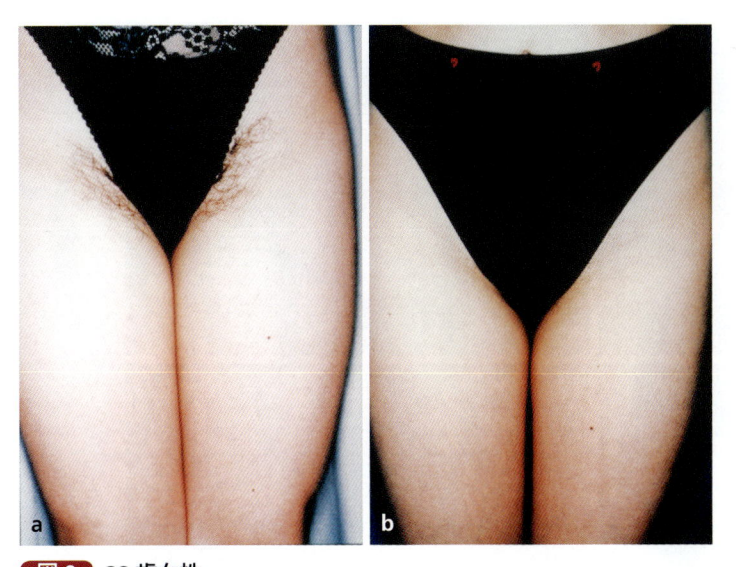

図9 28歳女性
a：術前，b：5回照射後6カ月．

を十分に患者に説明したうえで，一部テスト脱毛を行った後，問題ない時に初めて全体の脱毛に入るという手順を踏む必要がある．

⑤男性に対する脱毛術

一昔前には濃い胸毛や髭は男らしさの象徴であったが，今やかえってそれらの除去を望む男性が増えてきたと言える．しかしながら，一時の流行に左右されて脱毛した場合には後日の再生はないことから，その希望や内容をじっくり聞いたうえで間引き脱毛程度でよいのか，全体を脱毛するのかをはっきりと方針を立てて臨む方がよい（図10）．

b 先天性疾患に対する脱毛術

①母斑

Becker母斑（遅発性有毛性扁平母斑）に対しては，硬毛を根気よく脱毛していくことでかなりの色調の減弱を見る．現在，ルビーレーザーやQスイッチレーザーによる治療も行われているが，毛包に一致した色素の増強を見ることも多く，斑状の醜状を呈し，合併症となることもある．そのため，レーザー治療を行うにあたっても，脱毛後が望ましいと思われる．

②小耳症

小耳症に対する耳形成術により，耳輪や船状窩に頭皮の硬毛が生育する．以前は幼児に対しては全身麻酔下に，また小学生以上の年齢の患者では局所麻酔下に拡大鏡を用いて電気脱毛を行っていた．しかし，レーザー脱毛の登場により，低年齢者でもリドカインクリームを塗布することで，疼痛が軽度かつ少ない照射回数で，より効果的な減毛が可能となっている．

③多毛症

原因となるべき疾患があればその治療が第一であるが，原因不明のものも多い．また局

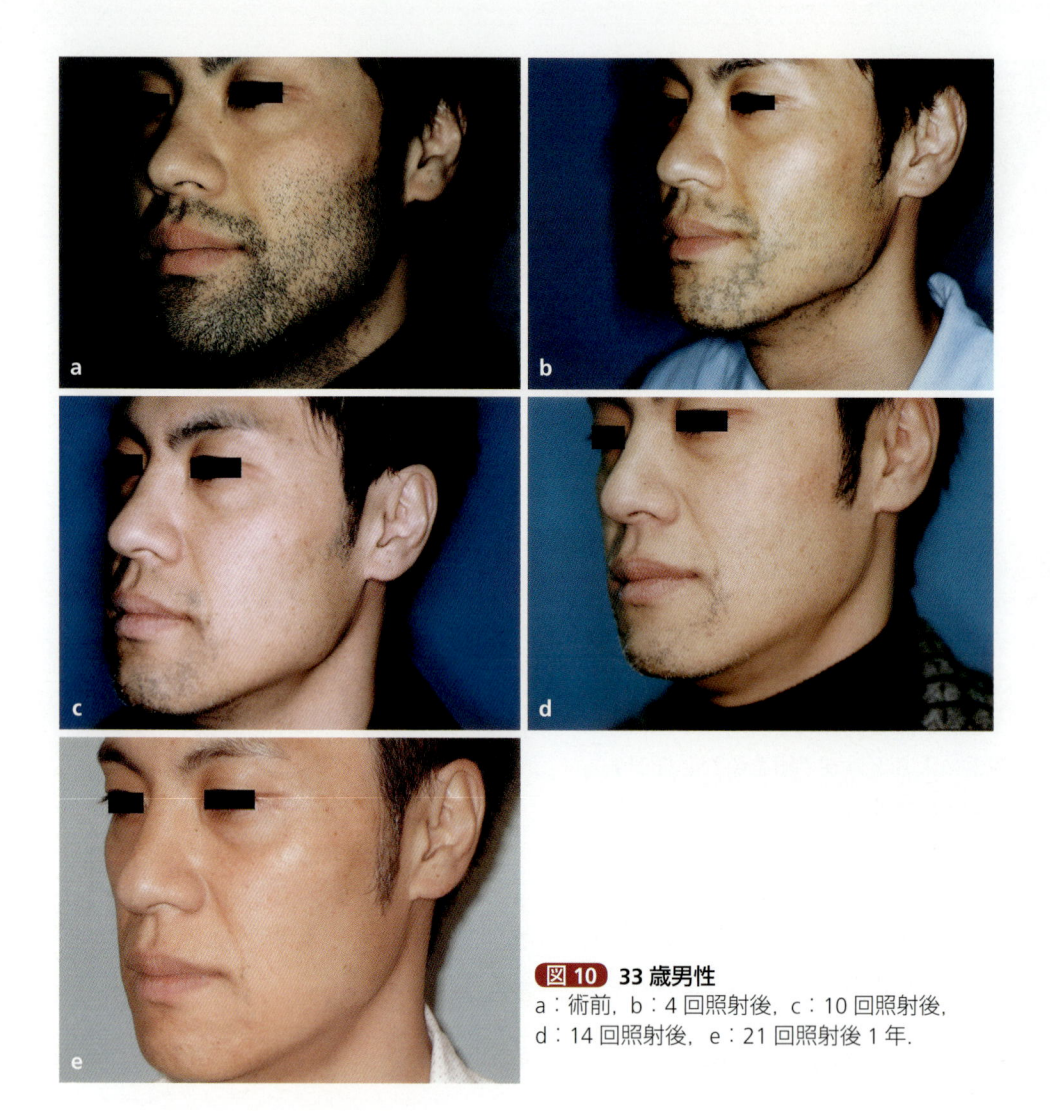

Ⅲ．疾患ごとのレーザーの使い方

図10 33歳男性
a：術前，b：4回照射後，c：10回照射後，
d：14回照射後，e：21回照射後1年．

所的なものも全身的なものもあり，また単に軟毛の硬毛化や女子にみられる剛毛の場合もある．そしてその年齢や性差，部位，範囲により患者の悩みの程度は異なるものの，概してコンプレックスの強い場合が多いため，本人や家族に対する心的サポートも非常に重要である．

5 実際の治療方法

a 術前準備と冷却

初診時，照射前には必ず視診以外に色差計（メグザメーター®，C+K社製，ドイツ）を用いてメラニンインデックスを計測する．計測値が高い症例には漂白治療をまず行い，色調の軽減を見てから照射としている．

照射前には必ず剃毛を行い，特殊スタンプにて赤色のマークを施し，照射もれのないよう注意している．わずかばかりの照射の重なりがある方が，より有効ではないかと考えている．

ほとんど無麻酔下で行い，冷却ゼリーを塗るか，−35°Cの冷気を噴射する冷却装置（ポライア®，ジェイメック社製，日本）（図7）を用いることにより，かなりの疼痛の軽減が図れる．また LightSheer® には冷却チップ，GentleLASE® には DCD（ガス冷却装置），Curia™ にはペルチェ冷却がついているため，疼痛の軽減が図れる．

b 実際の手技とポイント

顔面の上口唇部や陰部，および色調の濃い部位などは，若干ジュール数を下げて行っている．

照射中は，患者に疼痛の程度を聞くとともに発赤・腫脹などの問題がないかに注意し，問題がある場合にはジュール数を低めに設定しなおして照射している．

c 術後処置

照射直後には，ステロイド含有軟膏の塗布および 20～30 分間の氷冷を行っている．術後には痂皮形成，水疱形成などの問題が生じた場合には，すぐに来院を勧めているが，問題のない限り 6～8 週間後の検診としている．

照射の間隔については，6～8 週おきの照射としているが，毛量の減少が著しい場合，2～3 カ月おきの照射間隔としている．

コラム
「永久脱毛」とは―トラブルを避けるために

脱毛において一般的に言えることは，何よりもその目的のほとんどが美容であるため，合併症を避けることはもちろんであるが，ほとんど肉眼で識別困難な毛の脱毛を求める患者や神経質すぎる患者，完璧さを求める患者などは避けるべきである．また，患者自身が脱毛ということで安易に考えている場合も多いため，術後の指導を十分に行う必要がある．

レーザー脱毛は電気脱毛に比べ，痛みが少ない，治療時間および期間が短い，毛を伸ばしておく必要がないなどの利点があり，患者の需要も多い．しかしその一方で，方法論が確立された電気脱毛に比べ，常に問題にされるのは，永久脱毛が果たして可能なのかという点である．医療機関側と患者側で永久脱毛の定義の認識の差が大きい場合，すなわち，インフォームドコンセントが不十分である場合，トラブルの元になると言える．

患者側が捉える，永久脱毛という言葉のイメージは，治療終了後，何年たっても絶対に 1 本の毛も再生してこない状態を言うことが多い．AEA（米国電気脱毛協会）の永久脱毛の定義は「最終脱毛から 1 カ月後の再生率が 20% 以下である場合を永久脱毛と認める」というものであった．

しかし，1998 年 Dierickx らは「永久減毛」（permanennt heir reduction）という新たな概念を提唱した．この概念は，「レーザー脱毛後，毛周期を超える期間の後，終毛の数が著明に減少している状態が持続すること」というもので，米国 FDA もこの概念に基づいて脱毛装置の認可を行っている．

6 臨床例

図8～10を参照．

7 合併症

レーザー脱毛の合併症にはさまざまなものがあるが（表1），通常の手術に比べ重篤なものは極めて少ないと言える．万一合併症が生じた場合には，誠意をもって対応にあたり，患者に十分な説明をし理解を得たうえで，その治療に協力を得ることが必要である．

また，レーザー照射にあたっては，レーザー光による危険性を考慮し，防護メガネ・マスクの着用を術者・患者・コメディカルに義務づけている．さらに吸煙装置も用いている．

表1　レーザー脱毛の合併症
1. 痂皮形成
2. 水疱形成（熱傷）
3. 色素沈着
4. 色素脱失
5. その他

〈謝辞〉本稿執筆にあたり，図表ならびに写真の提供，助言を頂きました（株）ジェイメック　西村浩之様に深謝いたします．

文献

1) 衣笠哲雄．脱毛術．形成外科．1995; 38: S15-20.
2) 衣笠哲雄．各論 脱毛術一般．形成外科．2000; 43: S223-30.
3) 小林敏男．新しい脱毛針の開発（第1報）．日美外報．1983; 5: 51-61.
4) Costsarelis G. Label-retaining cells reside in the bulge area of pilosebaceous unit: implications for follicular stem cells, hair cycle and skin carcinogenesis. Cell. 1990; 61: 1329-37.
5) Inaba M, Inaba Y. Andorogenetic Alopegia. Berlin: Springer; 1996.
6) Anderson RR, Parrish JA. Selective photothermolysis: precise microsurgery by selective absorption of pulsed radiation. Science. 1983; 220: 524-7.
7) Grossman MC. Damage to hair follicles by normal-mode ruby laser pulses. J Am Acad Dematol. 1996; 35: 889-94.
8) Dierickx CC. Permanent hair removal by normal-mode ruby laser. Arch Dermatol. 1998; 134: 837-42.
9) Ross EV. Extended theory of selective photothermolysis: a new recipe for hair cooking. Lasers Surg Med. 2001; 29: 413-5.
10) 平山　峻，他．あざのレーザー治療．東京：克誠堂出版；1997. p.70.
11) Eremia S. Laser hair removal: Long term results with a 755 nm Alexandrite laser. Dermatol Surg. 2001; 27: 920-4.

【衣笠哲雄】

TOPICS 07
脱毛レーザーを行ううえでのコツは？

■照射前の話し合い（もっとも重要）

①永久脱毛という単語の意味合い

　治療計画を立てることが重要と思われる．まず，永久脱毛という言葉がどのように理解されているかが重要であろう．照射機器，エネルギー，部位，肌の色などの因子で脱毛された状態が異なる．このため永久という言葉が適切かは，はっきりしていないのが現状である．この5～7年の経験から言えば，ほぼ生えてこないとは言える．

　脇の脱毛であれば，一般的に40日周期で3回程度の照射が必要であること（毛周期との関係による）や，繰り返し照射することで，毛はなくならなくても，細く，色も薄くなる．ロングパルスアレキサンドライトレーザーでは，4～8週おきに4回照射した際の6カ月後が一つの目安であろう．このため，どの程度の脱毛を希望しているのかを十分理解し，レーザー脱毛の原理を理解してもらっておく必要があろう．脇，下腿などは比較的良好であるが，男性の口周囲などは，回数がかかるのが一般的であると説明している．

②確認事項

　チェックリストを作って，あらかじめ照射前の注意点と照射後の注意点を説明，同意してもらうのがよい．どの程度の減毛が希望なのか，紫外線を治療前後で予防できるのか（服装，日光に対する弱さ）などは特に注意が必要である．抜毛していると効果が減弱するので剃毛にしておくことを確認しておくこと．光感受性のある薬剤を内服したり，湿布を照射部位に貼ったりしていないか聞いておくこと．金剤の治療を避けるように指導している施設もある．妊娠時には照射しないなど，リスクを減らす努力をしてもらう．

③機器の選択

　II章 レーザー機器と適応疾患の表5（28頁）に載せたうち，脱毛と書かれているものは，よい適応である．色黒のスキンタイプや深い毛根に対してもでもロングパルスNd:YAG，ダイオードレーザーでは良好に治療できるようになった．さらに白い毛，薄い毛は，RFが入った機種がよいとされるが十分とはいえない．たいていの機関では多機種を持ち合わせていないと思われるので，機器の限界をよく知って受診者のニーズと異なる場合ははっきりと限界を最初に説明しておくのがよい．最近はhome care用のハンディー脱毛機器が出ているので，目的に応じて指導するのもよい[1]．

■テスト照射

　また，使用するレーザー機器をテスト照射して，受診者に問題など確認してから照射するのがよい．大きなトラブルはこれで防げると思われる．じんましん様反応が出る場合もある．個人的には，実際の照射前に自分の手に1回空打ち照射してから，本テストに入るようにしている．これで，レーザー機器の問題点や設定の誤りがないかを確認する．皮

Ⅲ. 疾患ごとのレーザーの使い方

膚の色や部位（毛の太さの違い，付属器のつく位置が異なる）の違いで，機種，照射エネルギーが同じでも反応が異なる．チップ（照射口径）が大きくなると，入るエネルギーも大きくなるので，2 回目・3 回目の照射では，前回の口径に合わせておくのがよい．レーザー照射前には，日焼け止めは完全にとっておくこと．日焼け止めが光を吸収したり反射して，火傷を起こす可能性がある．なお，痛みに対して，局所麻酔外用クリームを使用する施設もあると思うが，2009 年初めに FDA からは，リドカイン，テトラカイン，ベンゾカイン，プリロカインを含む局所麻酔外用剤について，レーザー脱毛時に使用した死亡例があったと警告されているので，注意を喚起しておきたい．

■照射時

毛を残しておくと，火傷を起こす可能性があるので剃っておくこと．広範囲の照射が必要な場合は，どの面積で，何発必要かなど，あらかじめシミュレーションしておくのがよい．残念ながら，チップ口径の中央と周囲では一定したエネルギーが入らないことが多いので，この点も配慮する必要がある．またチップ口径の形から，打ち残しが出ることを説明しておくのがよい．産毛のような細く，黒色の少ない毛は，一般的に効きにくい．ラジオ波を用いた機器がよいとされる．

照射直後に紅斑が強く出たり，かゆみ，痛みが強い場合は，3 群クラスのステロイド外用と，軽い冷却を行うことがある．熱に伴うもの（冷却による熱傷，高エネルギーによる火傷）でなければ，抗アレルギー薬が有効なことも多い．

■照射後の注意

照射後は，温めないように，入浴や飲酒は避けてもらっている．治療前後，1 カ月は日焼けを避けること．できれば，紫外線を避けておくのがよい．下腿などでは乾燥を訴える場合があるので，保湿することもある．

■その他

①一般の副作用

色素沈着過度，低色素症，紅斑，浮腫，瘢痕化痛と水疱形成があげられる．ロングパルスアレキサンドライトやロングパルス Nd:YAG，ダイオードではきわめて稀である．

②照射外周囲の毛の増加

スペインの報告で，レーザー脱毛照射部の外側に 10％の毛の成長が増強する現象があったとされている．低いエネルギーで 2 パスを行い，周囲を冷やすことで毛の成長は回避できるという．レーザー照射時に周囲に伝わる熱エネルギーが，毛の増殖に関係するのかもしれない[2]．

③汗について

治療後の多汗症が言われている．1064 nm（Nd:YAG）レーザーによる脱毛による腋窩の発汗の影響が報告されている．治療後に発汗量が増加しており最終治療から 1 年後まで続いたという．

腋臭症に対する補助治療として実施される場合がある．アポクリン腺周囲にもダメージが及んで，結果として匂いが減ると考えられている．

④新たな治療領域

化膿性汗腺炎に有効との報告がある[3]．その他，毛巣病のような毛包の関与する疾患では治療に使える可能性がある．

文献

1) Wheeland RG. Simulated consumer use of a battery-powered, hand-held, portable diode laser (810 nm) for hair removal: A safety, efficacy and ease-of-use study. Lasers Surg Med. 2007; 39: 476-93.
2) Willey A, Torrontegui J, Azpiazu J, et al. Hair stimulation following laser and intense pulsed light photo-epilation: review of 543 cases and ways to manage it. Lasers Surg Med. 2007; 39: 297-301.
3) Xu LY, Wright DR, Mahmoud BH, et al. Histopathologic study of hidradenitis suppurativa following long-pulsed 1064-nm Nd:YAG laser treatment. Arch Dermatol. 2011; 147: 21-8.

【山田秀和】

5 シワのレーザー治療

1 機器

　老化した皮膚を除去し，新しい健康な皮膚を形成させる種々のリサーフェシング法が考案されてきた．レーザーリサーフェシングもその1つである．

　1980年代は炭酸ガスレーザーがレーザーリサーフェシングの主役であったが，治療効果が高い分，瘢痕形成等の重篤な合併症のリスクも高かった．

　1990年代には治療深度をコントロールしやすいウルトラパルスやスーパーパルス炭酸ガスレーザーが開発され，瘢痕形成のリスクは著しく低下した[1, 2]．しかし，炭酸ガスレーザーやエルビウムヤグレーザー等の剥皮的レーザー治療は，治療効果は高いものの，白人に比べわれわれ東洋人では術後の発赤・腫脹・色素異常等の合併症の頻度が高く，本邦においては一般的とならなかった．

　1990年後半から，低侵襲で合併症と術後のダウンタイムが少ない，色素レーザー，ヤグレーザー治療や光治療を中心とした非剥離的治療が世界的に大流行した．中程度以上のシワには治療効果が少なく，多くの治療回数を要するが，安全性が高く，簡便であるため，多くの施設で現在も頻用されている．

　皮膚冷却装置付き長パルス幅色素レーザー（発振波長595 nm）は紫斑を形成することなく，シミとシワ，血管病変に有効な総合的若返り機器である．

　ヤグレーザーの発振波長は1064 nmであり，色素レーザーと比較すればヘモグロビン，メラニンなどの色素選択性は低いが，波長が長い分，組織内での散乱が少なく，深達性が高い．本特性を利用し，現在では脱毛のみならず，シワ治療や血管病変の治療に使用されている．

　2004年Mansteinらが微細なレーザーを1 cm^{2}あたり数百から数千発の照射を行うfractional photothermolysis（FP）という新しい概念を提唱し，非剥皮的フラクショナルレーザー（1550 nm, non-ablative fractional laser, NAFL）を開発した[3]．FPは毛根よりも細い照射口径で間隔をあけて正常皮膚を残しつつ点状に照射する方法である．しばしば，面状の照射から点状の照射の理論を確立したのがFPであると誤解されるが，ただ単に隙間を空けただけの，いわゆるno-overlapping法は以前から知られた方法であり，高侵襲レーザー治療ではしばしば使用される．本法の概念が新しいのは標的を3次元としてとらえた点である．皮膚の全面を平面的に照射する方法から，部分的かつ立体的に照射する方法への画期的な転換である（図1）．

　このように，様々なシワのレーザー治療器が使用されているが，以降，本稿では最新の若返り治療であるフラクショナルレーザー治療を中心に述べる．

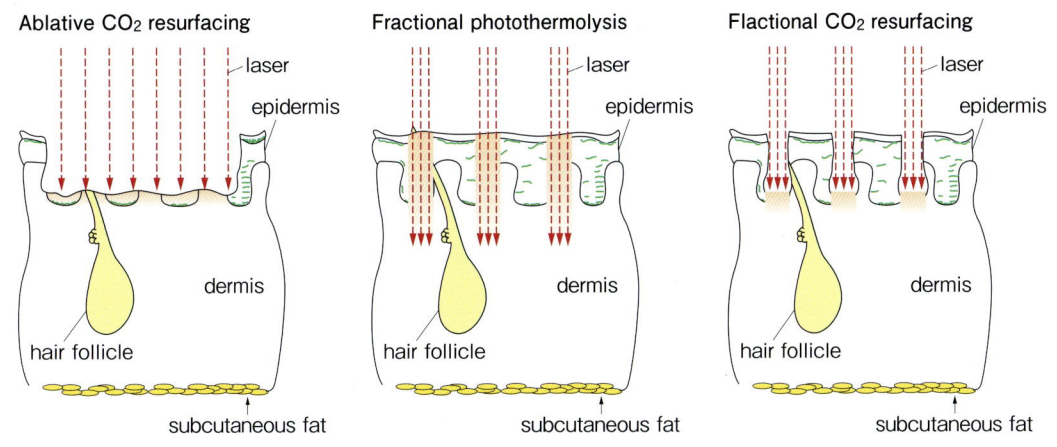

図1 従来の剥皮的レーザー治療（左），非剥皮的フラクショナルレーザー治療（中央），剥皮的フラクショナルレーザー治療（右）

a Non-ablative fractional laser（NAFL）：非剥皮的フラクショナルレーザー

　従来の面状に剥皮する炭酸ガスレーザーに比べ，剥皮されない分，上皮化が早い．そのため術後の疼痛が少なく，滲出液がなく，翌日からサンスクリーン，化粧，髭剃り等が可能である．また，NAFLは光治療と異なり，真皮に直接作用することにより，高い臨床効果が得られつつ，ダウンタイムを抑えた治療が可能である．

　2004年には1機種しか存在していなかったが，7年後の2011年においては，各国から実に様々な種類のNAFLが市販されている（表1）．波長は1320, 1410, 1440, 1540, 1550, 1927 nm（図2），レーザーの種類はNd:YAG, Raman fiber, Er:Glass fiber, Thulium fiber，照射径は100〜450 μm，照射パターンはローラータイプとスタンプタイプ（図3〜5），冷却は接触式（図6）とエアークーリング式（図7）である．

　NAFLの波長は水に吸収されるため，他の波長のごとく，波長が長くなるに従い深達性が増すわけではない．水の吸収率の高い順は1927, 1440, 1410, 1540, 1550, 1320 nmであり，深達性の高い順は1320, 1550, 1540, 1410, 1440, 1927 nmである．照射径も重要であるが，実際は熱凝固層の幅がより重要である．熱凝固層の幅は照射径，照射時間

表1 NAFL機器

manufacturer	system	laser type	wavelength（nm）
Solta Medical	Fraxel re:fine™	Raman fiber	1410
	Fraxel re:store™	Erbium glass fiber	1550
	Fraxel re:store™ Dual	Thulium fiber	1927
Cynosure	Affirm™	Nd:YAG	1320, 1440
Palomar	Lux™ 1540	Er:Glass	1540
	Lux™ 1440	Nd:YAG	1440
ARK medical	Sellas™ 1550	Erbium fiber	1550

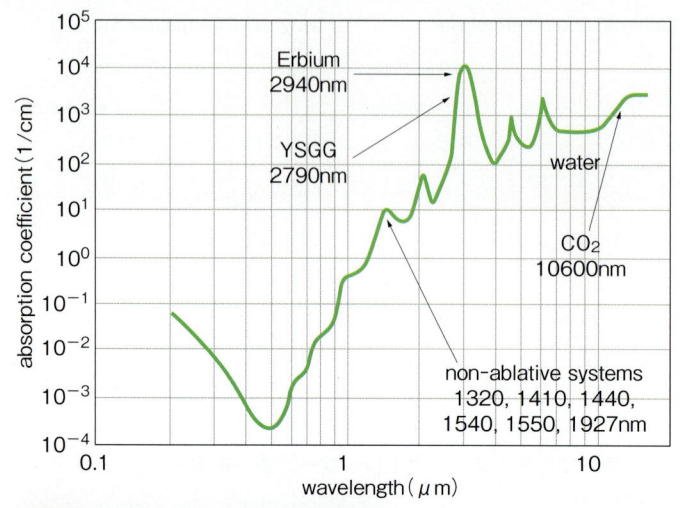

Ⅲ. 疾患ごとのレーザーの使い方

図2 各波長と水の吸収曲線の関係

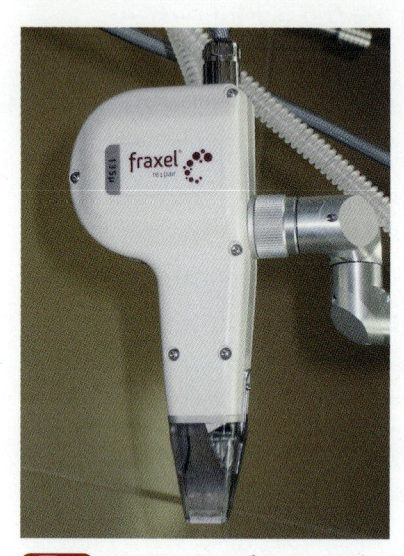

図3 ローラータイプのハンドピース

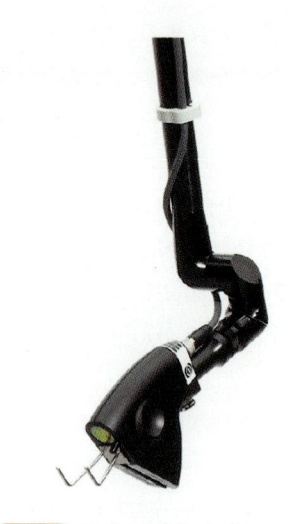

図4 スタンプタイプのハンドピース

と出力により異なる．熱凝固層の幅が広くなれば治療効果は上がるが，その分，炎症後色素沈着のリスクも増える．皮膚冷却は必須である．

　最近ではレーザー照射面を凸型に加工し，表皮の熱損傷を最小限にしつつ，深達性を増す方法も考案され，実用化している．

　毛穴の開大，小皺，および痤瘡後瘢痕には患者満足度は高い．シミに対しては改善が見られるが，色素依存性レーザーの方が治療効果は高い．理由はNAFLの波長はおもに水に吸収されメラニンに特異的に吸収されるものではないからである．理論的にはシワに対しては高出力，低密度照射が，また色素性疾患については低出力，高密度照射が有効である．

5. シワのレーザー治療

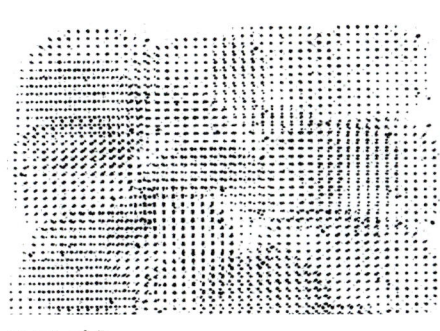

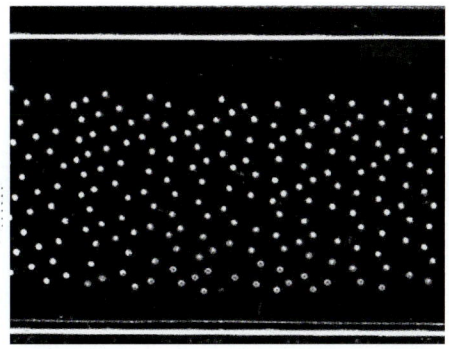

スタンプ式　　　　　　　　　ローラー式

図5 スタンプタイプで紙に照射（左），ローラータイプで紙に照射（右）

ハンドピース先端

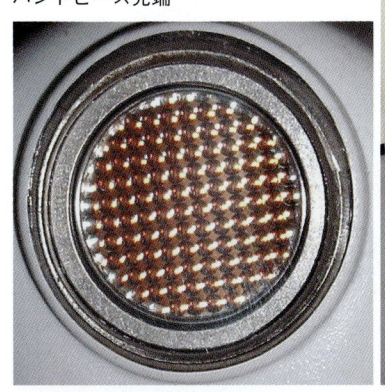

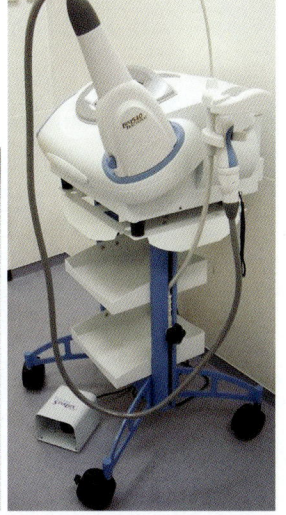

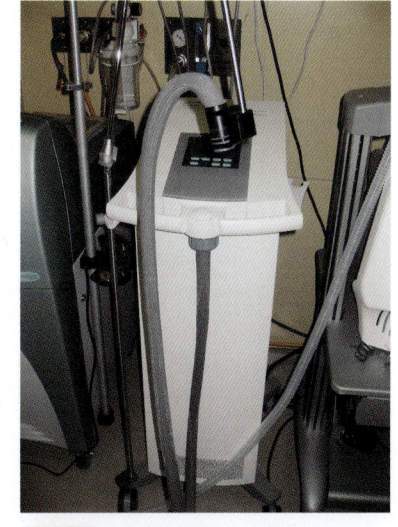

図6 接触式冷却型
ハンドピース先端に冷却装置を併用している．

図7 エアークーリング
約−30℃の冷却風が持続的に送られる．

b Ablative fractional laser（AFL）：剥皮的フラクショナルレーザー

　FPの理論を従来の剥皮的レーザーに応用した照射法がablative fractional laser（AFL）治療である．従来の面状に照射するablative laserに比べて上皮化が早い．

　NAFLと同じく，AFLも現在各国から様々な種類の機器が市販されている（表2）．波長は2790，2940，10600 nm，レーザーの種類はYSGG，Er:YAG，CO_2，照射径は100〜1200 μm，照射パターンはローラータイプとスタンプタイプ，冷却はエアークーリング式のみで，接触式はない．

　AFLがNAFLと大きく異なる点は組織の蒸散の有無である．NAFLは凝固層のみであるが，AFLでは組織が蒸散され，中央部はドリルで穴をあけたように組織は欠損し，その周囲を凝固層が取り囲む．そのため，NAFLに比べて効果は高い．

　NAFLは蒸散がないため，吸引器は不要であるが，AFLは従来の炭酸ガスレーザーと同じく，安全管理上，吸引器は必須である（図8）．

III. 疾患ごとのレーザーの使い方

表2 AFL機器

manufacturer	system	laser type	wavelength（nm）
Solta Medical	Fraxel re:pair™	CO_2	10600
Syneron	CO_2RE™	CO_2	10600
Alma	Pixel® Harmony	Er:YAG	2940
	Pixel® CO_2	CO_2	10600
	Pixel® CO_2 Omnifit	CO_2	10600
Cutera	Pearl Fractional®	YSGG	2790
Cynosure	Affirm™ CO_2	CO_2	10600
Eclipsemed	SmartXide DOT	CO_2	10600
Ellipse Inc.	Juvia®	CO_2	10600
Lumenis	UltraPulse ActiveFX™	CO_2	10600
	UltraPulse DeepFX™	CO_2	10600
Lutronic	eCO_2™	CO_2	10600
Matrix	LS-25	CO_2	10600
Palomar	Lux™ 2940	Er:YAG	2940
Sciton	ProFractional™	Er:YAG	2940
ARK medical	Cis F1™	CO_2	10600

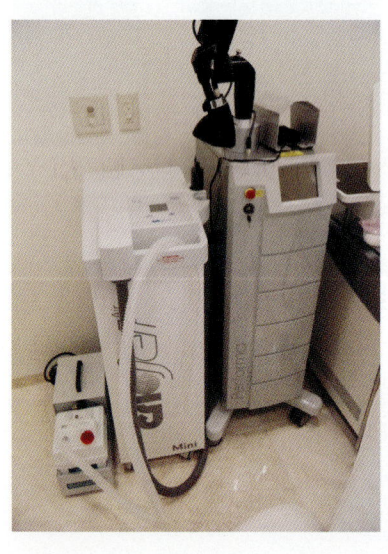

図8 左：吸引装置，中央：エアークーリング，右：フラクショナルレーザー
剥皮的フラクショナルレーザー治療には，この3つが必要である．

2 適応疾患（適応，禁忌等）

　日光過敏症，妊婦，日焼けをしている患者，皮膚悪性腫瘍を有する患者は適応外である．シワ治療の効果の発現には照射後数カ月を要すること，複数回照射が必要なこと，効果を求めればダウンタイムも長くなることを術前に十分に説明し，照射条件を決定する．

効果を求めるあまり，当初から高出力かつ高密度照射を行うことは危険である．毛穴の開大，小皺，および痤瘡後瘢痕には患者満足度は高い．シミに対しては改善が見られるが，ルビーレーザーのように1回で完治はしない．理由は本レーザー機器の波長は水に吸収されメラニンに特異的に吸収されるものではないからである．

3 実際の治療方法

　理論的にはシワに対しては高出力・低密度照射が，また色素性疾患については低出力・高密度照射が有効である．しかし，効果を求めるあまり，当初から高出力かつ高密度照射を行うことは危険であり，初回は低めの設定から開始する．

　照射前，洗顔後アルコール綿で皮脂を除去する．麻酔は表面麻酔（ペンレス™，もしくは水分を含有しない30％リドカインクリームを1時間塗布）を施行する．

　レーザーを水平方向と垂直方向に，時間をあけて，50％重ねて照射を行う（NAFL，AFL共に）．パスを多くすれば，蓄熱が少なく，安全性が高い．眼瞼を照射する場合，コンタクトレンズは蓄熱しやすい金属性よりも，蓄熱しにくいシリコン製を使用する．脱毛作用はないため，眉毛と睫毛部にワセリンの塗布は必要ない．

　照射時の皮膚冷却は必須である．照射中に皮膚冷却装置を併用し，照射後にアイスパックを使用する．具体的には照射時にはエアークーリングを使用し，顔面半側の照射直後にアイスパックで冷却しながら，対側の治療を開始する．本法により疼痛の緩和，術後の発赤や腫脹が，軽減できる．

a 部位別の注意点

①前額部

　前額部は軟部組織が少なく，半球状であるため，レーザー光が斜めに入りやすい．前頭骨の形状に合わせるように弧状にハンドピースを操作する．脱毛効果はないため頭髪の生え際までが照射範囲である．

②眼瞼

　コンタクトレンズは蓄熱しやすい金属性よりも，蓄熱しにくいシリコン製を使用する．

　脱毛作用はないため，眉毛直上まで照射可能である．近年，照射時間の長いフラクショナルレーザーも発売されてきたため，有毛部近くはワセリン等で保護する．

　上眼瞼では瞼縁から眉毛直下まで，下眼瞼では瞼縁から頬部にかかるまで照射する．照射方法は，他部位で行われるような50％の重ね打ちを繰り返す方法ではなく，ほぼ同じ場所（横方向はわずかにずらす）を数パス横方向のみ照射する．本照射法を推奨する理由として，(1) しわの一番多い瞼縁近くをパス数が減ずることなく照射できること，(2) 遊離縁である眼瞼を縦方向に接触しつつ照射するのは困難であること，(3) 皮膚を伸展させ，しわのない状態で照射を行うには横方向が有利であること，が挙げられる．

　高出力・高密度照射を行った場合，瘢痕形成が起こる可能性がある．照射直後に収縮がみられる場合は直ちに照射を中止する．

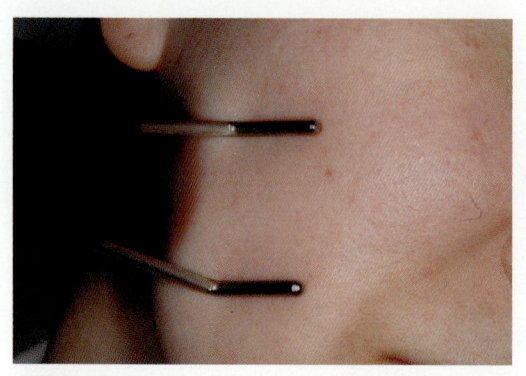

図9 適切にハンドピースを皮膚にあてるとほぼ皮膚は平坦である

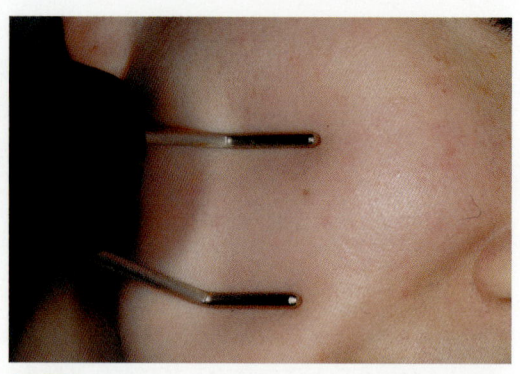

図10 ハンドピースを皮膚に押さえすぎると照射面は凸状となりレーザー光が垂直に照射されなくなる

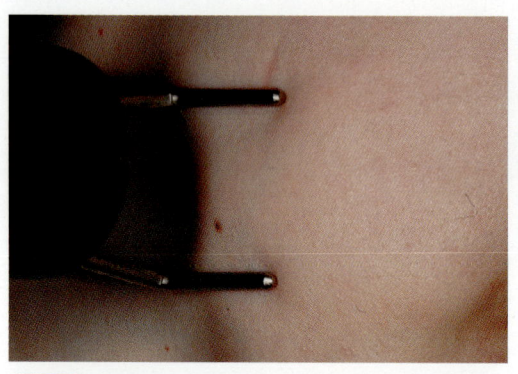

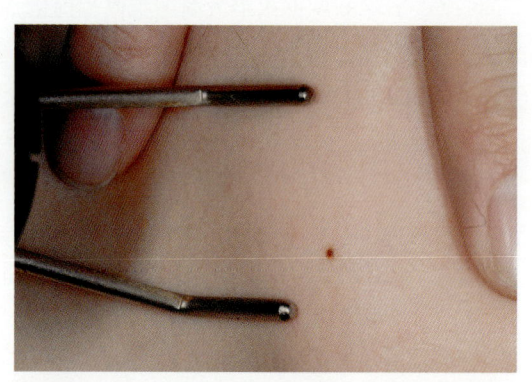

図11 照射面が下顎縁をこえているため誤照射の原因となる

図12 左手（利き手が右の場合）で皮膚を伸展もしくは移動させ照射面を平坦にする

③頰部

　頰部は比較的照射しやすい場所であるが，強く押さえすぎると骨の上の部位と下に骨がない部位でレーザー光が垂直に照射されない場合があるので注意する（図9, 10）．

④口唇部

　この部位は炎症後色素沈着の多い部分である．顔面の他の部位に比べ，面積が少ないため繰り返し照射するまでの時間が短く，蓄熱しやすいためである．冷却を十分に行い，繰り返し照射を行う際は，手で皮膚の温度を確認して，他部位と差がないことを確認してから照射を行う．

　上口唇にあてる際，冷却風が直接，鼻腔に入ると呼吸しにくいため，冷却風の向きは，患者の足方向からは避ける．また，手の影になって冷却が効かなくなるため，術者の利き手の方向からも行わない．

⑤下顎

　下顎縁を照射する場合はレーザー光が斜めに照射されないように注意する．電気髭剃りをあてるように，下顎の曲面にあわせて照射する．下顎の皮膚は可動性がよいため，左手で皮膚を照射面が平坦になる位置まで移動させ，常にレーザー光が垂直に照射されるよう

に気をつける（図 11, 12）．

⑥頸部

　眼瞼と同様，瘢痕形成のリスクのある部位である．シワのある小範囲を高出力，高密度の設定での照射は行わない．下顎縁から鎖骨部までの広範囲を顔面よりも低めの設定で照射を行う．

b 術後処置

　照射当日はステロイド含有軟膏を塗布するが，NAFL では翌日からは軟膏処置等は不要で，サンスクリーンの使用が可能である．AFL では翌日まで滲出液を見る場合があり，化粧は術後 2 日目から許可する．術後早期よりハイドロキノン等の美白剤の使用が可能である．

4　臨床例

　眼周囲の若返り治療を希望した 68 歳の女性に対し，FAL（re:pair™，米国ソルタ社製）を使用しフラクショナルリサーフェイシングを行った．出力は 20 mJ，照射密度は 30％でエアークーリングとアイスパックを併用して 1 回治療を行った．照射後 3 カ月には，シワが著明に減少し，毛穴の縮小と色調は改善し，肌質の全体的な改善を認めた（図 13）．

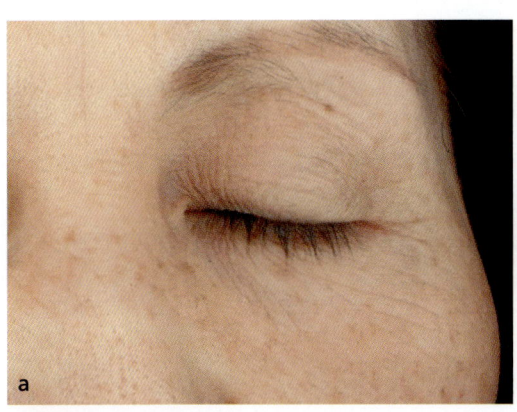

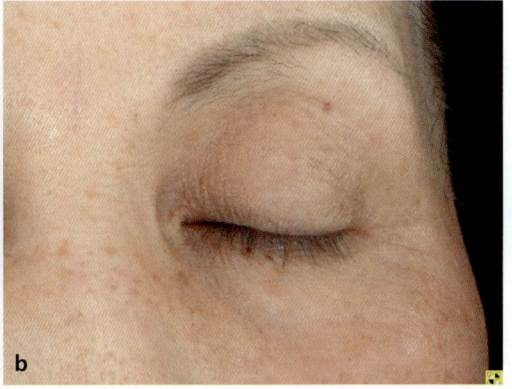

図 13 68 歳女性
a：治療前，b：治療後 3 カ月．

5　副作用

　術後のダウンタイムは照射条件により異なり，出力が高くなるほど，また照射密度が高くなるほど長くなる．合併症に関し，現在のところ 1550 nm NAFL 治療において色素脱失や瘢痕形成の報告はない[4-14]．色素沈着は皮膚冷却を行わないで高密度照射を行えば 10％以上に認められるため，冷却は必須である[8, 9]．色素沈着は特に上口唇に認められるが，これは短い距離を反復して照射することによる皮膚温の上昇が原因と考えられている．対策として，(1) 繰り返し照射を短時間に行わない，(2) 皮膚冷却を十分に行う等

Ⅲ. 疾患ごとのレーザーの使い方

> **コラム**
> **シワ治療での注意点**
>
> 　シワ治療の患者において注意すべきこととして肝斑，もしくは潜在性肝斑の存在がある．シワを気にする，気にし始める年代と，肝斑が出現，出現し始める年代は重なる場合が多い．
> 　薄い肝斑の患者や潜在性肝斑患者に，強めのフラクショナルレーザー治療を行うと，肝斑を増悪，発症させる場合がある．疑いがあれば，特に問題がなければ肝斑の治療を，フラクショナルレーザー治療の前に開始する．肝斑は保険適応もあり，内服であることから，併用治療を行うことを拒否する患者はほとんどいない．
> 　整容面の治療に共通のことであるが，治療前後の評価は重要である．術前術後の同条件下の写真撮影は必須である．シミ治療は色調の部分的な治療であり，患者は治療前後の改善が実感しやすい．一方，シワのフラクショナルレーザー治療は全体を非選択的に治療を行い，シワは徐々に改善されるため，写真を残しておかなくては，治療効果を実感できない患者も少なからず存在する．治療後1年経過して効果が実感できないと訴える患者でも，治療前後の写真を比べて，患者と共に評価を行うと，多くの場合，その効果を実感する．最近では顔面解析装置も以前に比べると安価になってきた．顔面解析装置を使うと実に様々な評価が可能である．フラクショナルレーザー治療で，シワの改善のみならず，毛穴の改善，色調の改善，肌質の改善が評価できる．経時的に写真を並べて，部分的に同倍率で評価を患者と共に行うと，患者は自分が気づかなかった変化を理解することも少なくない．

　が考えられる．特に高出力，高密度照射は慎重に行うべきである．しかし，現在までに報告されている色素沈着は ablative resurfacing と比較して軽微なものであり術後にハイドロキノン等の美白治療を行うことにより改善が期待できる．

　大口径で高出力照射を行うと，陥凹性の病変を認める場合があるので注意が必要である．特に，熱凝固層が少ない YSGG，Er:YAG ではそのリスクが増大する．今までのところ，CO_2 の陥凹性の病変の報告はない．

　NAFL と同じく，熱凝固層の幅は照射径，照射時間と出力により異なり，熱凝固層の幅が広くなれば治療効果は上がるが，その分，炎症後色素沈着のリスクも増える．合併症においてNAFLと異なる点は瘢痕形成のリスクである．NAFLでは瘢痕形成の報告は現時点までではないが，AFLでは眼瞼と頚部の瘢痕形成の報告が散見される[15-17]．CO_2 レーザーの合併症として遅発性の色素脱失があるが，AFLでは瘢痕形成のない色素脱失の報告は現在まだない[14]．このことは，AFLであっても横方向の熱が干渉しあえば瘢痕形成のリスクは上昇するが，基底層を部分的にしか蒸散しないAFLは色素脱失のリスクは極めて少ないと推測される．

文献

1) Fitzpatrick RE, Goldman MP, Satur NM, et al. Pulsed carbon dioxide laser resurfacing of photoaged facial skin. Arch Dermatol. 1996; 132: 395-402.
2) Nanni CA, Alster TS. Complications of carbon dioxide laser resurfacing. An evaluation of 500 patients. Dermatol Surg. 1998; 24: 315-20.

3) Manstein D, Herron GS, Sink RK, et al. Fractional photothermolysis: a new concept for cutaneous remodeling using microscopic patterns of thermal injury. Lasers Surg Med. 2004; 34: 426-38.
4) 河野太郎, 野﨑幹弘. Fractional Laser による Skin Rejuvenation. 日形会誌. 2005; 25: 421-4.
5) 河野太郎, 野﨑幹弘. フラクセルレーザーによる skin rejuvenation. Derma. 2006; 118: 153-6.
6) 長谷川敏男, 松倉知之, 須賀 康, 他. Fractional photothermolysis を用いたエルビウムグラスレーザーによる skin texture の改善. 日レ会誌. 2006; 27: 24-9.
7) 河野太郎, 野﨑幹弘. フラクセルレーザーによる skin rejuvenation. MB Derma. 2006; 118: 153-6.
8) Kono T, Chan HH, Groff WF, et al. Prospective direct comparison study of fractional resurfacing using different fluences and densities for skin rejuvenation in Asians. Lasers Surg Med. 2007; 39: 311-4.
9) Chan HH, Manstein D, Yu CS, et al. The prevalence and risk factors of post-inflammatory hyperpigmentation after fractional resurfacing in Asians. Lasers Surg Med. 2007; 39: 381-5.
10) 河野太郎, 野﨑幹弘. 眼瞼若返りのためのレーザーおよびプラズマ治療. 形成外科. 2008; 51: 911-6.
11) 須賀 康. フラクショナルレーザー療法の実際. 日レ会誌. 2010; 31: 65-71.
12) 青木 律. フラクショナルレーザーの上手な使い方. 形成外科. 2009; 52: 289-95.
13) 河野太郎, 櫻井裕之. 瘢痕に対するプラズマ治療とフラクショナルレーザー治療. Scar Manage. 2010; 4: 10-4.
14) Metelitsa AI, Alster TS. Fractionated laser skin resurfacing treatment complications: a review. Dermatol Surg. 2010; 36: 299-306.
15) Ross RB, Spencer J. Scarring and persistent erythema after fractionated ablative CO_2 laser resurfacing. J Drugs Dermatol. 2008; 7: 1072-3.
16) Fife DJ, Fitzpatrick RE, Zachary CB. Complications of fractional CO_2 laser resurfacing: four cases. Lasers Surg Med. 2009; 41: 179-84.
17) Avram MM, Tope WD, Yu T, et al. Hypertrophic scarring of the neck following ablative fractional carbon dioxide laser resurfacing. Lasers Surg Med. 2009; 41: 185-8.

【河野太郎, 櫻井裕之】

Ⅲ．疾患ごとのレーザーの使い方

TOPICS 08
フラクショナルレーザー 1540 nm Er:Glass の特徴は？

　我々は，1540 nm エルビウムグラス（Er:Glass）フラクショナルレーザーの照射が非侵襲的なフェイスリフト効果をもたらすことを報告した[1,2]．肌の若返り効果はかなり持続する．痤瘡瘢痕の治療効果は当初期待したほど劇的ではないものの，痤瘡の新生を阻止する効果があり，さらに経過を追っている．

■ 1540 nm Er:Glass フラクショナルレーザー
①フラクショナルレーザーとは
　分画光熱融解（fractional photothermolysis: FP）は，レーザー医学の創始者の1人である Rox Anderson 博士が，2004 年に新たに発表した方法論である[3]．
　レーザー治療は，照射対象によって特定の波長の吸収率が異なることを利用して，病変を選択的に傷害することで，効果をもたらしてきた．美容医学領域における次の課題は，光老化皮膚や瘢痕など，吸収率の選択性のない病変に対して，いかに効率よく，組織選択的に治療効果を挙げるかであった．
　これまでのレーザーは，皮膚に対する作用領域によって，以下の2つのうちのどちらかに分類された[4]．表層の傷害を伴う侵襲的（ablative）リサーフェシング（例：パルス CO_2 レーザー等）と，冷却装置で表層を保護し，真皮を熱変性させる非侵襲的（non-ablative）リモデリング〔例：Q スイッチネオジミウム・イットリウム・アルミニウムガーネット（Nd:YAG）レーザー等〕である．前者では，表皮から真皮・表皮接合部にかけてダメージを与えるため，瘢痕化や色素沈着の恐れがある．また後者では，真皮を選択的に傷害しようとすると，照射量を十分に上げられない，という問題がある．
　表層からの距離で作用選択性を確保しようとするのではなく，間隙に非照射部位を残して，微小な円柱（microscopic treatment zone of thermal injury: MTZ）の集合として照射することで，表皮の再生を阻むことなく，真皮に対して，深く，十分な照射量を確保することができる．
　この理論を適用したレーザー照射装置を，フラクショナルレーザーという．2003 年，1550 nm Er:Glass（Fraxel™ SR, Reliant Technologies）が初めて米国食品医薬品局に承認されたのを皮切りに，さまざまの線源を用いた機器が登場している（表1）[5-8]．

② 1540 nm Er:Glass の特徴
　フラクショナルレーザーも，侵襲的照射（ablative）と非侵襲的照射（non-ablative）の2つに分類される[6,8]．前者は，表皮から真皮にかけて全層性に，文字通り円柱状に組織を熱蒸散させる．後者は，角層に作用することなく表皮と真皮を熱変性させる（図1）．1540 nm Er:Glass は後者に属し，組織学的に出血やフィブリンの出現を認めない．また，経表皮水分喪失（transepidermal water loss: TEWL）も照射前後で変化しない．

[TOPICS 08] フラクショナルレーザー 1540 nm Er:Glass の特徴は？

表1 主なフラクショナルレーザーの仕様（文献8より改変）

レーザー装置	エネルギー	線源	波長	最高深達度	スポット径	照射方法	分類
Fraxel re:store™ (SR1500) (Reliant)	70 mJ	Er: fiber	1550 nm	1400 μm	Variable	Continuous motion scanning	Nonablative
ProFractional™ (Sciton)	Varies with selected depth	Er: YAG	2940 nm	1500 μm	Fixed	Vector scanner	Ablative
Lux™ 1540 (Palomar)	70 mJ	Er: glass	1540 nm	780 μm (XD lens: 900〜1100 μm)	Fixed	Stamping	Nonablative
Pixel® (Alma)	1400 mJ/p	Er: YAG	2940 nm	＜300 μm	Fixed	Stamping	Ablative
Fraxel re:pair™	70 mJ	CO_2	10600 nm	1.6 mm	Microscopic	Continuous motion scanning	Ablative
Fraxel re:fine™	10 mJ	Er: fiber	1410 nm	500 μm	Variable	Continuous motion scanning	Nonablative
ActiveFX™ (Lumenis)	2.5〜3.5 J	CO_2	10600 nm	＜100 μm	Fixed	Altered scanned stamping	Ablative
Matrix IR™ (Syneron)	Optical up to 70 J/cm² Radiofrequency up to 100 J/cm³	Diode/ Bipolar RF	915 nm	2.5 mm	Fixed	Stamping	Nonablative

　フラクショナルレーザーのプロトタイプであった 1550 nm Er:Glass（Fraxel™ SR）との照射装置の主な違いは，分画照射の仕組みの違いによって，より明瞭な分画照射が可能になり，青色ゼリーの塗布が不要になったことである．また，先端チップが皮膚を直接

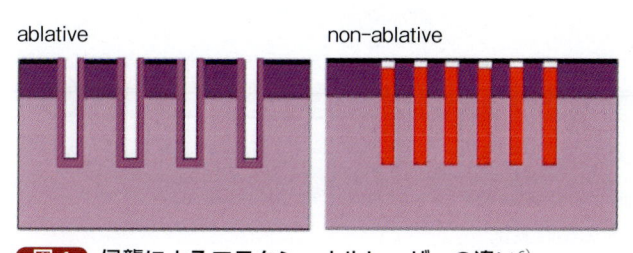

図1 侵襲によるフラクショナルレーザーの違い[6]

表2 Lux™ 1540（Palomar Medical Technologies）ハンドピース仕様

照射径	15 mm	10 mm	XD (15 × 15 mm)
ピッチ	0.6 mm	1 mm	2 mm
線量	5～14 mJ/microbeam	30～70 mJ/microbeam	40～70 mJ/microbeam
パルス幅	3, 5, 7, 10 msec	10, 15 msec	10, 15, 20 msec
MTZ	320	100	7 × 7
冷却チップ	なし	あり	あり

冷却する装置は本機種に独自の機能で，疼痛が少なく，直後の浮腫も少ない．以下の照射にはLux™ 1540（Palomar Medical Technologies）を用い，径10 mm，100 MTZ/cm^2，45 mJ/microbeamの条件で照射した．

最近，XDチップというオプションが導入された．方眼状に配列した微細な突起を圧着し，その先端から照射することで深達度が増し，毛球部に及ぶ1000μm以上となった（表2）．

■組織への作用

ヘアレスモルモットの背部で，照射前および照射後の皮膚組織を経時的に採取し，組織像を評価した[2]．

照射直後，表皮と真皮乳頭層に境界明瞭な微小熱変性がみられた．照射部位の角層に変化はなかった．近接する非照射部位に出血や浮腫はみられなかった（図2a）．

7日目までに，照射部位の表皮は完全に再生した．照射部位の膠原線維束は変性したままであるが，わずかな細胞浸潤と血管新生がみられた（図2b）．

25日目から58日後にかけて膠原線維束の新生が起こった．再生線維と線維芽細胞が，通常の再生真皮に見られる叢状のランダムな配列ではなく，水平に配列する独特のパターンを呈した（図2c）．

85日目までに，照射部位は周囲とほとんど区別できなくなった．

以上の結果より，照射後1カ月から2カ月後にかけて，真皮で水平方向の牽引張力を生じていることが示唆された（図3）．

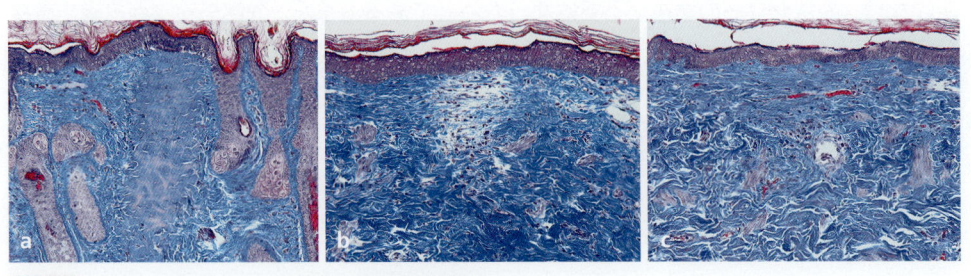

図2 ヘアレスモルモット背部皮膚の組織変化[2]
マッソン三重染色．a: 照射直後，b: 7日後，c: 58日後．

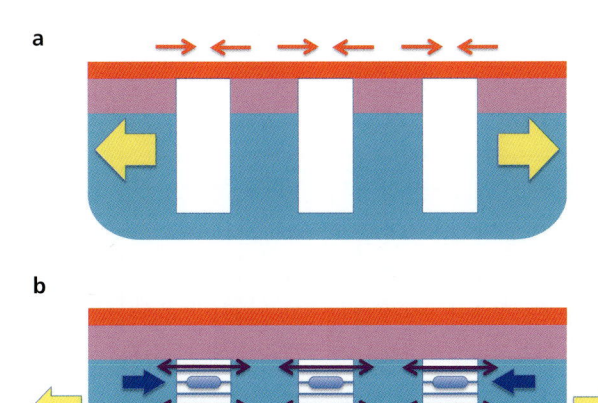

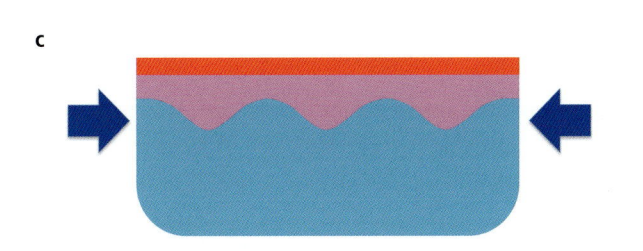

図3 組織変化の模式図[2]
a: 照射直後．角層が保たれ，テーピングとドレッシングの役割を果たすため，損傷に伴う伸展を防ぎ，表皮の再生が真皮の再生に先行する．
b: 照射1〜2カ月後．牽引張力を反映して膠原線維束の再生が水平方向にみられる．
c: 照射3カ月後．真皮の引き締めに伴い，表皮梁が再生し，若返りが完成する．

■ 皮膚生理機能

座瘡患者12名（男女各6名，18〜34歳）の頬部皮膚への照射後，DermaLab® (Cortex Technology, Hadsund, Denmark) で測定した．TEWLは経過を通じて変化がなく，弾性度は3回照射後に改善した（図4）．以上より，皮膚のバリア機能を損なうことなくリモデリングを行うことが示唆された．

■ 臨床効果

① 若返り

2回照射6週間後の手背で，非照射の対側手背皮膚に比べて，ダーモスコピーで角化の改善および皮膚紋理の明瞭化がみられた（図5）．

② フェイスリフト効果

座瘡瘢痕への反応を評価中，照射側の鼻唇溝の挙上が複数の症例でみられたため，座瘡患者12名（男女各6名，18〜34歳）の一方の頬部に2回照射し，ロボスキンアナライザーで撮影，画像情報処理によりフェイスリフト効果を客観的に評価した[1]．その結果，照射側で有意にフェイスリフト効果を認めた（$p < 0.001$）（図6）．効果は約6カ月間持続した[1]．

③ 座瘡

座瘡患者の両側頬部に2回照射後6カ月から2年間，全ての重症度で，照射部位に座瘡がほとんど新生しなくなった（図7）．経過を追う一方，臨床試験による客観的評価が

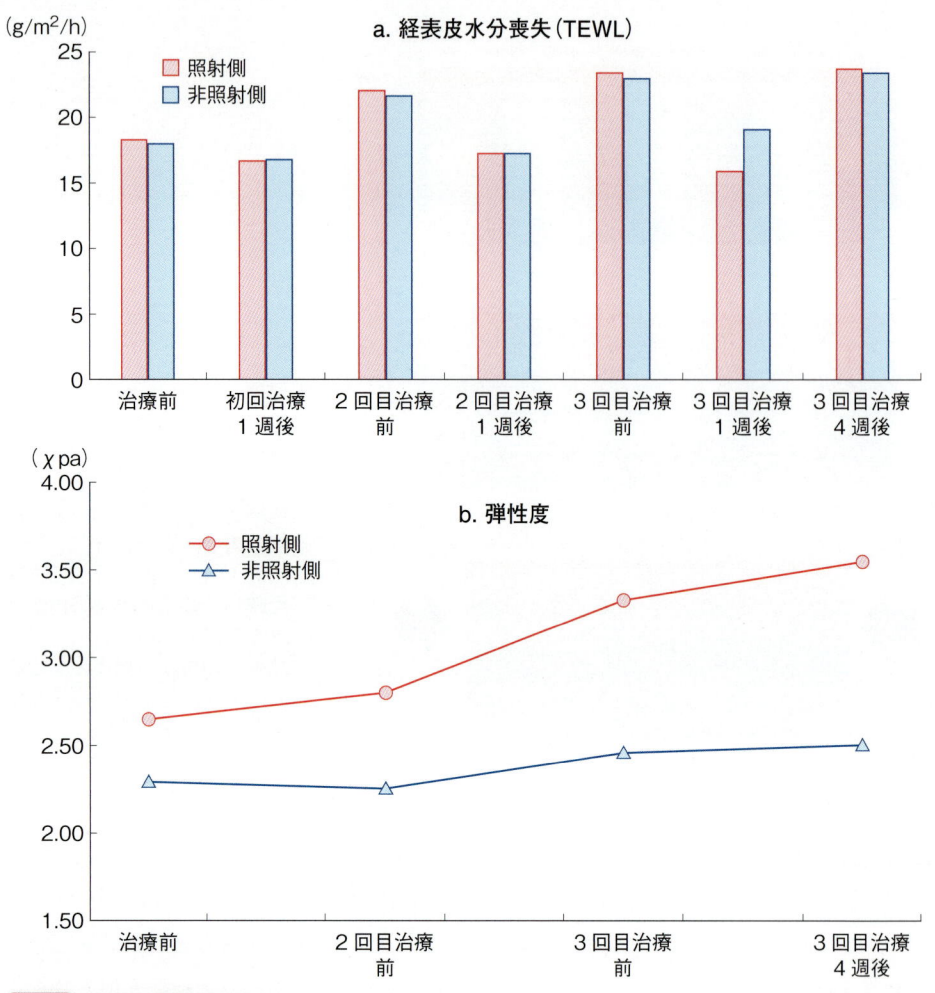

Ⅲ．疾患ごとのレーザーの使い方

図4 皮膚生理機能の変化

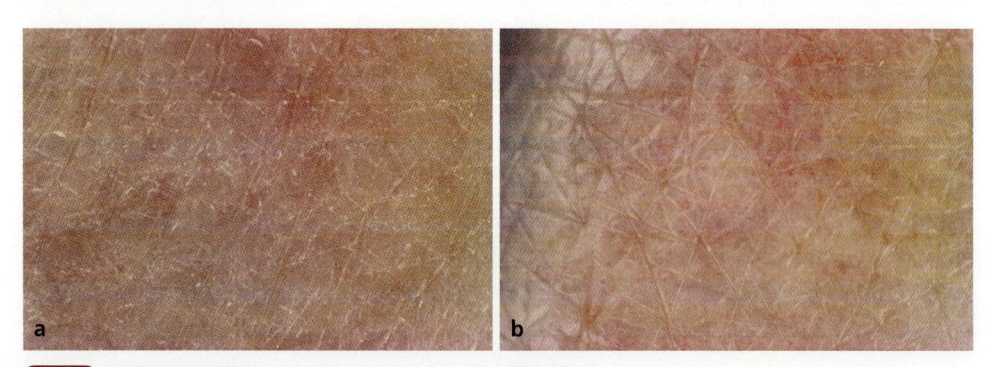

a. 経表皮水分喪失（TEWL）

b. 弾性度

図5 手背皮膚の若返り，ダーモスコピー（58歳女性）
a: 非照射側，b: 2回照射6週間後．

待たれる．

④痤瘡瘢痕
　逆円錐状あるいはクレーター状の陥凹を呈する痤瘡瘢痕に対する施術では，病変が若干

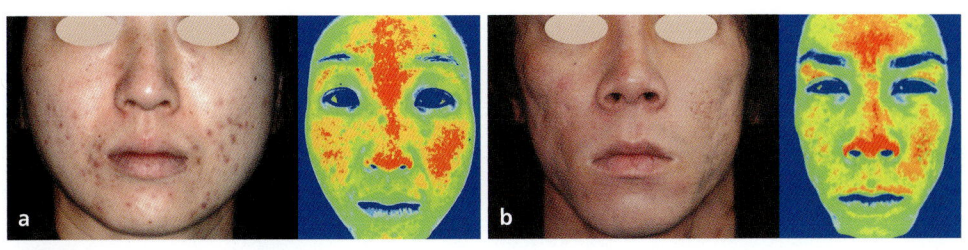

[TOPICS 08] フラクショナルレーザー 1540 nm Er:Glass の特徴は？

図6 フェイスリフト効果[1]
a: 35 歳女性．左は右頬部 1 回照射 2 週間後．右は右頬部 2 回目照射 4 週間後のロボスキン解析像．色温度が皮表の高さを表す．
b: 23 歳男性．左は右頬部 2 回照射 2 週間後．右は右頬部 2 回目照射 4 週間後のロボスキン解析像．いずれも照射側である右頬のフェイスラインが引き締まり，鼻唇溝が挙上している．

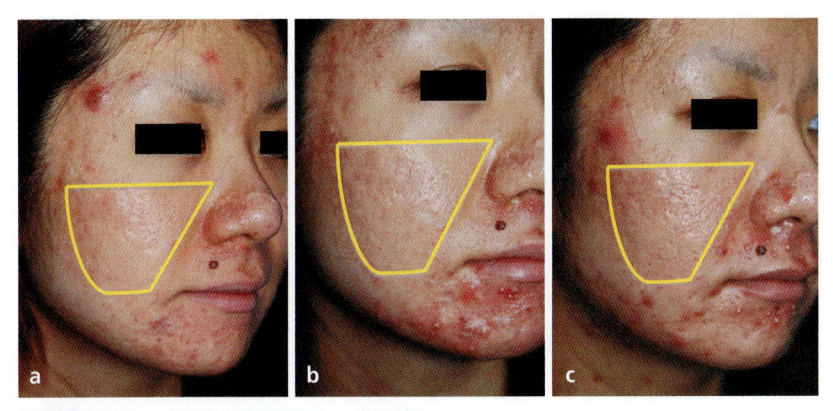

図7 痤瘡の新生阻止効果（21 歳女性）
黄線枠内に 3 回照射した．a: 9 カ月後，b: 12 カ月後，c: 27 カ月後．

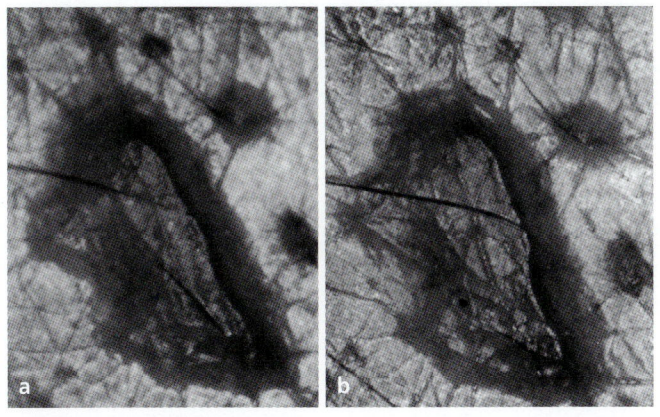

図8 頬部痤瘡瘢痕のデジタルマイクロスコピー（27 歳女性）
a: 照射前，b: 2 回照射 1 カ月後．

広く浅く変化し，ある程度の効果は認めるものの，「肌の入れ替え」と形容されるような劇的な効果はなかった（図8）．

⑤**皮膚線条，結節性硬化症**
　いずれも可視的変化はほとんどなかった．

むすび

フラクショナルレーザーという新しい技術は，これまでの施術にない効果を低リスクでもたらす可能性がある．とくに，若返り効果の持続は Anderson 博士自身も早期から指摘しており興味深い．一方で，一部の病変に対して，当初期待されたほどの効果を挙げるわけではないことも次第に明らかになってきた．課題は，信用できる客観的な評価がまだ少ないことである．専門医は，流行や風説にまどわされることなく，既存の手段も含めて，費用（汗）対効果を冷静に判断し，被施術者のかかえる悩みに対して最適の方法を選択するよう心がけたい．

文献

1) Dainichi T, Kawaguchi A, Ueda S, et al. Skin tightening effect using fractional laser treatment: I. A randomized half-side pilot study on faces of patients with acne. Dermatol Surg. 2010; 36: 66-70.
2) Dainichi T, Ueda S, Fumimori T et al. Skin tightening effect using fractional laser treatment II: A pilot animal study on skin remodeling. Dermatol Surg. 2010; 36: 71-5.
3) Manstein D, Herron GS, Sink RK, et al. Fractional photothermolysis: a new concept for cutaneous remodeling using microscopic patterns of thermal injury. Lasers Surg Med. 2004; 34: 426-38.
4) Alexiades-Armenakas MR, Dover JS, Arndt KA. The spectrum of laser skin resurfacing: nonablative, fractional, and ablative laser resurfacing. J Am Acad Dermatol. 2008; 58: 719-37; quiz 38-40.
5) Metelitsa AI, Alster TS. Fractionated laser skin resurfacing treatment complications: a review. Dermatol Surg. 2010; 36: 299-306.
6) Bogdan Allemann I, Kaufman J. Fractional photothermolysis--an update. Lasers Med Sci. 2010; 25: 137-44.
7) Tierney EP, Kouba DJ, Hanke CW. Review of fractional photothermolysis: treatment indications and efficacy. Dermatol Surg. 2009; 35: 1445-61.
8) Taub AF. Fractionated delivery systems for difficult to treat clinical applications: acne scarring, melasma, atrophic scarring, striae distensae, and deep rhytides. J Drugs Dermatol. 2007; 6: 1120-8.

【大日輝記，上田説子】

TOPICS 09
フラクショナル炭酸ガスレーザー Encore™ の特徴は？

　UltraPulse Encore™（図1右）は極めて信頼度の高い，ルミナス社製の最上位機種の炭酸ガスレーザーである．その最大の特徴は，①ウルトラパルス波形で周囲組織への障害が少ない蒸散が可能である，②コンピューター制御下にパターンジェネレータ（CPG）を使用した均一な照射ができる，という点にある．この2つが兼ね備えられた器械であるため，ハンドピースを変えて設定を一部変更するだけで，皮膚への skin resurfacing（ActiveFX™）やフラクショナル照射（DeepFX™）を行うことが可能である．なお，この2つを単独，もしくは組み合わせて使用する治療法は Bridge therapy™ と呼ばれている．

　Encore™ のその他の特徴としては，③販売されているフラクショナルレーザーの中では，本邦において唯一，医療承認がおりている器械であること，④パワー（pulse energy：mJ/cm^2）と集光度（ablation density：%）を患者皮膚の状態に合わせて変更することが可能であるため，レーザービームを照射する深度と密度を自由に調整するこ

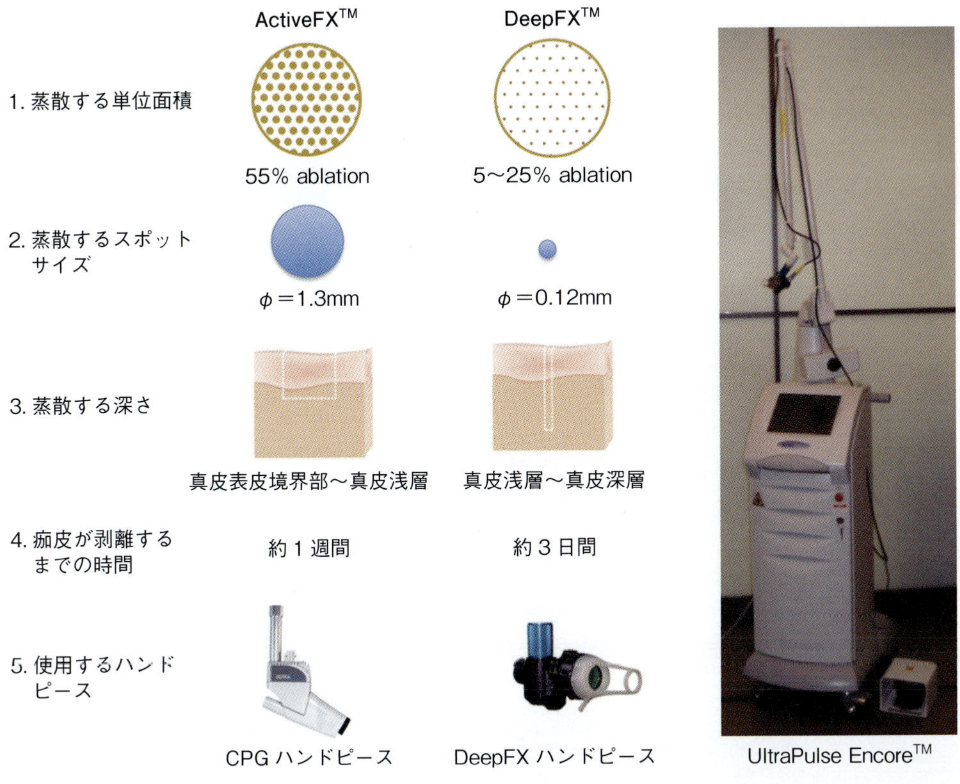

	ActiveFX™	DeepFX™
1. 蒸散する単位面積	55% ablation	5〜25% ablation
2. 蒸散するスポットサイズ	φ＝1.3mm	φ＝0.12mm
3. 蒸散する深さ	真皮表皮境界部〜真皮浅層	真皮浅層〜真皮深層
4. 痂皮が剥離するまでの時間	約1週間	約3日間
5. 使用するハンドピース	CPGハンドピース	DeepFXハンドピース

UltraPulse Encore™

図1 ActiveFX™ と DeepFX™ の比較

とができる．すなわち，熱が組織に与える影響をカスタマイズすることも可能な点にある．さらに，⑤日常診療では，通常の炭酸ガスレーザーとして蒸散，凝固，切開，止血などに使用することが可能で，汎用性が高いことなどがあげられよう．以下にDeepFX™とActiveFX™，2つのBridge therapy™について説明する．

■DeepFX™

スポットサイズ0.12 mmの微小なレーザービームを一定の間隔で皮膚に照射して，微小な熱変性を無数に生じさせるフラクショナル照射療法のことである（図1中）．従って，周囲の皮膚組織にダメージはほとんど残らないため，周囲組織からの熱変性に反応した修復機転が速やかであり，臨床上のダウンタイムを最小限にできる利点がある．フラクショナルレーザーには従来のような凝固型（non-ablative）と蒸散型（ablative）の2つがあるが，炭酸ガスレーザーを使用するDeepFX™は後者であり，光老化で痛んでいる皮膚組織を蒸散して切り取り，同じビーム径でも，より深部にまでレーザー熱変性の影響を与えることができるため，高い治療効果が期待できる．

本療法の登場により真皮への強力なアプローチが可能となったため，これまで十分な治療法がなかった痤瘡瘢痕や開大毛孔の治療（図2, 3），さらには眼周囲の小ジワや肌質の改善，最近では熱傷瘢痕の改善やスキンタイトニングにも応用されるようになっている．

ダウンタイムは個人差が大きいようであるが，一般的に照射直後より蕁麻疹様の紅斑，腫脹が出現し，完全に消退するのには1日かかる．照射後の数日間は極小の痂皮が形成されて自然に剥がれ落ちてくること，また，肌質によっては数週間に渡りドット状の瘢痕が皮表にみえることがある点にも留意する．これに加えて，照射約1カ月後には炎症後色素沈着が出現する例がある．（特に肝斑を有している患者では高頻度に起きると予想されるので禁忌と考えている．）このような場合は日焼け止めによるサンケアとハイドロキノン外用を組み合わせての治療が必要である．

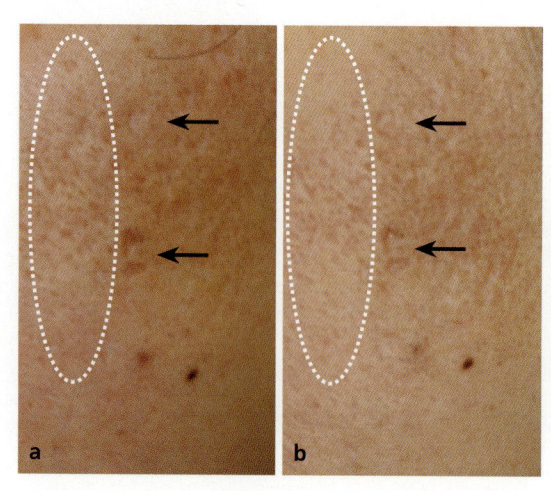

図2 **症例1（38歳女性）**
左頬部の陥凹性の痤瘡瘢痕に対するDeepFX™照射前（a），3カ月後（b）を示す．細かい痤瘡瘢痕（icepick scar）はかなり改善しているが（破線円内），大きい瘢痕（boxcar scar）は反応がにぶくみえる（矢印）．

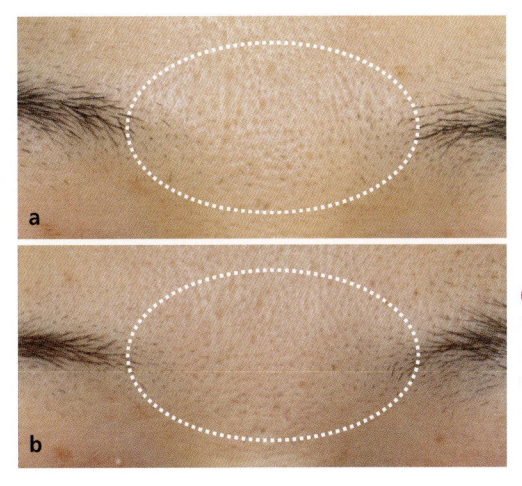

図3 症例2（32歳女性）
前額部の痤瘡瘢痕と開大毛孔に対する Deep FX™ 照射前（a），2カ月後（b）を示す．施術後には痤瘡瘢痕，開大毛孔のいずれも改善がみられている（破線円内）．

■ **ActiveFX™**

　従来の CO_2 レーザーによる laser skin resurfacing と同様，面状に皮膚を削っていく照射手技であるが，一部周囲に正常皮膚を残しながら，表皮基底層のレベルまでレーザー光で浅く一定に削り取っていくため，熱障害によるダウンタイムは最小限に抑えることが可能である．

　ActiveFX™ では，蒸散させるスポットサイズは 1.3 mm と大きく，あたかも蜂の巣状になるように削皮するが，非照射部位が bridge 状に一定間隔で残ることが，これまでの skin resurfacing と大きく異なるところである（図1左）．このように，healing zone を残して蒸散することで速やかで均一な創傷治癒が期待できる．

　効果は特にクスミ，肌質の改善，さらには開大毛孔，眼周囲の小ジワの改善などであり，前述の DeepFX™ と組み合わせての治療（TotalFX™）をすると，より大きな改善が期待できるという．ダウンタイムについては，DeepFX™ と比較すると長期間であり，照射部位に大型の痂皮が生じて自然に剥がれ落ちるまで約1週間ほどを必要とする．照射後，約1カ月後には炎症後色素沈着が出現する可能性があるので，サンスクリーンとハイドロキノンの併用が必要である．

【須賀　康】

Ⅲ．疾患ごとのレーザーの使い方

TOPICS 10
剥皮的フラクショナル炭酸ガスレーザー re:pair™ の特徴は？

■機器

　ソルタ社は，世界で初めてフラクショナルレーザーを開発したリライアント社を，サーマクールを開発した米国サーメージ社が合併吸収して設立した会社である．すなわち，フラクショナルレーザーに関して，最も歴史が長く，エビデンスの高い論文も多い[1-4]．

　また，ソルタ社のもう１つの特徴は，ローラータイプの照射方法の特許を取得している点である．現在のところ，ローラータイプはソルタ社のみである．ローラータイプの最大の利点はその均一性である．スタンプ式のようなむらがないため，照射直後の発赤が比較的自然であり，照射後の色素沈着も同様である．それに引き替え，通常の照射方法のスタンプ式では，治療部位と未治療部位の境界が明確であるため不自然になりがちである．

　治療速度も無駄な動きがないため非常に速い．熟練すれば，全顔の照射を行うのに５分程度である．

　剥皮的フラクショナルレーザー治療では，波長は 2790，2940，10600 nm，レーザーの種類は YSGG，Er:YAG，CO_2 が開発されている．この中で CO_2 レーザーは照射後の凝固層が最も厚く，止血効果が高い特徴がある．米国ソルタ社製 Fraxel re:pair™ は，波長 10600 nm の剥皮的フラクショナル CO_2 レーザーである．照射径は約 120 μm，冷却はエアークーリング式である．吸引器は標準装備されている（表１，図１）．照射パターンはソルタ社製独自のローラータイプであり，小範囲用の 7 mm と広範囲用の 15 mm の２種類がある（図２）．

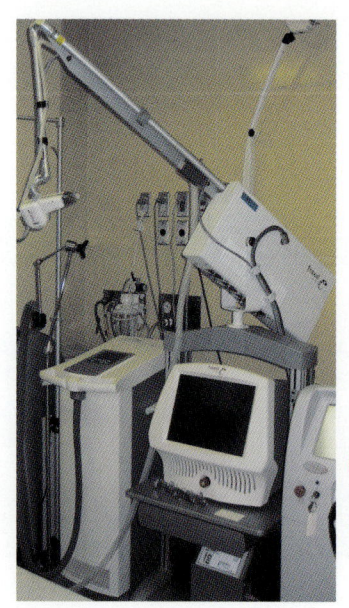

図1 装置外観
左がエアークーリング，右が Fraxel re:pair™．
Fraxel re:pair™ の下には吸引器が標準装備されている．

[TOPICS 10] 剥皮的フラクショナル炭酸ガスレーザー re:pair™ の特徴は？

表1 Fraxel re:pair™ 諸元表

WAVELENGTH	10600 nm, infrared
LASER TYPE	CO_2
OPTICAL SPOT SIZE	Less than 500 microns
PULSE REPETITION RATE	2100 MTZ/s
PULSE ENERGY	5〜70 mJ（per MTZ）
HANDPIECE	Continuous motin, contains velocity sensor, and treats bidirectional
CONTINUOUS MOTION	1 to 8 cm/s handpiece movement rate
TIP TREATMENT WIDTH	Large Roller Tip-15 mm, Small Roller Tip-7 mm
USER INTERFACE	15" touch screen display panel
LASER TRIGGER	Footswitch
DIMENSIONS	24W×20H×80D inches（60.9W×50.8×203.2 cms）
WEIGHT	200 lbs
ELECTRICAL	Universal, medical grade power supply 100〜240 V AC 50〜60 Hz
OPERATING CURRENT	＜10 A @ 110 V ＜5 A @ 240 V
ACCESSORIES	Included: Built-in Evacuator and Rooling Cart Required: Cartridge, Tips and smoke evacuator tubes

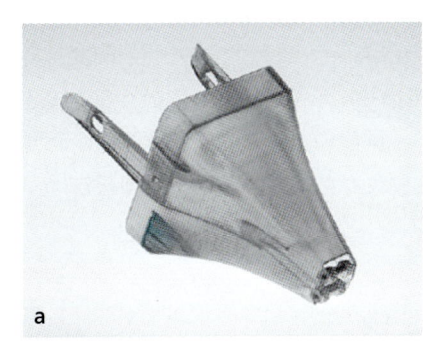

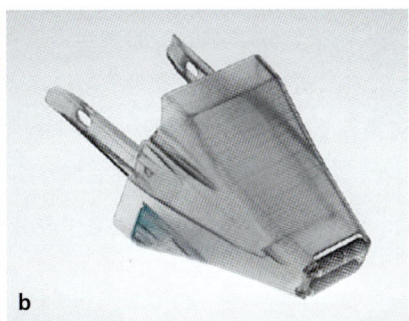

図2 ローラータイプのハンドピース
a：幅 7 mm の small roller tip，b：幅 15 mm の large roller tip.

■適応疾患（適応，禁忌等）

適応と禁忌は，Ⅲ章 5. シワのレーザー治療の項で述べたのと同様である．

術後出血のない，非剥皮的フラクショナルレーザーと異なり，本治療は剥皮的フラクショナルレーザーであるため，術後約 1，2 日に点状出血を認める．術直後から化粧を希望する患者は除外される．

■実際の治療方法

Ⅲ章 5. シワのレーザー治療の項を参照．

■臨床例

　ニキビ後瘢痕の治療を希望した18歳の男性に対し，AFL（re:pair™，米国ソルタ社製）を使用しフラクショナルリサーフェイシングを行った．出力は40 mJ，照射密度は30％で，エアークーリングとアイスパックを併用して1回治療を行った．照射後3カ月には，陥凹の改善，毛穴の縮小と色調は改善し，肌質の全体的な改善を認めた（図3）．

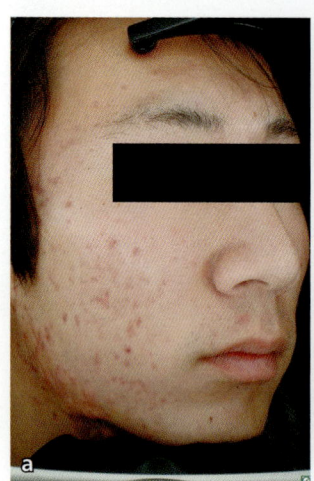

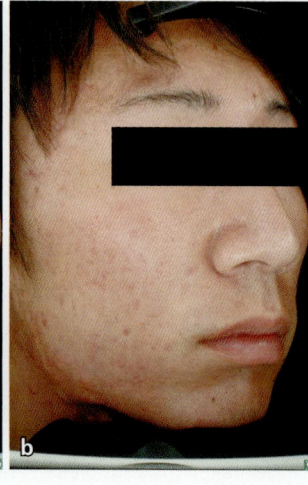

図3 18歳男性
a：治療前，b：治療後．

■作用

　術後のダウンタイムは照射条件により異なり，出力が高くなるほど，また照射密度が高くなるほど長くなる．炎症後色素沈着は一般に軽微であり，治療を継続していくごとに減少する．眼瞼と頸部では，瘢痕形成の報告があり[5-7]，同部の治療においては注意が必要である．CO_2レーザーの合併症として遅発性の色素脱失があるが，本器機での報告は，現在まだない．

文献

1) Manstein D, Herron GS, Sink RK, et al. Fractional photothermolysis: a new concept for cutaneous remodeling using microscopic patterns of thermal injury. Lasers Surg Med. 2004; 34: 426-38.
2) Kono T, Chan HH, Groff WF, et al. Prospective direct comparison study of fractional resurfacing using different fluences and densities for skin rejuvenation in Asians. Lasers Surg Med. 2007; 39: 311-4.
3) Chan HH, Manstein D, Yu CS, et al. The prevalence and risk factors of post-inflammatory hyperpigmentation after fractional resurfacing in Asians. Lasers Surg Med. 2007; 39: 381-5.
4) Metelitsa AI, Alster TS. Fractionated laser skin resurfacing treatment complications: a review. Dermatol Surg. 2010; 36: 299-306.
5) Ross RB, Spencer J. Scarring and persistent erythema after fractionated ablative CO_2 laser resurfacing. J Drugs Dermatol. 2008; 7: 1072-3.
6) Fife DJ, Fitzpatrick RE, Zachary CB. Complications of fractional CO_2 laser resurfacing: four cases. Lasers Surg Med. 2009; 41: 179-84.
7) Avram MM, Tope WD, Yu T, et al. Hypertrophic scarring of the neck following ablative fractional carbon dioxide laser resurfacing. Lasers Surg Med. 2009; 41: 185-8.

【河野太郎，櫻井裕之】

TOPICS 11
剥皮的フラクショナル炭酸ガスレーザーPerforma™の特徴は？

■機器

　米国サイノシュアー社は血管腫，母斑治療，医療脱毛，若返りに至る総合分野のレーザー機器メーカーである．創業者のHorac Furumotoは1970年に初めて色素レーザーを開発した物理学者であった．フラクショナルレーザーに関しては，ソルタ社同様，早くから非剥皮的フラクショナルレーザー治療器（波長1320，1440 nm）を市場に投入してきた[1,2]．剥皮的フラクショナルレーザー治療では，ソルタ社と同じくCO_2レーザーを採用している．

　サイノシュアー社製のPerforma™は，波長10600 nmの剥皮的フラクショナルCO_2レーザーである．照射径は約350 μm，冷却はエアークーリング式である．吸引器は標準装備されていないので別途，購入しなくてはならない（図1）．照射パターンはスタンプタイプであり，最大15×15 mmである．本器機の最大の特徴は，照射時間を0.2～20 msecまで調節できる点である．照射時間が長くなると，凝固層の厚さが増すため，タイトニング効果が上がるだけでなく，止血効果も高くなる．

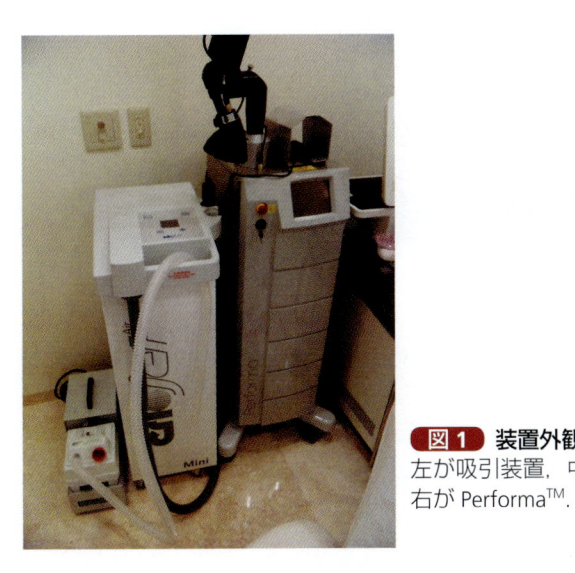

図1　装置外観
左が吸引装置，中央がエアークーリング，右がPerforma™．

■適応疾患（適応，禁忌等）

　Ⅲ章5．シワのレーザー治療の項で述べたのと同様である．

■実際の治療方法

　スキャナーが高速のスタンプ式であるため，高密度では炎症後色素沈着の可能性が高ま

るため，照射密度パターン 3（28%）は通常使用しない．美容目的では照射密度パターン 1（7%）で 2 から 3 パス（総照射密度は 14〜21%）を行い，瘢痕治療や母斑治療ではパターン 1（7%）か，パターン 2（14%）で 2 から 3 パス（総照射密度は 14〜42%）を行う．その他に関しては，Ⅲ章 5．シワのレーザー治療の項を参照．

■臨床例

　ニキビ後瘢痕と若返り治療を希望した 56 歳の女性に対し，Performa™（米国サイノシュアー社製）を使用しフラクショナルリサーフェイシングを行った．出力は 20 W，照射密度は 7%で 2 から 3 パス施行した．エアークーリングとアイスパックを併用して 1 回治療を行った．照射後 3 カ月には，鼻唇溝周囲のシワが減少し，毛穴の縮小とニキビ瘢痕の改善を認めた．色調も改善し，肌質の全体的な改善を認めた（図 2）．

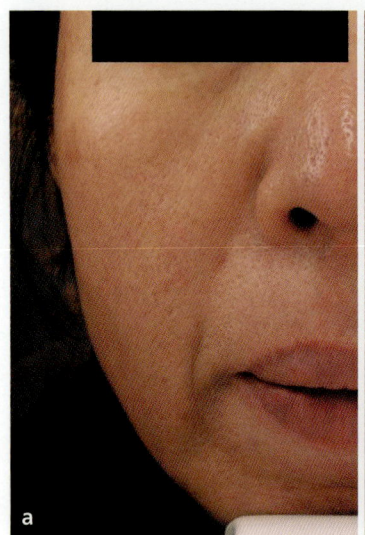

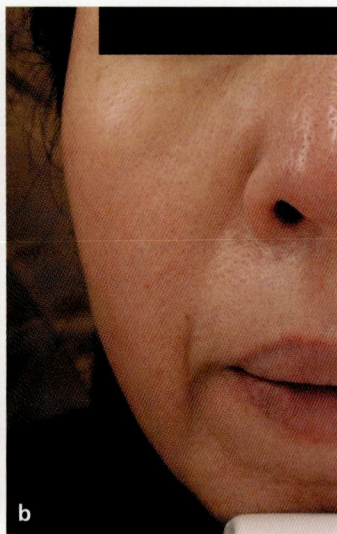

図 2 56 歳女性
a：治療前，b：治療後．

■作用

　一般的な剥皮的フラクショナルレーザー治療と同様な作用機序であるが，照射時間が長いため，従来のフラクショナルレーザー治療に比べて点状出血がほとんどない．結果的に術後の発赤も少なめで，炎症後色素沈着も軽微であることが特徴である．

　術後のダウンタイムは照射条件により異なり，出力が高くなるほど，また照射密度が高くなるほど長くなる．炎症後色素沈着は一般に軽微であり，治療を継続していくごとに減少する．本器機での瘢痕形成や遅発性色素脱失報告は，現在まだない．

文献

1) Collawn SS. Skin tightening with fractional lasers, radiofrequency, Smartlipo. Ann Plast Surg. 2010; 64: 526-9.
2) Sachdeva S. Nonablative fractional laser resurfacing in Asian skin--a review. J Cosmet Dermatol. 2010; 9: 307-12.

【河野太郎，櫻井裕之】

TOPICS 12
Er:YSGG フラクショナルレーザーの特徴は？

■シワに対するフラクショナルレーザー治療
　シワに対するレーザー治療には，表皮と真皮浅層をレーザーで剥離して新生皮膚に置換する ablative 治療と，表皮を冷却装置などで保護しながら真皮に熱影響を与えてコラーゲン増生を得る non-ablative 治療が行われてきた[1]．しかし，ablative 治療は効果が高いが，長いダウンタイムと炎症後色素沈着などの合併症を高率に発症することが問題であり，対して，non-ablative 治療は安全性が高いが，効果に限界がある．こうした背景のもと，最近ではフラクショナルレーザーが用いられるようになっている．

■Er:YSGG フラクショナルレーザーについて
　Er:YSGG レーザーの発振波長は 2790 nm で，皮膚組織の水を標的として治療に応用される．水を標的とするレーザーには，non-ablative 治療に用いられる Nd:YAG-1320 nm，Diode-1450 nm，ablative 治療に用いられる Er:YSGG-2790 nm，Er:YAG-2940 nm，CO_2-10600 nm がある．Ablative 治療に用いるレーザーを比較すると，Er:YAG レーザーは蒸散作用が強く，真皮に達する照射では出血が目立ち，CO_2 レーザーは強い凝固作用によって遷延する紅斑や色素沈着を生じやすい．そこで，これらを克服するレーザーとして，2008 年に Er:YSGG レーザーが皮膚治療に用いられるようになり，翌年フラクショナル照射用の機器も開発された．

　Er:YSGG レーザーの蒸散と凝固のバランスは，およそ Er:YAG レーザーと CO_2 レーザーの中間と表現される．これらの水の吸光度を数値で表すと，Er:YSGG，Er:YAG，CO_2 の順に，それぞれ，5000，12500，1000 となり[2]，臨床上もこの差を実感できる[3,4]．理論上の深達度は，Er:YAG，Er:YSGG，CO_2 の順になるが，同一のスポット径とパルス時間の機器が存在しないため，臨床上の直接の比較は不可能である．

　Er:YSGG フラクショナルレーザーは，Pearl Fractional™（Cutera, USA）1 機種のみである．Pearl Fractional™ は，コンピュータースキャニングシステムで最大 12×14 mm の照射面積に，4 種のパターンの規則的な点状照射ができる．スポット径は 300 μm，パルス時間は 600 μsec の固定式，照射密度は 4〜32％の範囲の 5 段階から選択可能である．同社の複合レーザー・光治療機器 Xeo™ のアプリケーションの 1 つとして使用できるため，利便性が高い．

■Er:YSGG フラクショナルレーザー治療の適応となるシワ
　浅く静止時にも目立つシワで，かつ，他の治療で改善が得られにくいシワがよい適応である．その他のシワは安全設定域での改善が低いため，適応外としている．よって，筆者は下眼瞼のシワを主たる治療対象としている．患者には，ダウンタイムがあること，シワ

の完全な消失を期待する治療ではないことを十分に理解してもらう．

■治療の実際
①治療の手順
（1）洗顔，（2）写真記録，（3）塗布麻酔（5または7％リドカイン，30分以上），（4）照射，（5）冷却，（6）抗炎症剤塗布の順で治療を行う．安全対策としてマスクとグローブを着用，吸引システムで蒸散皮膚の飛散を防ぐ．患者・医師用保護ゴーグルも不可欠である．塗布麻酔下の疼痛は軽度で，小範囲なら無麻酔でも治療可能である．照射後には，熱り感と炎症の沈静のためにアイスパックなどで冷却，マイルドなステロイド剤を塗布して治療終了とする．

②治療経過など
治療部位，照射設定，肌質などによって経過が異なるが，概ね同様の経過である．筆者の経験では，浸出液を認めることは少なく，出血を認めることはほとんどない．これは蒸散と凝固作用を合わせ持つ波長によると考えられる．術後3～5日目まで紅斑が目立ち，約3日後から痂疲を形成し，5～7日程度で自然脱落する．この間は創部を乾燥させないように，1日2回以上，白色ワセリンを外用する．治療から最低4週間は紫外線防止を徹底する．追加治療は，改善程度に応じて6～8週以降に行っている．

③起こりうる副作用
炎症を伴う治療であるため，炎症後色素沈着のリスクがあるが，筆者の経験では，予想以上に低率で軽度のもののみである．波長特性，照射設定，その両者のいずれによるものなのか断定できないが，CO_2レーザーと比較した場合，熱凝固層が薄いことが炎症後色素沈着や遷延性紅斑のリスクが低い理由の1つだと考えることができる．

他に，少数例で照射径に一致した陥凹瘢痕形成を経験している．照射設定に依存するところが大きいと考えられるが，この点については詳細な検討を要する．また，蒸散系の治療であるため，治療部位に単純ヘルペスの既往がある例では，皮疹の誘発が懸念されるた

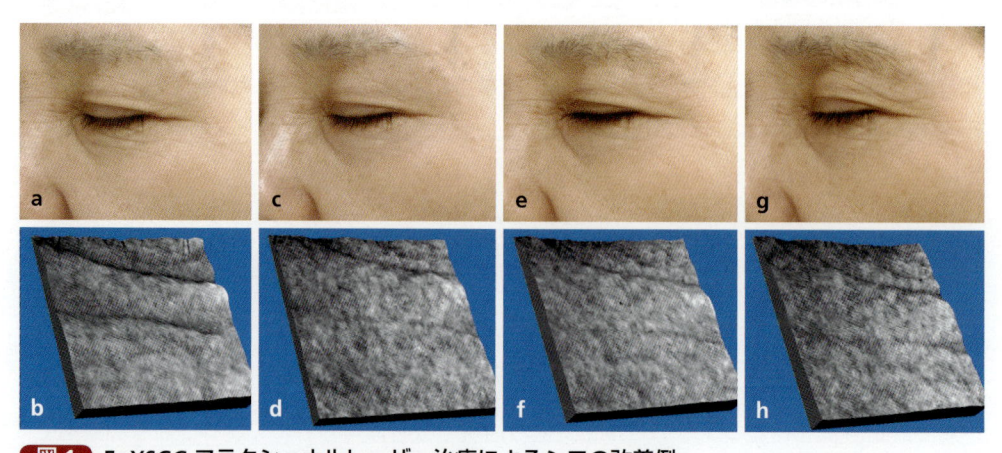

図1 Er:YSGGフラクショナルレーザー治療によるシワの改善例
VISIA-evolution®による写真と3次元視覚化画像により，1回治療後に明らかな改善を認める．
a, b：治療前，c, d：41日後，e, f：70日後，g, h：135日後．

め,抗ウイルス薬の予防内服を勧めている.

④**臨床症例**(図1)

58歳女性.Pearl Fractional™によるシワの治療前後を,画像撮影解析システムVISIA-evolution®(Canfield, USA)による撮影画像と3次元視覚化画像で比較した.1回の治療により明らかな改善が確認できた.治療設定:7%リドカイン塗布麻酔下で,160 mJ/cm^2,照射密度8%にて下眼瞼全体に照射後,目立つシワに線状に重複照射を行った.本症例は単回治療で長期経過を観察したが,複数回の治療により改善効果が高まることが見込まれる.

文献

1) Shook BA, Hruza GJ. Periorbital ablative and nonablative resurfacing. Facial Plast Surg Clin North Am. 2005; 13: 571-82.
2) Hale MH, Querry MR. Optical constants of water in the 200-nm to 200-um wavelength region. Applied Optics. 1973; 12: 555-63.
3) Dierickx CC, Khatri KA, Tannous ZS, et al. Micro-fractional ablative skin resurfacing with two novel erbium laser systems. Lasers Surg Med. 2008; 40: 113-23.
4) Karsai S, Czarnecka A, Jünger M, et al. Ablative fractional lasers (CO$_2$ and Er:YAG): a randomized controlled double-blind split-face trial of the treatment of peri-orbital rhytides. Lasers Surg Med. 2010; 42: 160-7.

【根岸 圭】

6 痤瘡に対するレーザー治療

痤瘡は，思春期より発症し青年期以降には通常自然に軽快する，顔面・胸背部の毛包脂腺系に生じる脂質代謝異常（内分泌的因子），角化異常，細菌の増殖が複雑に関与する慢性炎症である．軽症から重症まで，尋常性痤瘡，膿疱性痤瘡，集簇性痤瘡，痤瘡瘢痕など様々な症状がある．平成20（2008）年に日本皮膚科学会編の尋常性ざ瘡治療ガイドライン[1]が作成され，治療の標準化がなされた．臨床の現場では，標準治療を十分に行っても，患者の満足度を満たすには困難な状況も少なからずある．そこで，近年，レーザー・光線治療器による痤瘡治療が開始されている[2-4]．

1 Isolaz Pro™（Solta Medical 社製）について

本装置は photopneumatic™ technology（皮膚の吸引と光の放射）を利用した，これまでにない全く新しい考え方に基づいた，ブロードバンドの光を照射する治療機器である（図1）．波長特性によるチップを使用することで，痤瘡治療[5-9]，スキンリジュビネーション（色素性疾患，血管性疾患），脱毛が可能である．今回は，痤瘡治療に絞って紹介する．

a 皮膚の吸引効果

ハンドピースを皮膚表面にあてると，自動的にチップ内部が陰圧（大気圧の約1/5）になり，皮膚表面が伸展され治療部位が光の照射口に押し上げられる（図2）．この作用により，①皮膚へ光線透過性の約20％の向上をもたらし，低出力でも従来の効果が得られる，②毛包内の皮脂や，膿の排出効果がある（図3，4），③気化熱による冷却効果がある（後述）（図5）．

- 皮膚吸引と光照射を組み合わせる新しい治療法
- 吸引により皮膚形状を変化させ，ポルフィリンに光吸収効率の高い短波長を中心にした光を照射
- 従来のフォトニュマティックテクノロジーのパワーアップバージョン
- FDA承認の安全な治療法

- 適応症
  - にきび，にきび痕
  - 毛穴の黒ずみ
  - 拡大毛孔の縮小
  - 色素性病変
  - 血管性病変
  - 脱毛

- 照射熱量： $2 \sim 25$ J/cm²
- パルス幅： 3 msec，25 msec
- 波長： $400 \sim 1200$ nm
- 出力： $0 \sim 9$ の10段階
- 吸引圧： High, Medium, Low, iMP
- パルスディレイ： 200 msec〜1 sec
- パルスモード： シングル，ダブル，トリプル
- 重量： 20.5 kg
- 外形寸法： 330×420×380 mm

図1 Isolaz Pro™（Isolaz: In Side Out Light Amplified Tx Zone）

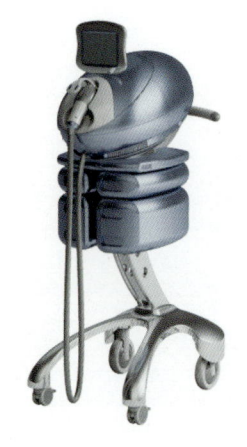

6．痤瘡に対するレーザー治療

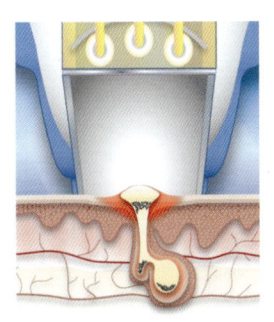

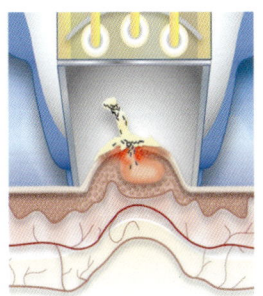

ハンドピースを治療部位にあてる．自動的に先端チップ内部が陰圧状態になる．

吸引エネルギーで皮脂腺が表皮近くに押し上げられ，皮脂・老廃物が放出される．

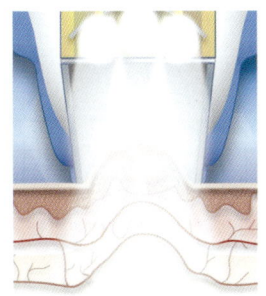

ヘモグロビン・メラニン・皮脂に吸収効果の高い波長光を効率よく照射．ニキビに有効な短波長光（400 nm付近）がアクネ菌を殺菌し，炎症の赤みを消失させる．

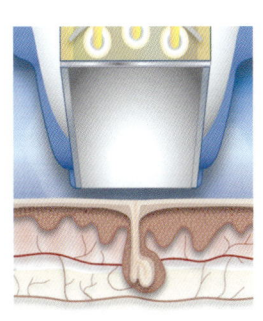

毛孔の深部までクレンジングされ，ターゲットは破壊される．照射後，自動的に皮膚は元に戻る．

図2 Isolaz Pro™ の機序

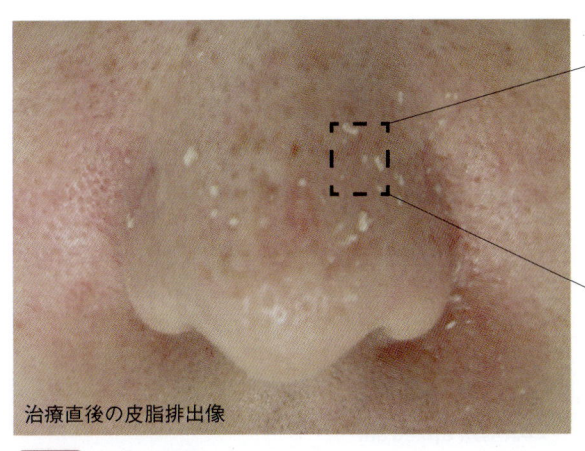

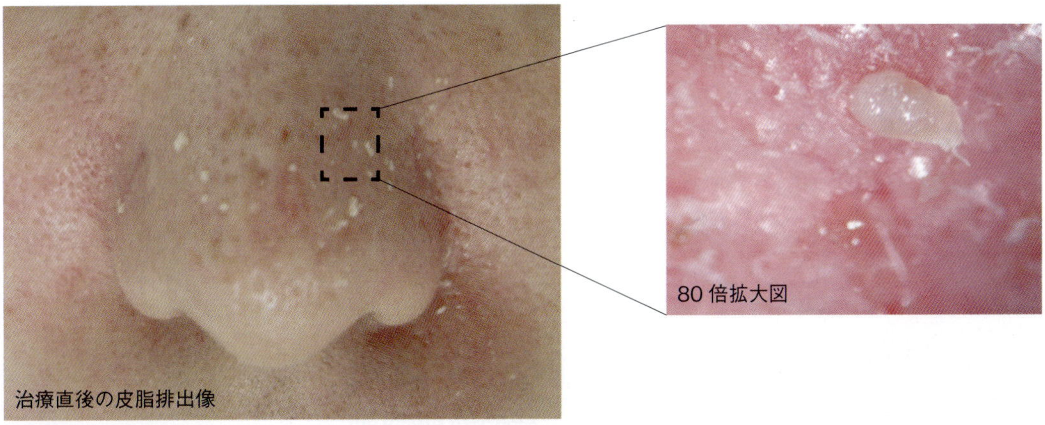

80倍拡大図

治療直後の皮脂排出像

図3 皮脂の排出
ハンドピースの吸引により過剰な皮脂や老廃物を除去．

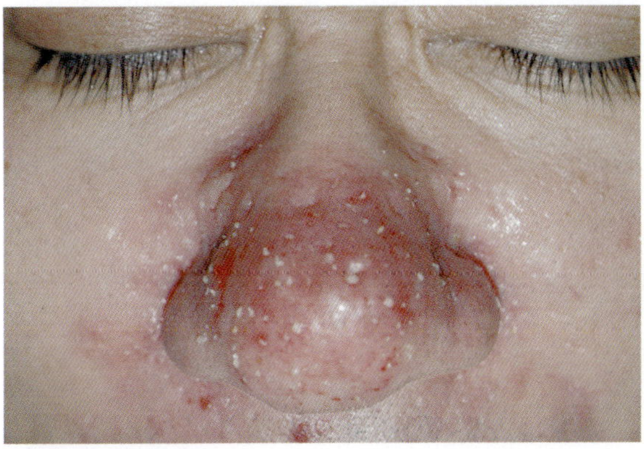

図4 排膿所見

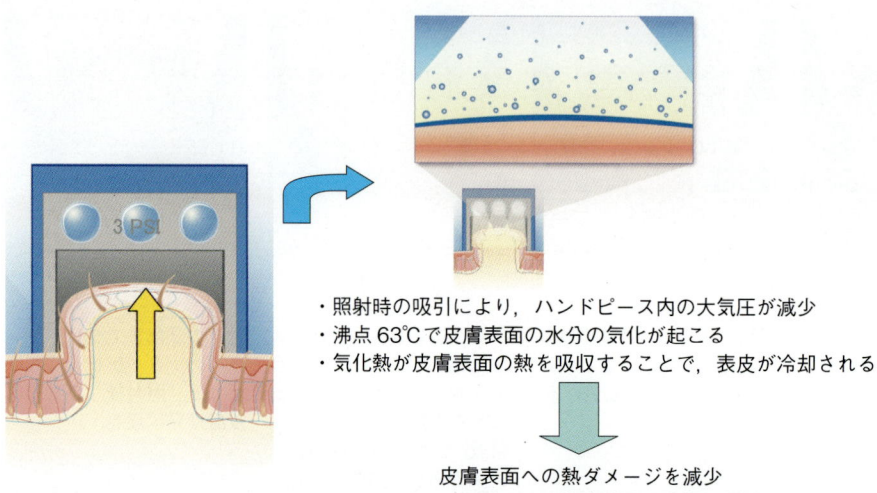

Ⅲ. 疾患ごとのレーザーの使い方

・照射時の吸引により，ハンドピース内の大気圧が減少
・沸点63℃で皮膚表面の水分の気化が起こる
・気化熱が皮膚表面の熱を吸収することで，表皮が冷却される

皮膚表面への熱ダメージを減少
ジェル不要による治療時間の大幅な短縮

図5 気化熱クーリング法（Evaporative Cooling™）

b 波長域

　Isolaz Pro™ の波長域は，単一波長のレーザーと異なり，400〜1200 nm に及び，治療には 400，530，580 nm をピークとした，目的に合わせたチップを使用する（図6）．照射光はブロードバンドの可視光線であり，痤瘡治療では主に 400 nm，瘢痕に対しては 530 nm を使用する．

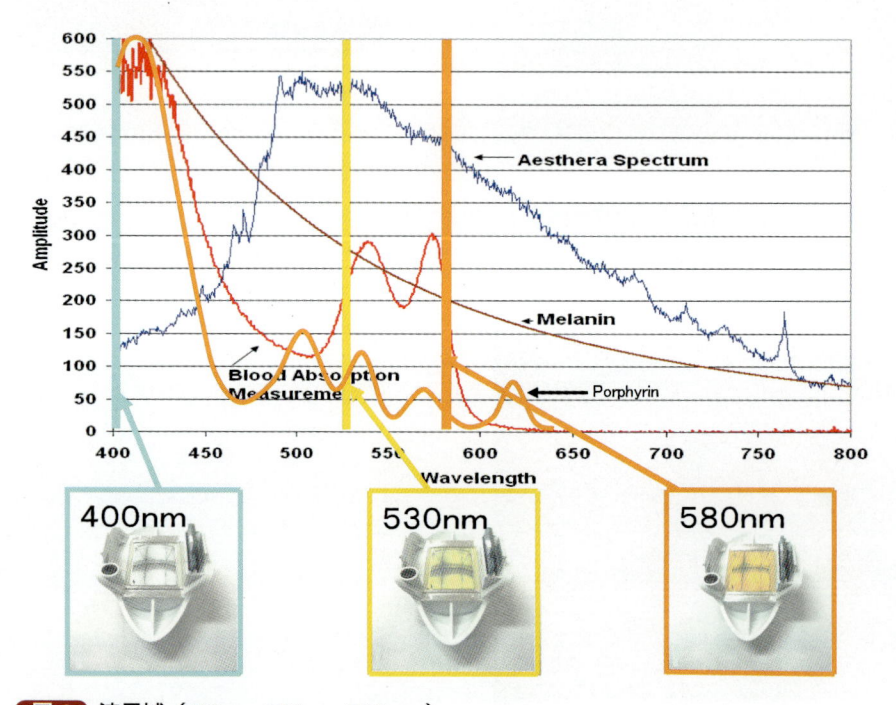

図6 波長域（400 nm/530 nm/580 nm）
波長を選択することでターゲット（P アクネス，色素，血管）を集中的に治療できる．

6．座瘡に対するレーザー治療

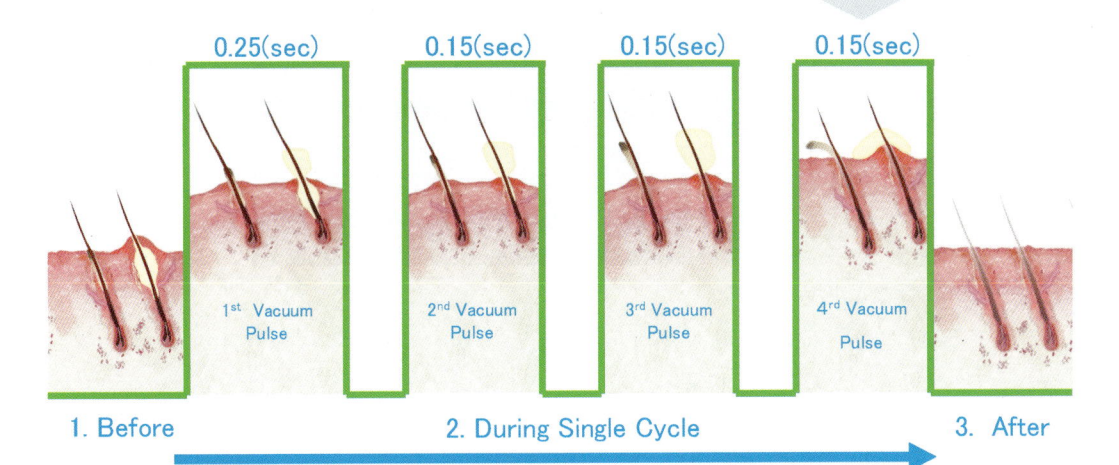

図7 吸引による効果
iMPシングルパルスモードでにきびに使用．繰り返し吸引することで余分な皮脂を排出．

c パルスモードの設定

①シングルパルス

1回の照射で，パルスディレイはない．

②ダブルパルス

光が2回照射され，中間に1回のパルスディレイ（200～1000 msec）がある．

③トリプルパルス

光が3回照射され，1回目と2回目，2回目と3回目の間にパルスディレイがある．

④iMP

1回の施術中に4回吸引し，4回照射を行う（図7）．

d 気化熱による冷却（evaporative cooling）

施術前に蒸留水を顔面に噴霧し十分な湿度を与える．照射時の吸引により，ハンドピース内の大気圧が減少し，沸点63℃で皮膚表面の水分の気化が生じる．この気化熱が皮膚表面の熱を吸収することで，表皮が冷却される．従って冷却用のジェルが不要となり，治療時間の短縮，コストの節約が可能となった．

2　適応疾患

尋常性座瘡，膿疱性座瘡，集簇性座瘡，軽度の座瘡瘢痕など．

3　実際の治療方法Ⅰ（標準）

①マイクロスコープで毛孔の閉塞状態を確認する（図8）．
②治療内容，副作用を十分説明し，インフォームドコンセントを得る．

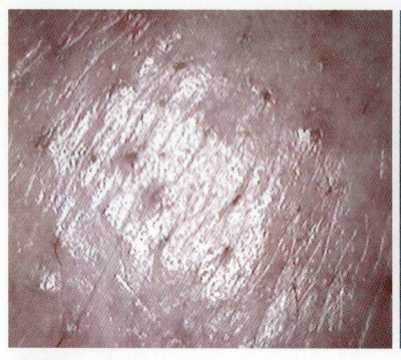

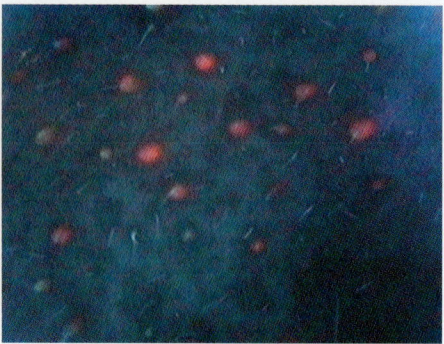

Ⅲ．疾患ごとのレーザーの使い方

図8 毛孔のつまりとポルフィリン

③治療前後で臨床写真を撮る．効果の判定の目的で，Niic社（東京）の画像解析装置Roboskin Analyzerを使用して，臨床画像の記録をする．毎回同一条件で，高解像度カメラにて多方向から顔面全体を撮影し，デジタル画像は画像処理コンピューターで処理され，顔面の客観的な評価が可能となった（図9）．

④目を保護するために，ゴーグルかシールを装着する（図10）．

⑤蒸留水を顔面全体に噴霧する（気化熱冷却法）．

⑥適切なモードへ設定．モードの設定は，400 nmのチップ（10×20 mm），エネルギーは10 J/cm^2，3 msec，初回から2回までシングルパルス，3回から5回までダブルパルス，6回以降は，マルチパルス（iMP）を使用する．吸引（V）とパワー（P）の設定は，V2P7からV2P4，その後，iMP9までとする．

⑦ハンドピースを顔面に垂直にあわせ，照射する（図10）．

⑧施術の途中で，3，4回に1回の頻度で，チップを特製の装置で冷却する．

⑨上記の治療を，2週間に1度で，5回から8回ほど続ける．治療効果による皮膚症状を確認しながら，設定の変更や，回数を検討していく．

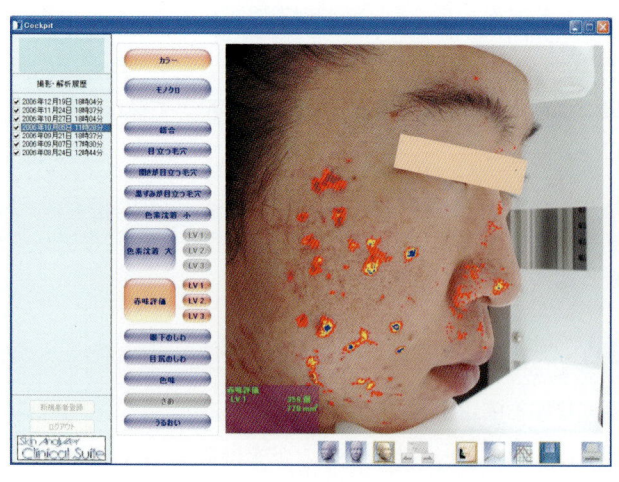

図9 画像解析装置（ロボスキンアナライザー）を用いた顔面皮膚の赤味解析

カラー画像（RGB）の三次元空間の中において"赤味を含む肌色部位群"と"赤味およびシミを含まない地肌部位群"との2群を定義し，この群間を繋ぐベクトルを基準として赤味分布画像の色情報の一次元化（モノクロ化）した画像における濃淡により，赤味を定義している．顔面皮膚の赤味部位面積・数量の定量解析および赤味の強度（濃度）によるレベル表示ならびに定量解析が可能である．

6. 痤瘡に対するレーザー治療

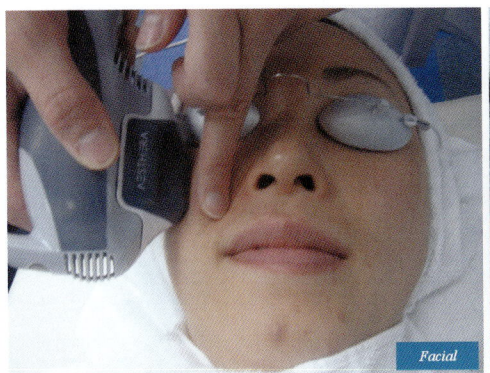

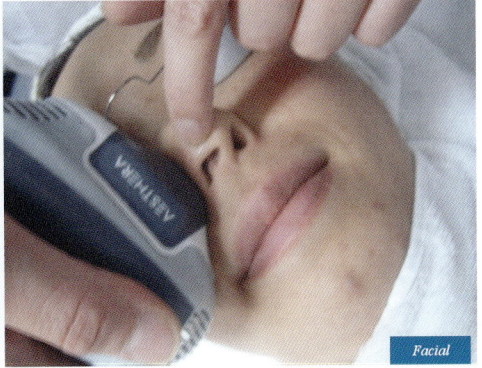

図10 施術の実際

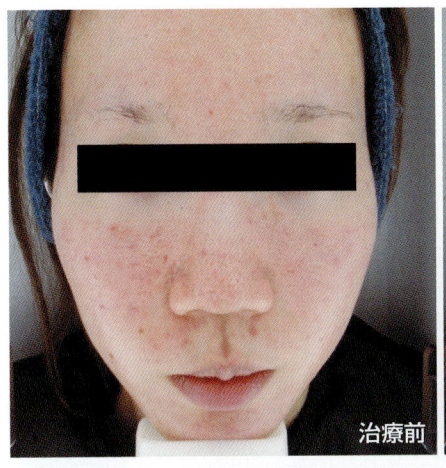

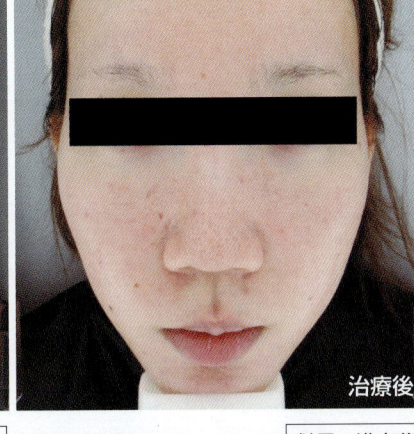

赤味：1713 → 1599　毛孔：1817 → 1552　　　　　　併用：漢方薬

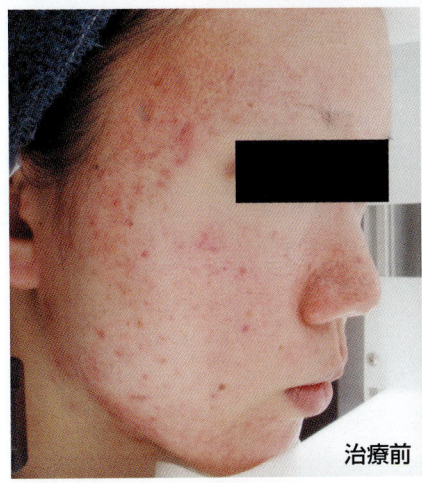

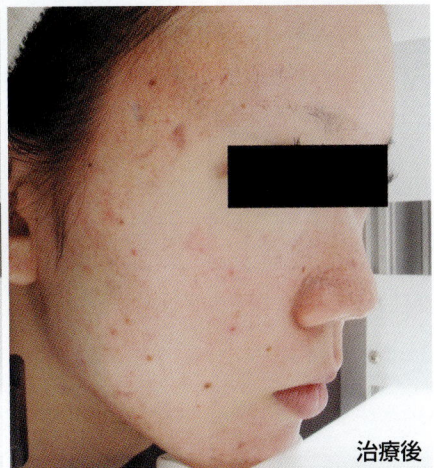

赤味：1653 → 986　毛孔：81 → 31　　　　　　　　　併用：漢方薬

図11 症例1：24歳女性

Ⅲ．疾患ごとのレーザーの使い方

4　実際の治療方法Ⅱ

　Isolaz Pro™ の治療効果を上げるために，Isolaz Pro™ の施術前にケミカルピーリングを行い，Isolaz Pro™ の施術後にビタミン C のイオン導入を行う．

5　症例

　図 11〜15 に示す．

6　副作用

　本装置の特徴である，皮膚の吸引により，主にコメカミ部位に軽度の紫斑（図 16）や，軽度の熱傷を生じることがある．これらの症状は，通常 5〜7 日程度で自然に軽快する．施術前に患者にきちんと説明しておく必要がある．皮膚の色調が濃い場合には，熱傷を生

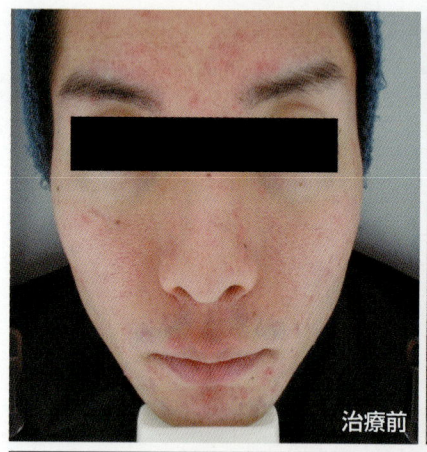

赤味：1488 → 1135　毛孔：2556 → 2151　　治療前
併用：ルリッド 2T から 1T　　治療後

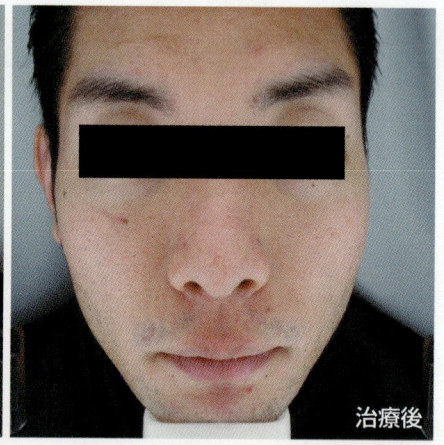

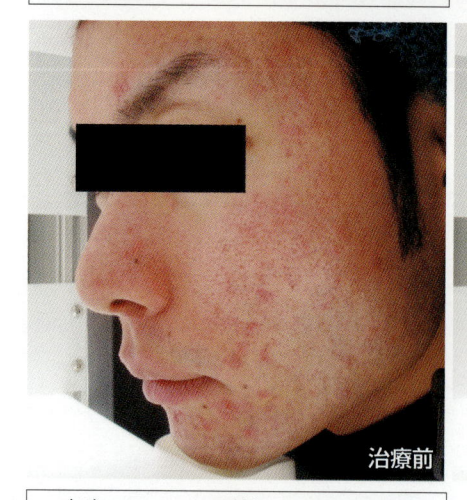

赤味：97 → 16　毛孔：2549 → 2206　　治療前
併用：ルリッド 2T から 1T　　治療後

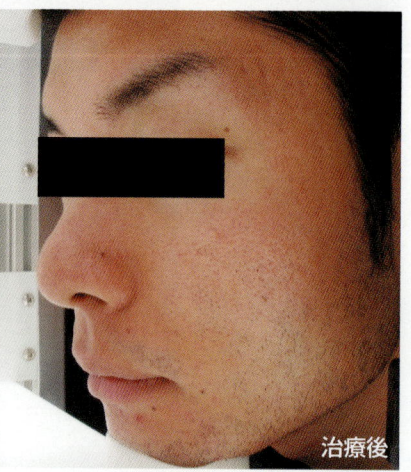

図 12　症例 2：26 歳男性

6. 痤瘡に対するレーザー治療

> **コラム**
> **皮膚吸引と光照射の画期的な痤瘡治療装置**
>
> 　著者は，これまで痤瘡治療は日本皮膚科学会策定ガイドラインを中心に行ってきているが，通常の治療では，なかなか効果を得られない患者や，高い美容的な満足度を求められる患者に苦渋している．薬物治療以外の方法としては，ケミカルピーリング，ビタミンCのイオン導入，ダイオードレーザーを中心に行い，ある程度の効果を得ている．しかしながら，それでも臨床効果が出にくい患者もいる．そうした中，Isolaz Pro™ は痤瘡の発生機序に重大に関与する，毛穴の吸引効果を有し，これまでのレーザー装置にはない，photopneumatic™ technology の特性を備えている．この特性により，痤瘡治療において画期的な治療装置として十分な効果が期待されるものと考える．

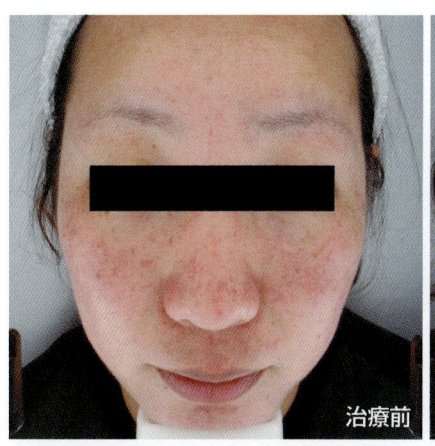

赤味：604 → 263　毛穴：952 → 772　　　　　　　　　　　　併用：漢方薬

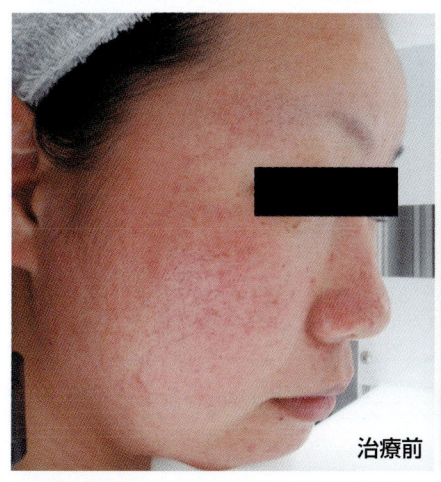

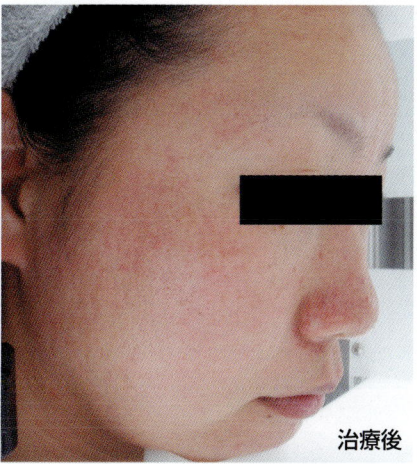

赤味：1499 → 1144　毛穴：103 → 40　　　　　　　　　　　併用：漢方薬

図13 症例3：28歳女性

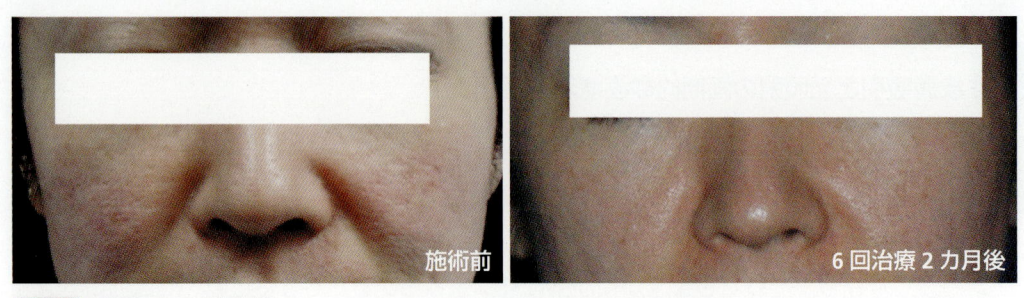

Ⅲ．疾患ごとのレーザーの使い方

図14　症例4：41歳女性

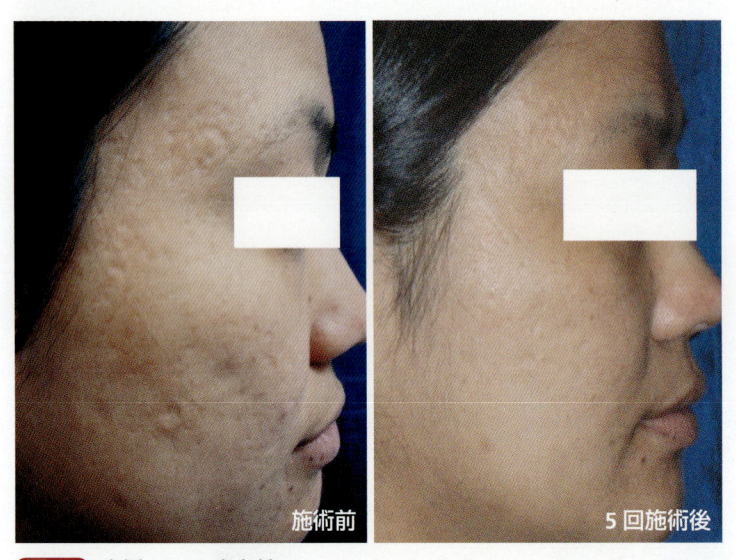

図15　症例5：28歳女性

じる可能性が高いので，施術前に顔面の色調については，十分に確認することが大切である．もし，日焼け後などで顔面全体の色調が濃い場合は，色調を薄くしてから行うように指導する．

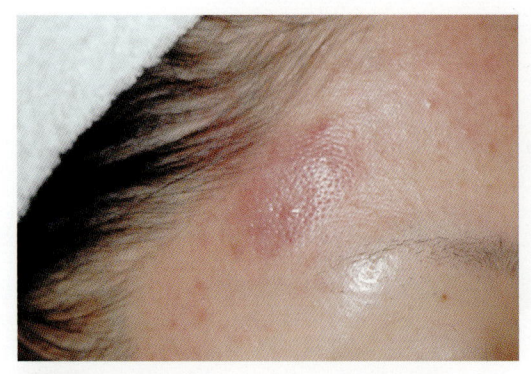

図16　皮膚の吸引により生じた軽度の紫斑

文献

1) 林　伸和, 赤松浩彦, 岩月啓氏, 他. 尋常性ざ瘡ガイドライン. 日皮会誌. 2008; 118: 1893-923.
2) Paithankar DY, Ross EV, Saleh BA, et al. Acne treatment with a 1,450 nm wavelength laser and cryogen spray cooling. Lasers Surg Med. 2002; 31: 106-14.
3) Lloyd JR, Mirkov M. Selective photothermolysis of the sebaceous glands for acne treatment. Lasers Surg Med. 2002; 31: 115-20.
4) 乃木田俊辰. ざ瘡に対するレーザー治療. 日レ医誌. 2010; 31: 61-4.
5) Shamban AT, Enokibori M, Narukar V, et al. Photopneumatic technology for the treatment of acne vulgaris. J Drugs Dermatol. 2008; 7: 139-45.
6) Gold MH, Biron J. Efficacy of novel combination of pneumatic energy and broadband light for the treatment of acne. J Drugs Dermatol. 2008; 7: 639-42.
7) Omi T, Muravalli GS, Kawana S, et al. Ultrastructural evidence for thermal injury to pilosebaseous units during the treatment of acne using photopneumatic (PPX) therapy. J Cosmet Laser Ther. 2008; 19: 7-11.
8) 乃木田俊辰. Isolaz Pro によるざ瘡の治療効果の検討. 日皮会誌. 2010; 120: 1072.
9) 乃木田俊辰. ざ瘡治療の New Face. 日皮会誌. 2010; 120: 2952-4.

【乃木田俊辰】

TOPICS 13
痤瘡瘢痕に対する 1450 nm ダイオードレーザーの有効性は？

　痤瘡瘢痕は，炎症の強い痤瘡において破壊された組織の修復過程で発生する．陥凹性瘢痕と肥厚性瘢痕に分けられ[1]，陥凹性瘢痕の発生には炎症による組織欠損が関与しており，瘢痕組織が十分に産生されなかったり，産生されたのちに萎縮することが原因となる[1]．Jacobらが提唱した陥凹性瘢痕の分類[2]では，その形状によりアイスピック型，ローリング型，ボックスカー型（浅い/深い）に分けられる（図1）．

　陥凹性瘢痕に対しては，ケミカルピーリング，フラクショナルレーザー，充填剤注射など様々な治療が行われているが，治療に難渋することも多い．

　当科では，2005年より1450 nmダイオードレーザー（スムースビーム®）による陥凹性痤瘡瘢痕の治療を行っており，一定の効果が認められている．

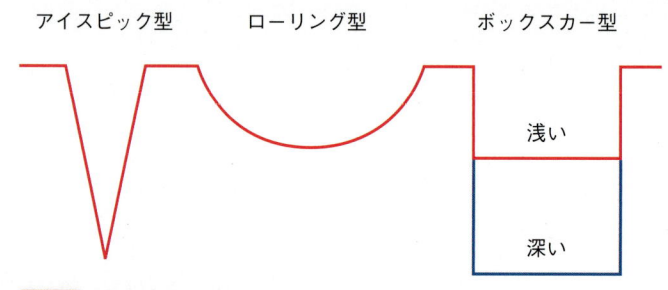

図1 痤瘡瘢痕の分類

■スムースビーム®の作用機序

　1450 nmの波長は水分への吸収度が非常に高く，深さ約400～500μm（0.4～0.5 mm）までの真皮上層に対し熱エネルギーを伝達する．真皮上層に伝達された熱エネルギーによりコラーゲンが変性し，線維芽細胞が活性化し，新しいコラーゲンが産生され，痤瘡瘢痕の改善につながる．レーザーと表皮冷却（dynamic cooling device：DCD）を交互に繰り返すことにより，真皮上層の温度をゆるやかに上昇させることができ，またレーザー照射中はDCDによって表皮が保護される．

■スムースビーム®治療の実際

　当院での具体的な照射方法は，リドカインテープ剤（ペンレス®テープ）を貼付し30分程度表面麻酔を行った後，パルス幅210 msec，出力12 J/cm^2，DCD 33 msec，スポット径6 mmの設定で，痤瘡瘢痕の凹凸とその周囲に照射を行っている．頻度は3～4週間に1度，合計5～10回程度連続して照射している．

■ スムースビーム®の治療効果

　当科で陥凹性痤瘡瘢痕を有している症例を対象に治療を行ったところ，良好な治療成績が得られている．照射前後の臨床写真の比較による評価では，特にローリング型・浅いボックスカー型の瘢痕には有効性が高かった．また，患者の満足度評価においても，治療後の満足度は高かった．患者からは，陥凹の改善のほかに，手触りがやわらかくなった，赤みが消えた，脂漏が減ったなどの声が多い．

　副反応としては，水疱，色素沈着が少数認められたが，いずれも治療により瘢痕を残さずに治癒している．

■ 症例

　44歳男性．両頬の痤瘡瘢痕を主訴として来院した．5回の照射を行い，前後の評価を行ったところ，ローリング型・ボックスカー型瘢痕に改善がみられた（図2）．

　スムースビーム®は痤瘡瘢痕に対して有効な治療であると考えられ，重篤な副作用も見られなかった．今後，治療が困難な痤瘡瘢痕に対する治療の選択肢の一つになると期待される．

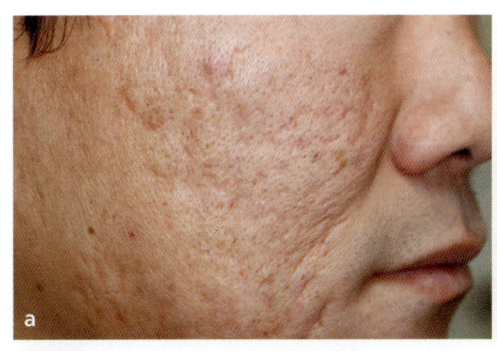

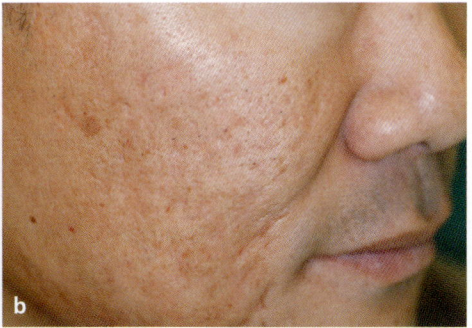

図2 スムースビーム®の治療効果
a：照射前，b：5回照射後．

文献

1) 田村敦志．にきび瘢痕のメカニズム　にきび痕はなぜ残る？　In：宮地良樹，編．にきび最前線．東京：メディカルレビュー社；2006. p.44.
2) Jacob CI, et al. Acne scarring: A classification system and review of treatment options. J Am Acad Dermatol. 2001; 45: 109.
3) Layton AM, et al. A comparison of intralesional triamcinolone and cryosurgery in the treatment of acne keloids. Br J Dermatol. 1994; 130: 498.

【和田珠恵，川田　暁】

7 発光ダイオード（LED）

　発光ダイオード（light emitting diode：LED）は非侵襲的でダウンタイムの少ない皮膚アンチエイジング用の治療用機器として，美容皮膚科学の領域で最近注目されてきている．LEDによる光治療はその安全性から医療業界のみならずエステ業界を中心とした様々な美容の分野にも導入され始めている．LEDは450 nmから700 nmまでの可視光線や近赤外線など種々の波長領域を各種元素の組み合わせにより発光させることができるもので，シミ，シワ，皮膚潰瘍，ニキビなどに対する治療，施術の経験が蓄積されつつある．

1 機器

　LEDは光を産生する本体として複数の化合物半導体を利用した非レーザー光で，様々なピーク波長（青色〜赤色，白色）の発光が可能である．LEDはエネルギー効率がよく長寿命であることに加え，駆動回路が簡単，自己発熱が少なく温度設定が容易で冷却装置不要という特徴から機器の小型化が可能となった．美容の分野では種々のハンディタイプのLED照射機器が販売されているがその強度は様々である．エステツイン社のLED機器（F-300）（図1, 2）は皮膚から1 cmの距離での強度が赤色10 mW/cm^2，青色が20 mW/cm^{2}で十分な照射量，有効性が得られる．一方，医療の現場ではネオ・エナジー（ブルーム・クラシック社）など照射面積が大きい機器の方が利便性が高く有用である（図3）．海外ではOmnilux blue（青色，415 nm），Omnilux revive（赤色，633 nm），Omnilux plus（白色，830 nm），Omnilux PDT（赤色，633 nm）（いずれもPhototherapeutics社）がそれぞれニキビ，シワ，創傷治癒促進，光線力学療法に，GentleWaves（黄色，590 nm，Light Bioscience社），LumiPhase-R（赤色，660 nm，Opusmed社）がシワ改善目的にて使用されている[1,2]．

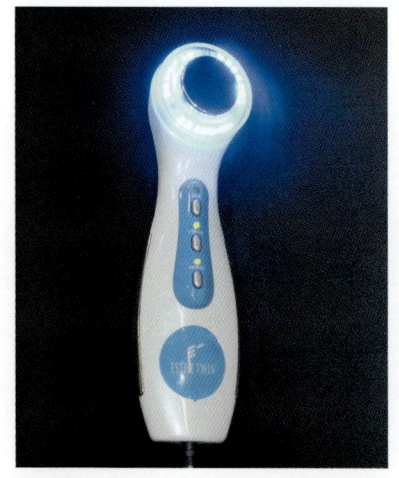

図1 青色LED（F-30，エステツイン社）

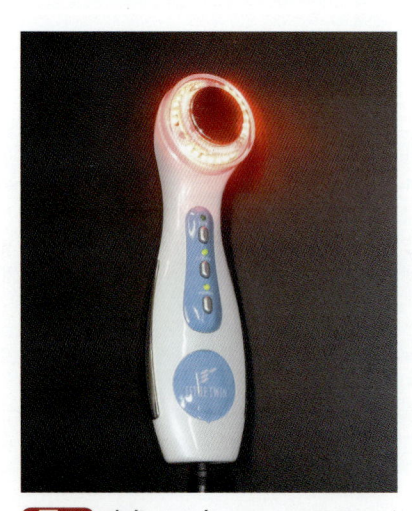

図2 赤色LED（F-300，エステツイン社）

7. 発光ダイオード（LED）

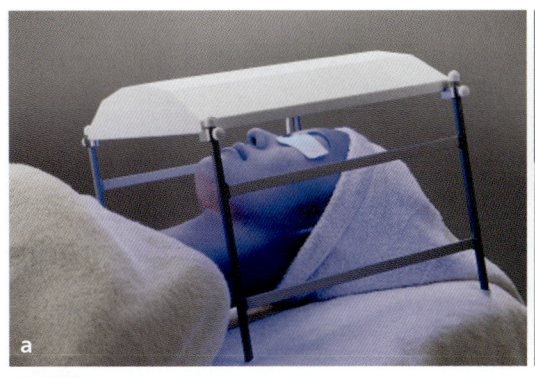

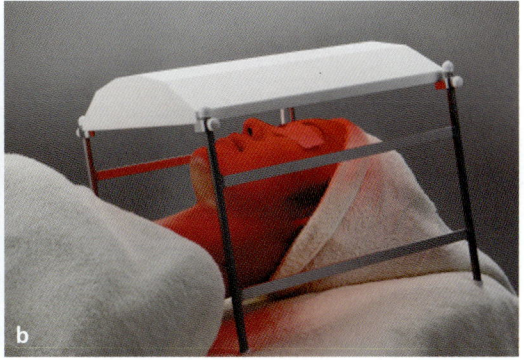

図3 ネオ・エナジー（ブルーム・クラシック社）
1台で青色（a），赤色（b）LED照射が顔面全体に可能である．さらに超音波発生装置とメソセラピーの機能も備えている．

2 適応疾患

　LEDが美容皮膚の領域において注目され始めたのは2004年以降である．LEDによるアンチエイジング治療は他の非レーザー光線（intense pulsed light：IPL，I_2PL）のような熱作用を利用した"rejuvenation"ではなく，光そのものを利用することにより"rejuvenation"効果を期待する"photomoduration"が作用機序である．

　レーザーのような即効性がなく加療に時間を要するのが短所ではあるが，
　　①大型機器が必要ではない
　　②表皮・真皮へのダメージがきわめて少ない
　　③青色（450 nm）〜赤色（700 nm），赤外部まで発光できる
　　④その波長を変えることにより種々の臨床効果が期待できる
などの利便性，安全性と適用の広さが利点としてあげられる．

　波長（色）別の適応疾患の概要は以下の通りである．

①青色LED
　皮脂腺にたまりやすいポルフィリンが励起された後に，活性酸素が発生する．その光線力学反応による抗菌作用，皮脂腺の活動低下とピーリング効果によりニキビ治療が可能となる．また化膿性爪囲炎などの細菌感染にも有効症例がある．メラニン産生抑制作用もあるため色素沈着にも有用である．

②緑色LED
　抗酸化作用が誘導されシミ治療が可能になる．

③黄色LED
　リンパ流改善，損傷細胞修復，ターンオーバー亢進作用によりむくみ，たるみ，シワへの効果が期待される．

④赤色LED，赤外LED
　線維芽細胞の活性化，コラーゲン産生促進への期待からシワの改善や創傷治癒を促進させる目的に有用ではないかと考えられている．

Ⅲ．疾患ごとのレーザーの使い方

　さらにLEDは前述の単純照射用の光源としてのみならず，光線力学療法（photodynamic therapy：PDT）の光源としても利用されている．PDTではまず光感受性物質である5アミノレブリン酸（5-aminolevulinic acid：ALA）をターゲットの皮膚に密封外用し，一定時間後に光線を照射して，その際引き起こされる光線力学反応を利用してシワなどに対するアンチエイジング効果を得ようとするものである．PDTは元々皮膚腫瘍やニキビ治療に適用とされていたが，近年皮膚アンチエイジングにおけるひとつのストラテジーとしても注目されている．

3　実際の治療方法

①光線過敏症の有無や薬剤摂取歴，化粧品の使用に関して十分な問診を行う．
②洗浄などにより照射部皮膚を清潔にする．
③LEDの波長領域である可視光線の激しい曝露は加齢黄斑変性症との関連性が推測されているため，照射中はゴーグル（図4）などで眼の保護を行い閉眼させる．
④光源は皮膚面に接触しないよう約1 cm離して5～10分照射する．
⑤施術後発赤がある間は色素沈着の予防のため化粧，サンスクリーン使用などにより紫外線からの直接曝露から防御する．
⑥週1～2回，計8回程度繰り返して効果判定し，効果があれば可能な限り継続する．なおハンディタイプのLED機器であれば低エネルギーであるため連日照射が可能である．

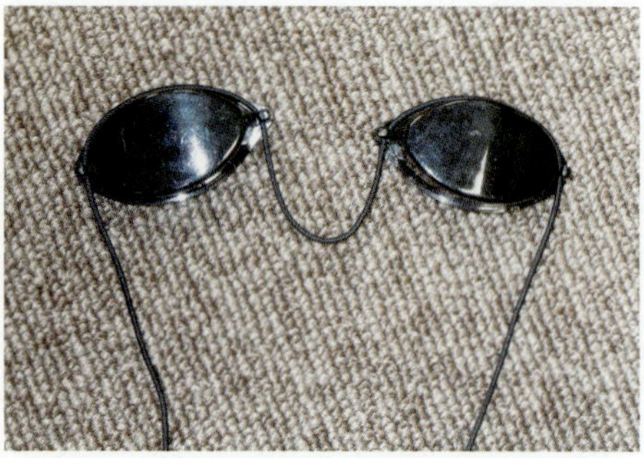

図4 LED照射時の患者の目への悪影響を避けるためにゴーグルを着用させる

4　臨床例

a 症例1

　エステツイン社の赤色LED（F-300）を使用したシワ症例．週3回，各5分，計7回の光線照射前後の右目下部皮膚所見．シワの軽度の改善効果を認めた（図5）．

b 症例2

　エステツイン社の青色LED（F-30）使用による紫外線曝露後の色素沈着の予防効果を検討した．健康人のボランティアの左右前腕皮膚に1.5 MEDのUVB（サンランプ，東芝）を照射し翌日紅斑を誘発した（図6a）．右腕のみにエステツイン社の青色LED（F-30）を10分連日照射したところ2週間後には色素沈着の抑制効果を認めた（図6b）．Mexameter®（インテグラル）により測定したメラニン指数も272から223に低下した．

c 症例3

　再発を繰り返す右第1足趾の化膿性爪囲炎患者（18歳男性）に対して抗生物質フリー

7. 発光ダイオード（LED）

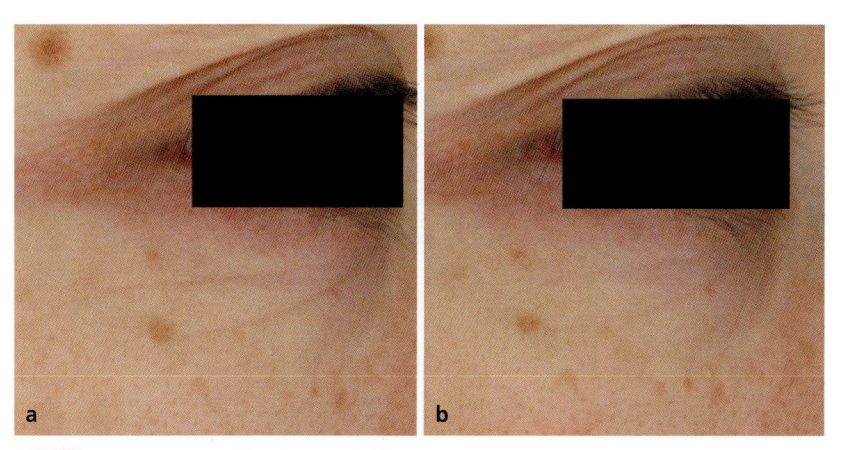

図5 赤色LEDの照射前（a），照射後（b）
下眼瞼下方のシワ症例．

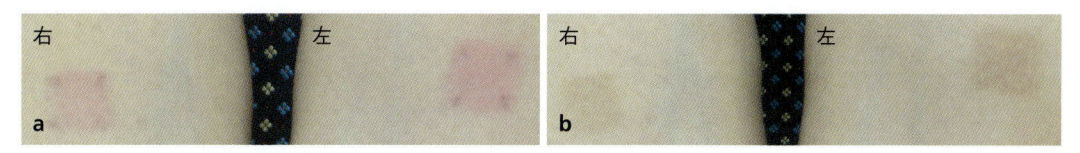

図6 紫外線照射後のシミ抑制効果（前腕皮膚）
a：UVB照射24時間後，b：aの2週間後．右：青色LED照射，左：無処置．

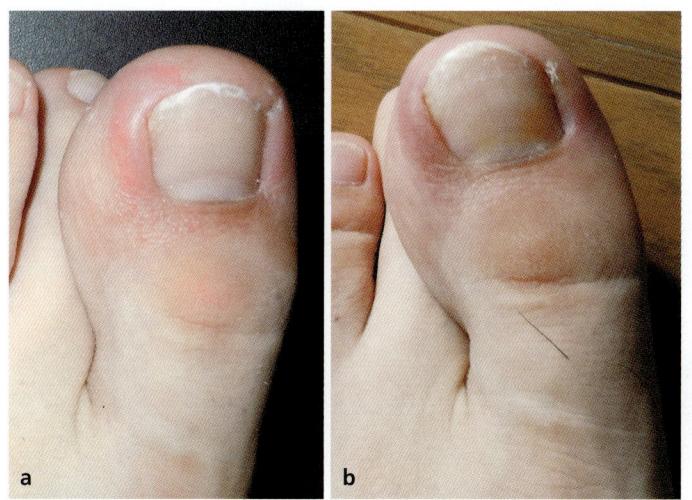

図7 青色LEDの照射前（a），照射後（b）

の状態でエステツイン社の青色LED（F-30）を連日，2週間照射による単独治療を施行したところ発赤，腫脹，疼痛の軽減効果がみられた（図7）．

5　副作用

　照射中の軽度の熱感，照射後の発赤以外は特に大きなトラブルが発生する可能性は少ない．発赤も通常は数時間以内に消失する．ただ可視光線による光線過敏症を引き起こした際にはすぐに適切な外用処置を行い，光線過敏症に関する精査を開始する．

Ⅲ．疾患ごとのレーザーの使い方

> **コラム**
> **LED治療における注意点**
>
> 　LED照射は皮膚への副作用が少ない反面，効果が緩徐である．効果が現れるまでに日数がかかる旨，施術前にあらかじめ説明しておく必要がある．またケミカルピーリング，イオントフォレーシスやエレクトロポレーションなど他の治療法との併用が可能で，効果に相乗作用がみられる場合が多い．
>
> 　光線過敏症，特に可視光線に過敏な日光蕁麻疹，ポルフィリア，慢性光線性皮膚炎などの患者には禁忌であるため，光線過敏症の有無に関する照射前の問診が重要である．また光毒性あるいは光アレルギーを引き起こす可能性のある薬剤（テトラサイクリン，オフロキサシンなどの抗菌薬，アミオダロンなどの抗不整脈薬，アザプロパゾンなどの抗炎症薬，アザチオプリンなどの抗リウマチ薬，クロルプロマジンなどの抗精神病薬）を摂取中，もしくは光毒性あるいは光アレルギーを引き起こす可能性のある物質（ラベンダーオイル，シトラス柑橘系オイル，ライム，ベルガモット油，コールタールなど）を含む化粧品，入浴剤を日常的に使用している場合には治療に日数を要するLED治療は行わないほうがよい．

6　その他[3-5]

　LEDによる皮膚アンチエイジング作用の医学的エビデンスについては近年，

　　①緑色，赤色LED照射による線維芽細胞の増殖亢進
　　②黄色LED照射による光老化皮膚の臨床的改善，Ⅰ型コラーゲン増加，MMP-1の減少と日焼け後に皮膚に発現が増強するMMP-1，MMP-9，c-Junの抑制
　　③赤色，白色の2つのLEDの組み合わせによる光老化皮膚の臨床的改善
　　④赤色LED照射による術後の浮腫，紅斑，紫斑，疼痛の軽減
　　⑤赤色LED照射による創傷治癒促進作用
　　⑥赤色LED照射による細胞DNA修復能の増加

など数多く報告されている．

文献

1) Dierickx CC, Anderson RR. Visible light treatment of photoaging. Dermatol Ther. 2005; 18: 191-208.
2) 森脇真一, 櫟原維華. 美容皮膚科領域の新しい医療機器としてのLEDの可能性（総説）. 日本美容皮膚科学会雑誌. 2009; 19: 39-44.
3) 森脇真一, 川又里美, 小谷麻由美, 他. 赤色LED（Light emitting diode）の正常ヒト線維芽細胞に及ぼす影響. 日本美容皮膚科学会雑誌. 2008; 18: 30-4.
4) Barolet D, Roberge CJ, Auger FA, et al. Regulation of skin collagen metabolism in vitro using a pulsed 660 nm LED light source: clinical correlation with a single-blinded study. J Invest Dermatol. 2009; 129: 2751-9.
5) 森脇真一, 小谷麻由美, 櫟原維華, 他. 正常ヒト皮膚3次元モデルを用いた赤色, 青色LED（Light emitting diode）の色素沈着抑制効果の検討. 日本美容皮膚科学会雑誌. 2010; 20: 288-94.

【森脇真一】

TOPICS 14
LED 使用時における工夫は？

　LED は適応範囲の広い光線療法の 1 つであり，またその波長から光線力学療法 (photo dynamic therapy：PDT) の励起光源として使用することができる[1]．

　当院では治療に難渋する症例に，LED による PDT を用いて良好な効果を得ている．使用する LED は高輝度 LED である Omnilux revive で波長 633±3 nm，エネルギー密度 40 mW/cm^2 である．

　1 例目として，内服・外用で寛解増悪を繰り返す，33 歳女性の尋常性痤瘡の症例に PDT を施行した．20% ALA (5-aminolevulic acid) 親水軟膏を用い LED を照射した．顔面部のため 20% ALA 親水軟膏の密封は絆創膏を用いた．PDT を 2 回施行したところ，皮疹の軽快を認めた（図 1）．

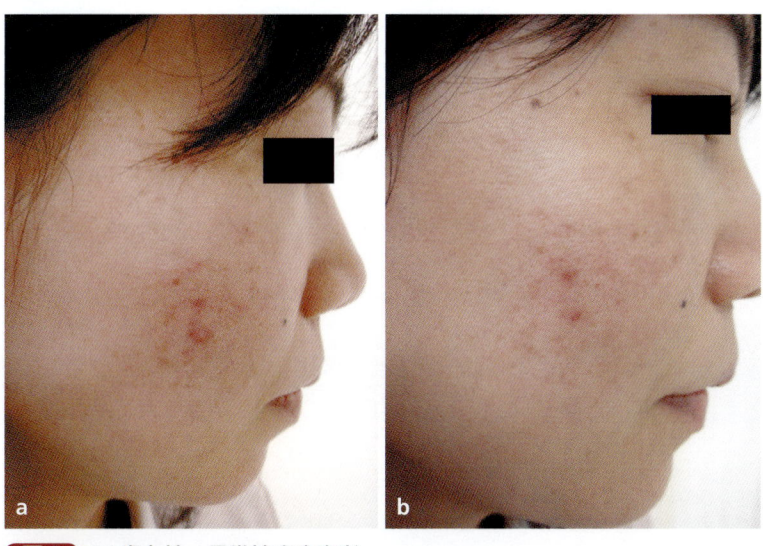

図1 **33 歳女性，尋常性痤瘡患者**
a：治療前．b：PDT 2 回施行後．皮疹の軽快を認めた．

　2 例目として，長期間，液体窒素凍結療法にて効果を認めない，48 歳女性の尋常性疣贅の症例に PDT を用いた．20% ALA 親水軟膏の密封はラップにて行い，LED による PDT 3 回施行で軽快・治癒し，その後再発を認めない（図 2）．

　PDT を顔面部に施行する際に最も留意する点は，治療後の色素沈着である[2]．1 例目は 20% ALA 親水軟膏の浸透度を軽減させる目的でラップの代わりに絆創膏を用い，密封時間も通常より短縮した．PDT 施術後の色素沈着を認めず，同部位に痤瘡の再発を認めなかった．2 例目では疣贅が手掌側に存在するため角質の厚さを考慮し，20% ALA 親水軟膏の浸透度を高めるために密封時間を延長した．液体窒素凍結療法の無効な尋常性疣

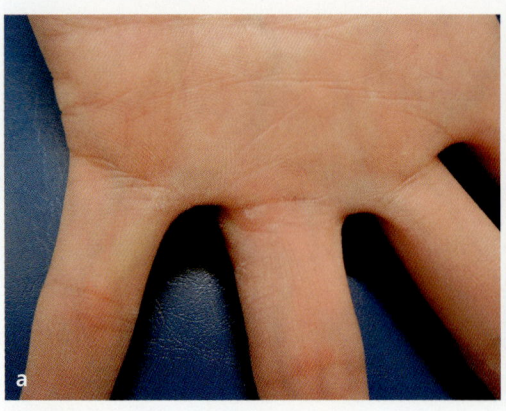

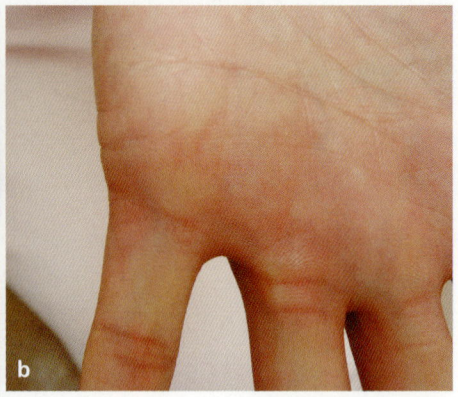

図2 48歳女性，尋常性疣贅患者
a：治療前．b：PDT 3回施行後．皮疹はほぼ治癒した．

疣贅に PDT は有効であった．PDT は液体窒素凍結療法に比べ治療後の疼痛も少なく，再発も認めない点からも有効であった．
　PDT を施行する際には治療部位により角質や表皮の状態を考慮して，20% ALA 親水軟膏の密封の方法や時間を随時変更することが重要である．

文献

1) 天津朗典．LED. In：川田　暁，編．光老化皮膚．東京：南山堂；2005. p.116-23.
2) 天津朗典，川田　暁．Photorejuvenation. Visual Dermatology. 2008; 7: 904-5.

【天津朗典】

IV

光 治 療

1 IPL治療

1 IPL機器

a IPLとは

　Intense Pulsed Light（IPL）は，広帯域波長を発振するフラッシュランプ光源である．IPLという名称は，1990年代半ばにIPL機器を初めて販売したESC Medical System（現：ルミナス）社が商標登録を行った用語である．そのため他社は，BBL™，I2PL™などと表現を工夫しているが，学術的には「IPL」と言うことが多く，時に，フラッシュランプやnon-laser lightとも言われる．また，IPLを販売する各社は自社の製品を用いた美容皮膚治療に名称を付けており，他に先駆けたルミナス社の「フォトフェイシャル」が広く知られているが，他にもキュテラ社の「フォトブライト」など，独自の治療名がある．これは一般に普及させようという企業努力なので，学術的には，むしろ，IPLの性質を知ることに努めるべきである．本稿では以下「IPL」で統一し，治療名については言及しない．

b IPLの歴史

　皮膚治療用にIPLが発売されたのは1994年である[1]．当初は，高額なレーザーを買い揃えずとも，多波長を含むIPLがあれば多くの病変に対応可能であるとして開発され，血管腫，多毛をはじめ，メラニン・ヘモグロビンの過剰による様々な皮膚病変や刺青にも使用された[2]．本邦でも試行錯誤されたが，一部の医師しかうまく扱うことはできなかった．しかし，1990年代後半に，抗加齢目的で非侵襲的にレーザーを用いるnon-ablative skin rejuvenationという新たな概念が提唱され，IPLもこれに応用できる熱源として急に注目を浴び，間もなく，その効果が報告された[3]．本邦でも，筆者らの検討をはじめ，2000年頃からIPLの臨床効果が報告された[4]．一方で，何にでも効果があるというイメージが先行し，過剰な期待から治療結果に満足されないことも少なくなかった．約10年を経た現在，治療に対する理解は深まり，高性能なIPL機器の登場も相俟って，治療効果や安全性は向上した[5]．概して，レーザーに比してやや効果が低いが，用途によってはレーザーと遜色のない満足感が得られる．IPL治療は術者のスキルにより治療結果が異なることもあり評価や好みが分かれるが，適切な使用ができれば，汎用性が高い有用な治療として位置づけることができるのである．

c IPL機器

　IPLは，レーザーの可干渉性，単波長，直進性の性質に対して，非可干渉性，多波長，散乱性の性質を持つパルス光である．IPLの定義は曖昧であり，機器の性能・性質は多岐にわたる．光治療で重要となる，波長，パルス時間，照射面積，冷却温度など，ほぼ全て

1. IPL 治療

の設計が機器ごとに大幅に異なっている．そのため，他機種間の比較は困難である．また，レーザーの場合は種類を言うと波長までわかるが，IPL では，機器の名称や設定などを説明しないと意見交換がしづらい現状がある．

　有効な治療を行うためには，それぞれの機器の推奨設定から使用を開始して経験を積んだ後に，より効果的なパラメーターを工夫するという段階が必要である．最大の効果を引き出すためには，出力のみではなく，可能な限り設定を変更するとよい．高性能な機器では多くのパラメーターが可変式なので，適応に合わせてバランスを取るとよい．ひとつの機器を熟知することも大切であるが，深く IPL を理解するため，以下に項目ごとに解説する．

①波長

　IPL はキセノンランプを光源としており，皮膚に有害な短波長をフィルターで除去した，およそ 515〜1200 nm の波長を治療に用いる．この波長帯には，皮膚治療に用いる多くのレーザーの波長が含まれているが，実際は，短波長側のみか，短・長波長の両側をフィルターでカットして，ある程度限定した波長帯で治療を行っている（e.g. 560〜1200 nm，640〜950 nm など）．中にはフラッシュランプの電流を変えて，波長を狭く限定した特徴的な機器もある（e.g. 500〜635 nm）．IPL の波長は全て均一に発振されてい

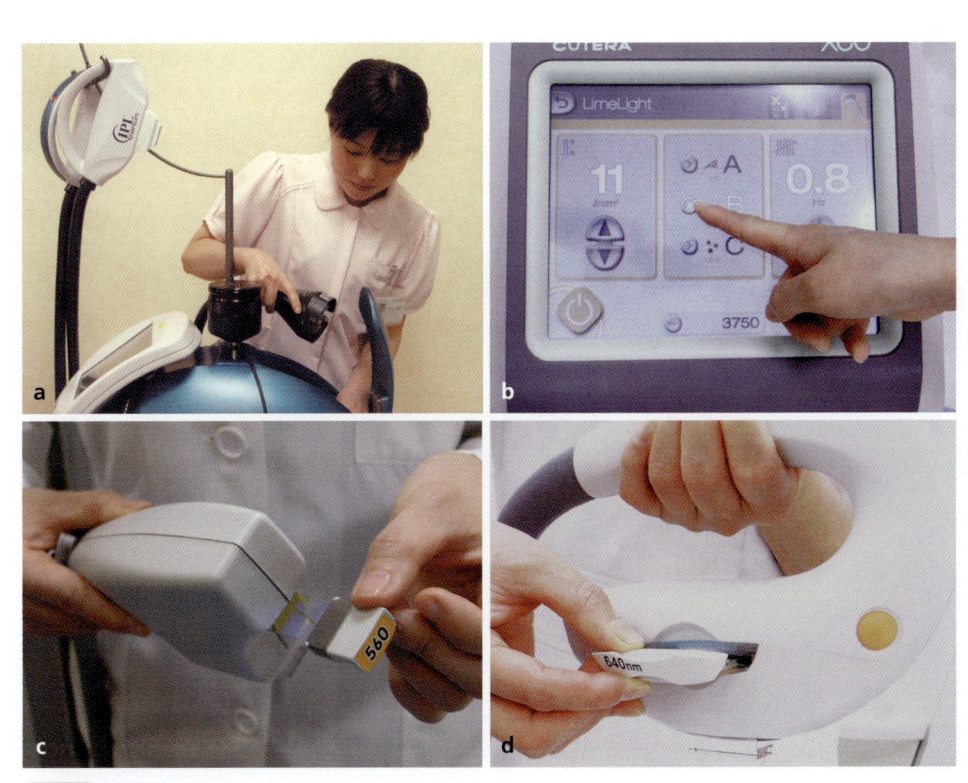

図1　各種 IPL 機器
a：Natulight® (Lumenis)．初期型の IPL で，波長の変更はハンドピースごと抜き差しする．
b：LimeLight™ (Cutera)．波長帯の可変域は広くないが，波長成分をタッチパネルで変更できる．
c：BBL™ (Sciton)，d：LumenisOne™ (Lumenis)．波長の変更はフィルターの抜き差しだけで簡便である．

Ⅳ．光治療

るのではなく，決まった波形を描くことを知っておくべきである．フィルターを使用することにより，フィルターが示す数値の波長付近に強いピークができる．多くの機器は複数の波長帯を備えており，波長帯の変更方法には，ハンドピース自体を接続し直す，フィルターを抜き差しする，タッチパネルである程度変更する，などがある（図1）．

②パルス時間

　　IPLのパルス時間はミリ秒単位で設計されている．設定出力は，単一か複数のパルスに分割して照射される．分割方式の場合，分割数とパルスの間隔（delay timeまたはoff time）は機器によって異なり，出力の上下で自動変更されるものもある．詳細を開示していない企業もあるが，治療を行う上では知っておくべき情報である．パルス内出力の均一性も重要で，スパイクを伴う形態とスクエアの形態があるが，安定性の面からはスクエアパルスが優れている．

③照射面積

　　IPLのパルス光は，サファイアかクオーツ製の照射面を通して皮膚に照射される．熱伝導の観点から，サファイアが格段に優れている．照射面積は10×30 mm程度の長方形のものが一般的で，短時間で広範囲の治療が可能だが，逆に小病変に照射をする際には，周囲を白い紙で覆うなどの工夫が望まれる（図2a, b）．小さな照射面積のものや，アダプ

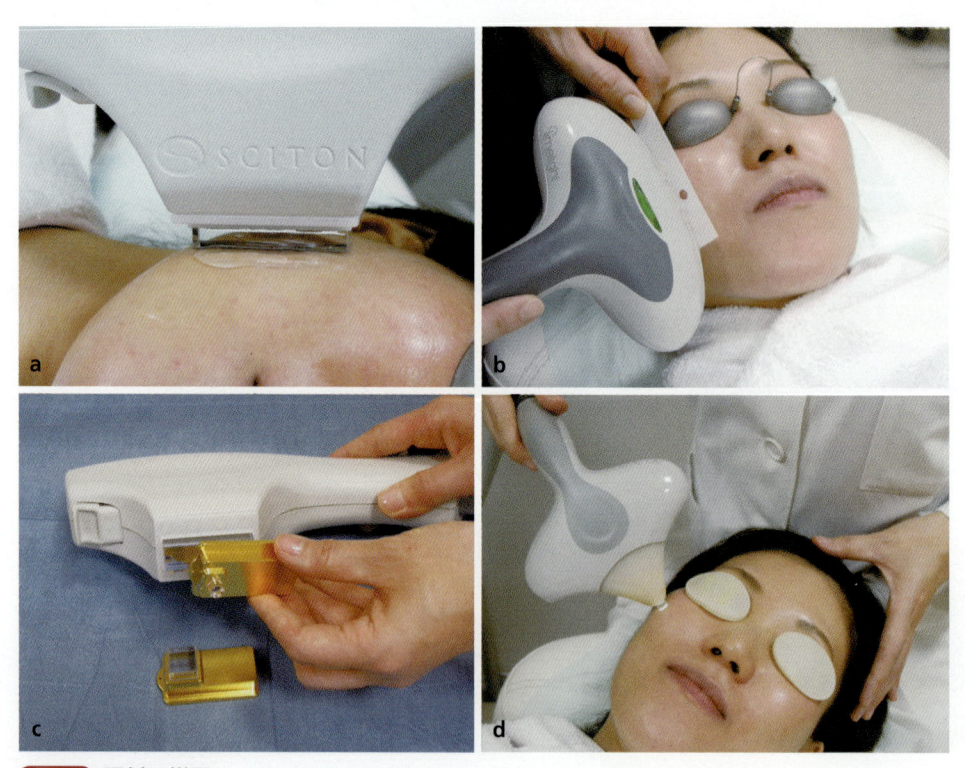

図2　照射の様子
a：BBL™を適切な圧で照射している様子．
b：LimeLight™照射時に白紙を用いて，病変部位のみに強い照射をする様子．
c：BBL™は複数の小スポットのアダプターを備えており，丁寧な照射が可能である．
d：AcuTip™（Cutera）は短波長帯に限定した小スポットのIPLである．

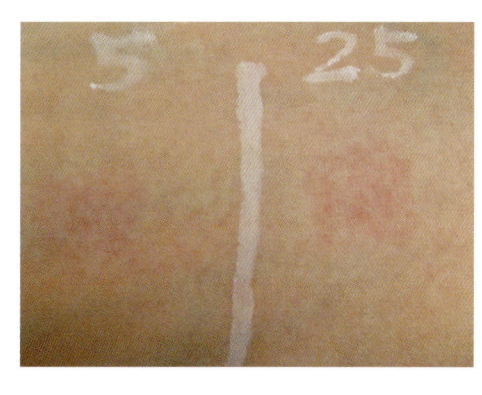

図3 BBL™ を用いた冷却温度による皮膚表面の反応の違いの検討
515 nm フィルターを使用，14 J/cm², パルス時間 15 msec，スポットサイズ 10×10 mm．5℃の冷却（左）に比べて，25℃の冷却（右）では明らかな紅斑が生じている．

ターを取り付けて照射面積を変更できるものもある（図2c, d）．

④冷却装置

IPL 機器の冷却装置は，キセノンランプの冷却用と皮膚照射面の冷却用の 2 種がある．この性能もまた，機器によって異なる．連続照射でも一定の温度を保てる機器と，冷却が追い付かず表皮の保護が不十分な機器がある．冷却温度は，およそ 5〜20℃に設計されている．冷却は軽視されがちであるが，用途によっては安全な治療に大きく貢献する．同じ出力で異なる冷却温度で照射をした場合の差は，図3に示すように明らかである．冷却装置は IPL のハンドピース内にあるため，構造上，ハンドピースが大きくなってしまうというマイナス面もある．

2 適応と作用機序

a 適応

広帯域であるが故，適応疾患は多岐におよぶ．ただし，保険適応のある病変は適応の機器による治療を優先すべきである．

①メラニンを標的とする治療

表皮性色素性病変：日光性色素斑，雀卵斑，光線性花弁状色素斑，肝斑，炎症後色素沈着，扁平母斑など．色素の多い脂漏性角化症．Unwanted hair（いわゆるムダ毛）の脱毛．

②ヘモグロビンを標的とする血管性病変

浅在性の血管性病変：毛細血管拡張症，クモ状血管腫，老人性血管腫，一部の単純性血管腫，第一度酒皶など．

③Skin rejuvenation

上記①②に含まれる加齢による皮膚疾患．皮膚の質感の粗さ，浅いシワ，毛穴の開き，いわゆる肌の色むら（一般に言う「くすみ」），弾力の低下など．

④その他

尋常性痤瘡，痤瘡後瘢痕（赤みを伴うもの），赤色瘢痕など．

b 作用機序

IPL の作用機序は，選択的光熱溶解論（selective photothermolysis：SP）に即してお

り，加えて組織の加熱作用もある[6, 7]．SPの概要は，標的構造物に選択的に吸収される波長を用い，周囲の熱拡散を最小限に抑えるパルス時間で，構造物が十分に破壊される出力で照射をすると，瘢痕形成などの合併症の少ない治療が可能だという理論である．IPLは発振波長次第で，皮膚の標的色素となる3要素，メラニン，ヘモグロビン，水をターゲットとすることができる．SPの理論は，真皮性の色素性疾患に対して，メラノソームを標的にQスイッチレーザーを用いる治療で理解しやすい．IPLはミリ秒単位のパルス発振光であるため，色素性病変におけるターゲットはメラノソームではなく，メラニンを過剰に蓄積したメラノサイトとケラチノサイトとなる．また，SPの応用として，拡張熱緩和論（extended theory of selective photothermolysis）がある[8]．これは，標的色素を持つ構造物を熱吸収体とし，そこからの放熱により本来の標的構造物を二次的に破壊する理論である．血管性病変の治療や脱毛治療において，熱緩和時間を大幅に超えたパルス時間でも十分な効果が得られることは，この理論で説明可能であり，IPLもこれに適合する．

組織の加熱作用は，とくにskin rejuvenationで有用である．Skin rejuvenationは加齢で変化した皮膚を若い状態に近づける治療で，主目的に熱影響によるコラーゲンの増生がある．これは，皮膚組織の温度上昇により一部のコラーゲンが熱損傷を受け，その修復過程で結果的に多くのコラーゲンの増生を得るという考えに基づいている．加えて，heat shock proteinの放出による線維芽細胞の刺激によるコラーゲン増生も期待できる[9]．実際，筆者は免疫組織染色でIPL治療後の皮膚において，コラーゲンI，III型の増生を示す所見を得ており[10]，他にも変性したエラスチンの減少の報告や，培養細胞におけるmatrix metalloproteinaseのdown regulationも報告されている[11, 12]．

3 実際の治療方法

a 照射手技

IPLは散乱光であり，照射面と皮膚が密着していないと，光の到達深度と熱量が変化する．光の適合性をあげるために，無色のジェルを照射面か皮膚のいずれかに塗布して照射をする．皮膚温によるジェルの温度上昇を防ぐため，皮膚に塗布する場合は小範囲ずつ塗布するとよい．照射面は軽い圧で接触していることが理想で，適切な接触状態を確認するには，皮膚上で照射面を滑らかに動かせることを確認するとよい（図2a）．熱傷を生じる原因として，押し付け過ぎやジェルの量が過少で照射面と皮膚面にスペースが生じた場合，照射面が斜めになっている場合などがある．また，離し過ぎれば効果が不十分となる[13]．照射は一般に，照射面積ひとつ分を短軸方向にずらしながら行う．

治療回数は適応症状によって異なるが，概ね，3～5回の治療を2～4週ごとに繰り返す．Unwanted hairの治療については，毛周期に合わせて4～8週ごとに5回程度，治療を繰り返す．

b 各適応症状に対する治療の実際

①色素性病変

日光性色素斑，雀卵斑，花弁状色素斑，扁平母斑などでは，直後に色調の濃変が確認で

きる設定で照射をすると十分な効果が得られる．強い反応を得るには，短波長，短いパルス時間，高出力，高い冷却温度に設定するとよい．照射部位には，当日から翌日にかけてマイクロクラストと呼ばれる薄く細かい痂疲が形成され，局所のターンオーバーが促進，通常7日程度で自然脱落する[14, 15]（症例1）．しかし，上下肢，背部などは，皮膚のターンオーバーが遅く，乾燥肌や高齢の例でも，マイクロクラストの脱落までに14日程度かかることがある．病変の性質によるが，治療は2～5回程度を要することが多いが，小スポットのIPLや白紙を用いて病変部のみに強い設定で照射ができれば，単回の治療でも高い効果が得られる（症例2）．筆者らの検討では，日光性色素斑に対する2回の短波長小スポットIPL治療は，1回のQスイッチルビーレーザー治療に遜色のない効果を示したが，炎症後色素沈着は，IPLは0％，Qスイッチルビーレーザーは11.1％と大差があった[16]．この結果が示すように，色素性病変に対するIPL治療の最大の利点は，炎症後色素沈着のリスクを抑えられることである．これは，Qスイッチレーザーのphoto-mechanical効果とIPLのphoto-thermal効果という作用機序の違いによると考えられる．Qスイッチレーザーを日光性色素斑に用いた際の炎症後色素沈着の割合は，20～40％と報告されているが[17, 18]，IPLではそれをごく低率に抑えられる．治療回数が多くなってもこの利点は非常に意義深い．

　直後の反応を見極めれば，マイクロクラストの形成の程度や炎症後色素沈着のリスクを加減できるので，症例の希望やリスクを考慮するとよい．炎症後色素沈着のリスクが高いのは，日焼けをしやすい皮膚，日焼けをしている皮膚，紫外線防止が徹底できない例，常に微細炎症を伴うほどの乾燥肌の例などである．

　肝斑には，長くレーザー治療が禁忌とされてきたが，最近は弱い照射法が工夫されている．IPLは照射に付随する炎症を設定如何で抑えられるので，肝斑にも応用できる．この場合，あえてメラニン吸収を抑えた長波長を選択し（e.g. 640～1200 nm），低出力，長いパルス時間でマイルドな照射をするとよい．これにより，薬剤よりも効率のよいメラニン選択的な表皮ターンオーバーの促進が得られ，一般に3～5回の治療で明らかな効果が得られる．照射のエンドポイントはごく軽度の濃変で，この場合のマイクロクラストの形成はごく軽度である．肝斑は真皮浅層の光変性が強いことが知られているため，IPLの真皮に対するリモデリング効果が何らかの好影響を与えることも示唆される．ただし，安全な治療には，設定の工夫と併用治療が基本である[19, 20]．IPL単独の肝斑の治療はアジア人でも報告されているが，照射の加減で悪化をさせてしまうこともある[21, 22]．これは，近年注目を浴びているレーザートーニングにおいても同様で，すべての治療で慎重に設定を工夫しなければならないのが，肝斑である[23]．

　同様に，炎症を惹起しない照射が可能であれば，炎症後色素沈着部位にも応用できる[24]．この場合も，筆者は640 nm以降のフィルターを好んでおり，照射のエンドポイントも肝斑と同様である．

②血管性病変

　ヘモグロビンの吸収ピークである542，577 nmを含む波長帯を十分に発振するIPLを用いれば，血管性病変の治療ができる．拡張血管を必要十分に加熱凝固させる出力とパル

ス時間が必要で，さらに冷却装置を備えていれば，安全な治療が可能となる．多くの例で，3～5回の治療を要する．照射のエンドポイントは病変部位の紫色の変化，毛細血管拡張症では直後の消失である．ただし，エンドポイントがわかりにくくても深追いをすると表皮損傷のリスクが高まる．顔面に多い，浅在性で赤色の毛細血管拡張や，クモ状血管腫，老人性血管腫に対する効果は高いが，深在性で紫色や青色の太い血管拡張では効果が低い．旧式の色素レーザーで見るような紫斑形成はないが，広範囲の照射では腫脹を伴いやすいので，周囲を保護する白紙や小スポットのIPLを用いるとよい．単純性血管腫に対しても効果的な治療が可能で，多くの例で照射直後に紫斑とは異なる紫色の変化が確認できる（症例3）．

び漫性の極細い毛細血管拡張（いわゆる赤ら顔）に対しては多数例で改善が得られるが，温度差や緊張時の紅潮に対する効果は不十分である．また，第一度酒皶にも高い治療成績と持続効果が報告されているが[25, 26]，筆者の経験では，紅潮が強い例の効果は安定しない．第一度酒皶に対する治療効果は，ヘモグロビンに選択的な熱影響に加えて真皮のリモデリング作用も関係していると考えられる[27]．

③Skin rejuvenation

Skin rejuvenationはIPL治療で最も多い用途である．加齢症状は，色素性・血管性病変に加え，皮膚の質感の衰え，はりや弾力の低下，シワの形成などで実感される．IPL治療は前述の作用機序で，これらの加齢症状を同時に改善させ，かつ，治療後のダウンタイムがほとんどないことから患者に受け入れられやすい．そのため筆者は，IPL治療をベースに皮膚状態を改善させ，段階的に注入などの専門的治療を加え，無理なく総合的に整容面の改善を得る治療法を好んでいる．

加齢症状であれば何でも改善させられるわけではないので，治療前に適応と非適応を十分に診断する必要がある．とくに，誤診されやすい遅発性太田母斑様色素沈着には注意が必要である．概ね，3～4週間隔で5回以上の治療を行うとよいが，最近は機器の性能や治療レベルの向上により，3回の治療による高成績も報告されている[28]（症例4）．治療を繰り返すと段階的に効果が高まり，とくに質感や弾力などは回数依存性に改善が明らかになるが，経験上，10回程度がピークとなる印象がある．照射のエンドポイントは，照射直後の軽度の紅斑と容易に耐えうる痛みとして，各機器で設定を工夫するとよい．全顔の治療には，皮膚の地の色に合わせて出力などを設定することが肝要であり，皮膚色に対して出力が過剰だったり，波長やパルス幅が極端に短かったりした場合には，表皮損傷を生じてしまう．同一条件で全顔に照射をしても，標的色素を豊富に持つ細胞は選択的熱損傷を受け，色調は均一に整う方向に改善するが，効果はある程度にとどまってしまう．これが「IPLは弱い治療だ」という一部評価の理由にもつながる．複合的な効果を存分に得るには，個々の病変に応じた追加照射を行うべきである．筆者は，全顔には安全域でマイルドな照射設定で照射をし，その後，小スポットや周囲保護の白紙を用いたアグレッシブな照射を行っている．この2段階の照射により，治療効果が格段に向上し，合併症は非常に低率になる．

IPLの効果の中でも特に，本邦の女性に好まれるのは，IPLによる色調の均一化と美白

効果である．この効果については，筆者らの分光測色計を用いた検討からも明らかで，地の色の美白効果は客観的にも捉えることができている[29]．また，表皮ターンオーバーの促進とコラーゲンなどの増生により，皮膚の質感の改善や浅いシワの改善が実感される．肉眼的には，透明感のある健康的な皮膚に見えるようになるので，正常をより正常に近づけるrejuvenation治療において，痛みやダウンタイムと得られる効果のバランスは非常によいと言える（症例5）．また，コラーゲン増生効果のみで考えると，それを主目的とした近赤外線やモノポーラ式高周波を用いた治療に劣るが，色素依存性の総合的なrejuvenation効果があるIPLの汎用性は，相当に高い．

④その他

尋常性痤瘡に対するIPL治療の検討があるが，単独治療の効果は十分ではない[27]．筆者は，炎症性や化膿性の丘疹に対するIPLの効果は高くないが，炎症が鎮静化した後の赤色瘢痕に対しては効果が高いと考えている[30]．様々なステージの丘疹が混在する痤瘡に比較的早期からIPLを用いると，瘢痕を残さない治療の助けになる．また，アクネ桿菌が持つポルフィリンの吸光度が非常に高い420 nmのフィルターを持つ特殊なIPL機器を用いて，数百ミリ秒のパルス時間で照射をした場合，一般のIPL治療とは異なる高い改善効果が認められているので，現在検討を進めている．

他に，欧米ではIPL脱毛の報告が多く見られる[31]．本邦では，エステサロンでIPL脱毛が多く行われていることから，医療脱毛としての印象は薄い．しかし，長波長帯を安定して発振できる医療用IPL機器では合併症のリスクは低く，レーザー脱毛と同等の効果が得られるものもある．実際，筆者の検討で，25例の成人女性の腋窩に5回の治療を行い，6カ月後の経過観察において80％以上の減毛効果を認めた[32]（症例6）．IPLの大きな照射面積の有用性が発揮される治療のひとつであり，最近見直されている治療である．

4 臨床例

＜症例1＞

45歳女性．右頬の日光性色素斑に対するIPL治療の経過を倍率50倍で観察した．500〜635 nm IPL，AcuTip™，14 J/cm^2，9.3 msec，20℃で照射．マイクロクラストの形成と脱落，色素斑の改善状態がわかる（図4）．

＜症例2＞

49歳女性．顔面に散在する日光性色素斑のIPL治療例．520〜1100 nm IPL，Lime-

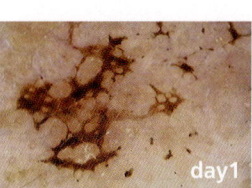

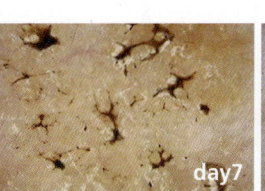

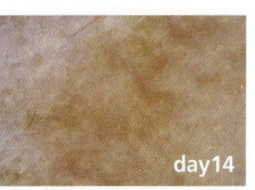

図4　症例1
AcuTip™による日光性色素斑の治療経過．マイクロクラストが形成され，1回の治療で色素斑が薄くなっていることがわかる．

Ⅳ.光治療

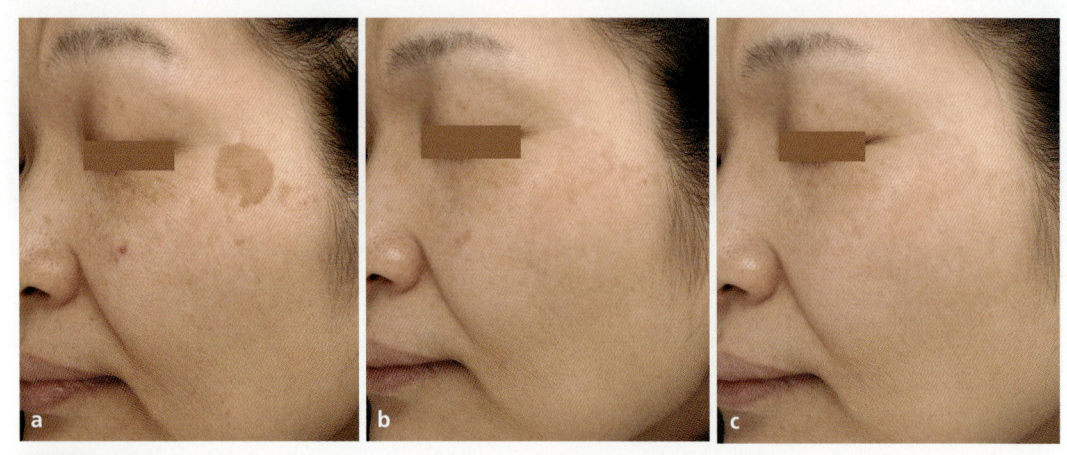

図5 症例2
顔面の日光性色素斑に対して，全顔にLimeLight，大きな色素斑に短波長小スポットのAcuTip™を用いて，少ない治療回数で良好な結果を得た．a：治療前，b：1回治療後，c：3回治療後．

Light™，A+Bモード，11 J/cm², 4.2〜10.8 msec, 20℃で全顔照射．加えて，小スポットの500〜635 nm IPL, AcuTip™, 13 J/cm², 8.6 msec, 20℃を追加照射．約4週間隔で繰り返し治療を行った．治療前，1回治療後，3回治療後と回数を重ねるごとに効果が高まっていることがわかる．画像解析装置VISIA-evolution®（Canfield）にて解析した結果，乱れた肌理の個数は同一範囲内で549から178に減少した（図5）．

＜症例3＞
　24歳女性．生下時より存在する未治療の単純性血管腫に対するIPL治療の例．小スポットの500〜635 nm IPL, AcuTip™, 17〜18 J/cm², 11〜12 msec, 10℃で照射をした．約4週間隔で3回治療後，病変はほぼ消失，治療による痂疲形成は認められなかった（図6）．

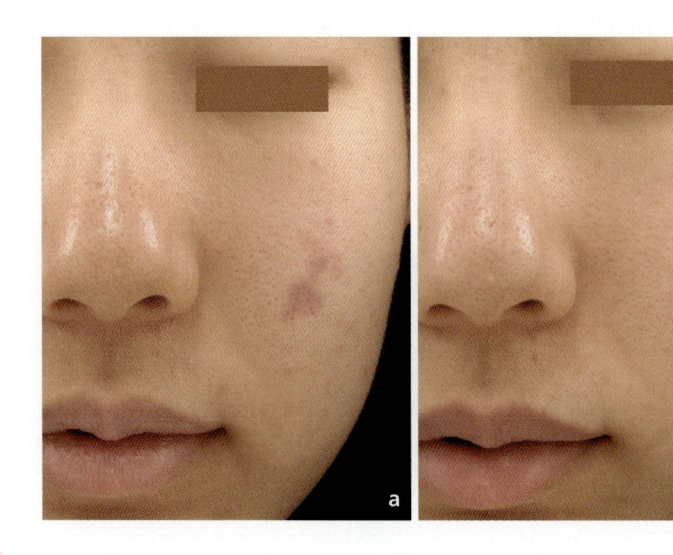

図6 症例3
生下時より存在する頬部の単純性血管腫に対して短波長小スポットのAcuTip™を用いて，良好な結果を得た．a：治療前，b：3回治療後．

図7 症例4
顔面に散在する日光性色素斑と皮膚の質感の衰えに対し，BBL™ を用いて改善を得た．全顔には 590 nm フィルター，色素斑には小スポットのアダプターで 515 nm フィルターを使用した．a：治療前，b：3 回治療後．

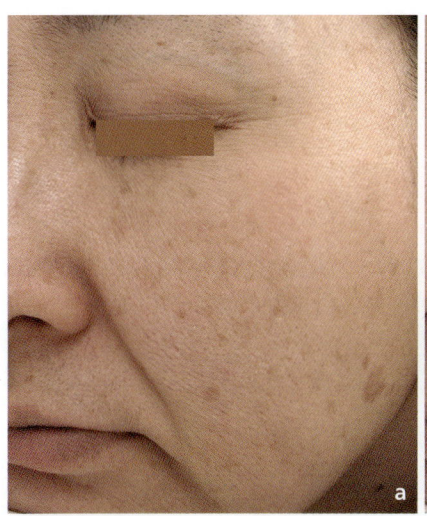

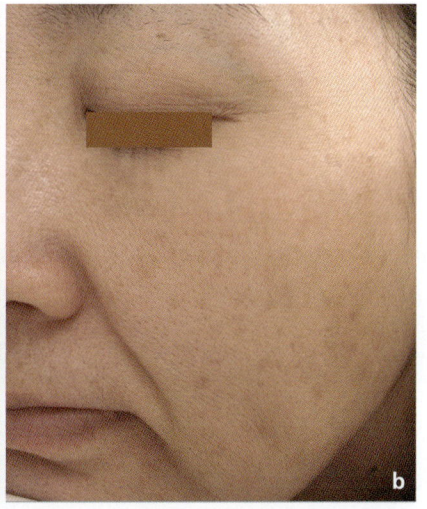

図8 症例5
顔面の日光性色素斑と質感の乱れに対して LimeLight™ を用いて，良好な結果を得た．a：治療前，b：3 回治療後．

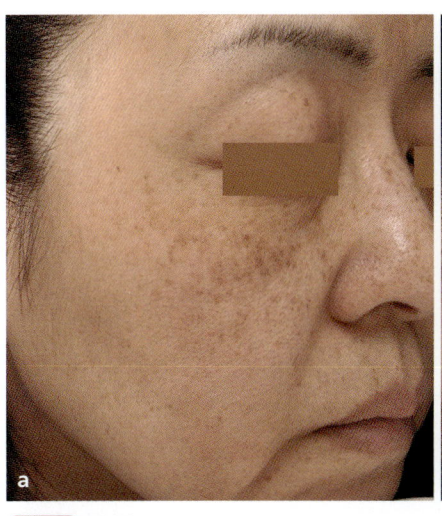

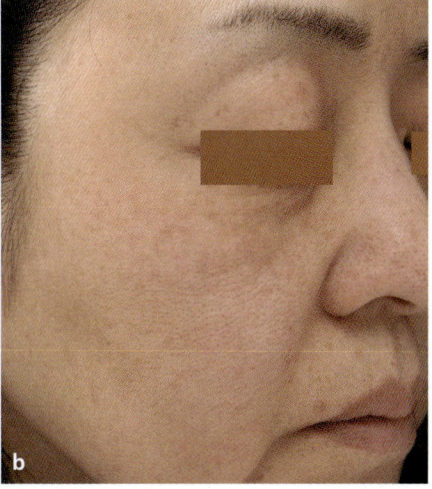

＜症例4＞

　48 歳女性．顔面に散在する日光性色素斑と皮膚の質感の改善を希望．BBL™ を用いて治療を行った．全顔には 590 nm フィルター，10～11 J/cm², 20 msec, 15℃で照射．色素斑には小スポットのアダプターを使用して，515 nm フィルター，14 J/cm², 10 msec, 15℃で追加照射をした．3 回治療後，明らかな改善を認めている．画像解析装置による解析の結果，乱れた肌理の個数は同一範囲内で 599 から 380 に減少した（図 7）．

Ⅳ．光治療

図9 症例6
下腿の unwanted hair に対して，Prowave™（Cutera）を用いて脱毛治療を行い高い減毛効果を得た．a, b：治療前，c, d：3 回治療 6 カ月後．

＜症例 5＞
　42 歳女性．皮膚の質感の乱れと日光性色素斑の改善を希望．520〜1100 nm IPL, LimeLight™, B モード，11 J/cm^2, 9.8 msec, 5℃で全顔照射．色素斑部位には，A モード，10 J/cm^2, 4.2 msec, 20℃で追加照射．3 回治療後，皮膚の質感の改善も明らかである．画像解析装置による解析の結果，乱れた肌理の個数は同一範囲内で 1413 から 578 に減少した（図 8）．

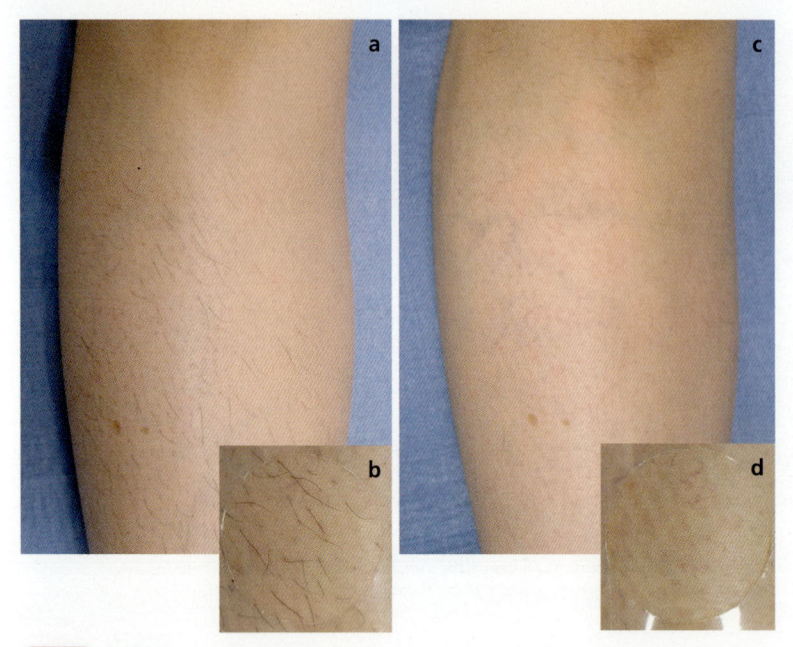

＜症例 6＞
　42 歳女性．770〜1100 nm IPL, Prowave™ を用い，約 8 週間隔で 3 回の脱毛治療を行った．A モード，25〜27 J/cm^2, 29 msec, 5℃で照射．最終治療から 6 カ月後でも 91.3％の減毛率が維持されている（図 9）．

5　副作用

　適切な使用により副作用は低率に抑えられるが，以下の合併症は比較的多く認められる．

a　熱傷，炎症後色素沈着

　照射設定が過強な場合に認められる．予防には，照射中の疼痛の程度を詳しく尋ねること，手技を安定させること，適切な設定をすること，直後の反応を注意深く観察することが肝要である．IPL の照射設定は，強ければ効果が高いとは限らず，むしろ，炎症により熱傷を生じやすくなるのである．
　熱傷が生じてしまった場合，アイスパックなどを用いて十分に冷却した後，抗炎症薬を

数日間外用してもらう．Ⅱ度熱傷が生じた場合は，上皮化完了後に色素脱失，色素沈着を起こす可能性があるので，上皮化を治癒とせずに，これらの予防に努めるべきである．最低1カ月間は紫外線防止，美白外用剤の使用などで経過観察をするとよい．色素性病変の治療で炎症後色素沈着が生じた場合も，設定が過強であったことが疑われる．

　　全顔の skin rejuvenation では，旅行や夏季の日常生活で，意図せずして皮膚の色が濃くなっていることがあるので注意を要する．各回，反応を見ながら照射すべきである．また，各回出力を上げるという誤った方法が浸透していると聞く．病変の色調が薄くなれば，光治療の基本原則の通り，出力を上げる必要があるが，全顔の皮膚色が出力を上げるほどに変化するとは限らないので，不用意に高出力を用いるべきではない[12]．

b 肝斑の顕在化

　　とくに全顔の治療で注意すべきことに，「肝斑の顕在化」がある．筆者らが調査報告したように，肝斑が明らかな所見を呈していなくても，潜在する例は少なくない[33]．そうした例に過強な照射を行うと，炎症を惹起して肝斑を顕在化させてしまうことがある．注意深い診断と慎重な照射設定により避け得る合併症である．

c 毛包周囲炎

　　上口唇などの毛の濃い部位に生じやすい．また，unwanted hair の脱毛治療では多く認める合併症である．一般に数時間から数日で自然治癒するが，程度によって抗炎症外用剤を処方する．治療前の説明が肝要である[12]．

d 眼球損傷

　　IPL はレーザーでなくとも，強烈な光線である．筆者は経験がないが，眼球保護を怠って上眼瞼に IPL を照射して，虹彩炎や前部ぶどう膜炎を起こした報告がある[34]．また，上眼瞼のみでなく下眼瞼の照射時にも，必ず点眼麻酔下にコンタクトシェルを使用すべきである．皮膚を引っ張って眼窩骨上で照射すれば安全だとも言われるが，閉眼が不確実だと漏れ入った光で眼球を損傷する恐れもある．

6 その他

a IPL 機器の出力誤差

　　IPL に限らず，治療機器の出力には許容誤差範囲がある．本邦で使用されている医療用 IPL 機器の多くは FDA（アメリカ食品衛生局）の承認を得ており，出力の許容誤差範囲は±20％とされている．国内でキセノンフラッシュランプ治療器として認証または承認を得ている機器の場合は，さらに厳しく±10％を許容誤差範囲とされている．しかし，機器が常に基準を満たしているとは限らず，誤差範囲を超えても警告がでない機器もある．主に3通りの機器があり，各ショットの出力を機器が感知して自動補正をする，機器の立ち上げ時に手動で出力補正操作を行う，補正ができないタイプがある．出力校正を軽視せず，手動の場合は頻回に行うとよい．医療機器として使用するには，医師の責任におい

> **コラム**
> **より満足度の高い IPL 治療のために**
>
> 　IPL 治療の最大の用途である rejuvenation 治療において，筆者は「合併症は最少，効果は最大に」と心がけて治療をしている．そもそも正常な加齢皮膚に治療を行うのだから，合併症を起こすべからずと考えているためである．しかし，「強く設定すればもっと効果が出るのではないか？」という質問を受けることがある．確かに強い熱影響を与えれば，マイクロクラストが正常部位にも多数形成され，1 週間後には明らかにつるっとした肌になる．しかし，このような治療はリスクが高く，強い炎症を伴えば 3〜4 週間後には炎症後色素沈着が生じ，むしろ顔色はくすんでしまう．そこで筆者の日常診療では，併用治療で効果を高めることがほとんどである．同様の効果を持つ他法，具体的には 5％ハイドロキノン，0.025〜0.05％トレチノインや，これらの混合外用剤を好んでいる．例えば，日光性色素斑を主とした rejuvenation 治療では，マイクロクラストの脱落後，色調の後戻りを認めることがある．色素斑の性質に対して設定が弱かったとも考えられるが，過強な照射をするよりも，ハイドロキノンをひとつ加えるだけで結果は大きく向上，もう一押しの効果が得られる．刺激性皮膚炎の懸念も聞こえるが，詳細な塗布指導を行えばトラブルは意外なほど少ない．他の機器を併用することも多い．最近は高性能の複合機器が多く，他種の熱源との組み合わせは一般化してきている．とくに，ロングパルス Nd:YAG レーザーは，満足度をあげるために非常に有効である．IPL 治療で物足りなさを感じた場合，Genesis™（Cutera）や ClearScan™，ThermaScan™（Sciton）は，いわゆる赤ら顔や皮膚のはりに，もう一押しの効果をもたらしてくれる．高い満足を得ないと患者は戻って来ず，正確な効果を知ることはできない．そこに必要なものは，「もう一押しの効果」だと筆者は考えている．

て，正しい操作で取り扱うべきである．

b 写真記録の重要性

　見た目の改善を得る皮膚治療では，全例で写真記録をすべきである．特に IPL 治療のように段階的に効果を得る方法での重要性は高い．例えば，目立った色素斑が消失すると残存する色素斑が濃くなったように錯覚を起こす例がある．こうした例に対しても十分に説明ができるように，同一条件下で写真を撮影することが肝要である．

むすび

　IPL 治療に対する理解が深まるように，広く解説した．正しい理解のもとで有用性が評価されるよう，今後も適切な治療方法について検討を続けたい．

文献

1) Raulin C, Greve B, Grema H. IPL technology: a review. Lasers Surg Med. 2003; 32: 78-87.
2) Babias P, Schreml S, Szeimies RM, et al. Intense Pulsed Light (IPL): A Review. Lasers Surg Med. 2010; 42: 93-104.
3) Bitter PH. Noninvasive rejuvenation of photodamaged skin using serial, full-face intense pulsed light treatments. Dermatol Surg. 2002; 6: 835-42.
4) Negishi K, Tezuka Y, Kushikata N, et al. Photorejuvenation for Asian skin by intense pulsed light. Dermatol Surg. 2001; 27: 627-31.
5) Ross EV. Laser versus intense pulsed light: Competing technologies in dermatology. Lasers Surg Med. 2006; 38: 261-72.
6) 根岸　圭. In：日本美容皮膚科学会監修. 美容皮膚科学. IPLによるnon-ablative skin rejuvenation. 東京：南山堂；2009. p.252-7.
7) 根岸　圭, 松永佳世子. IPLによる美容皮膚治療. 日レ医誌. 2010; 31: 53-60.
8) Alshler GB, Anderson RR, Manstein D, et al. Extended theory of selective photothermolysis. Lasers Surg Med. 2001; 29: 416-32.
9) 船坂陽子. 美容皮膚科におけるレーザー治療. 日レ医誌. 2007; 27: 309-14.
10) Negishi K, Wakamatsu S, Kushikata N, et al. Full-face photorejuvenation of photodamaged skin by intense pulsed light with integrated contact cooling: initial experiences in Asian patients. Lasers Surg Med. 2002; 30: 298-305.
11) Feng Y, Zhao J, Gold MH. Skin rejuvenation in Asian skin: the analysis of clinical effects and basic mechanisms of intense pulsed light. J Drugs Dermatol. 2008; 7: 273-9.
12) Wong WR, Shyu WL, Tsai JW, et al. Intense pulsed light modulates the expressions of MMP-2, MMP-14 and TIMP-2 in skin dermal fibroblasts cultured within contracted collagen lattices. J Dermatol Sci. 2008; 51: 70-3.
13) 根岸　圭, 松永佳世子. IPLによる治療でやってはいけないこと. MB Derma. 2010; 165: 53-8.
14) Kawada A, Asai M, Kameyama H, et al. Videomicroscopic and histopathological investigation of intense pulsed light therapy for solar lentigines. J Dermatol Sci. 2002; 29: 91-6.
15) Yamashita T, Negishi K, Hariya T, et al. Intense pulsed light therapy for superficial pigmented lesions evaluated by reflectance-mode confocal microscopy and optical coherence tomography. J Invest Dermatol. 2006; 126: 2281-6.
16) 田中志保, 根岸　圭, 若松信吾. 日光性色素斑におけるQスイッチルビーレーザーと短波長・小スポットIPLの効果および安全性の比較検討. Aesthet Dermatol. 2010; 20: 181.
17) 竹内かおり, 根岸　圭, 櫛方暢晴, 他. Qスイッチレーザー治療における炎症後色素沈着の発生率の検討. Aesthet Dermatol. 2008; 18: 77-83.
18) 山田秀和, 傘木和子, 熊本貴之, 他. Qスイッチアレキサンドライトレーザーを用いた日光黒子に対する治療成績　特に炎症後色素沈着の改善の経緯. Aesthet Dermatol. 2005; 15: 58-63.
19) 根岸　圭, 竹内かおり, 櫛方暢晴, 他. IPLを用いた肝斑の複合治療についての検討. 日美外会報. 2007; 29: 149-55.
20) 根岸　圭, 松永佳世子. Intense Pulsed Lightによる肝斑の治療. Aesthet Dermatol. 2010; 20: 348-56.
21) Wang CC, Hui CY, Sue YM, et al. Intense pulsed light for the treatment of refractory melasma in Asian persons. Dermatol Surg. 2004; 30: 1196-200.
22) Li YH, Chen JZ, Wei HC, et al. Efficacy and safety of intense pulsed light in treatment of melasma in Chinese patients. Dermatol Surg. 2008; 34: 693-700.
23) Wattanakrai P, Mornchan R, Eimpunth S. Low-fluence Q-switched neodymium-doped yttrium aluminum garnet (1,064 nm) laser for the treatment of facial melasma in Asians. Dermatol Surg. 2010; 36: 76-87.
24) Ho WS, Chan HH, Ying SY, et al. Prospective study on the treatment of postburn hyperpigmentation by intense pulsed light. Lasers Surg Med. 2003; 32: 42-5.
25) 神田弘貴, 秋山正基, 飯島正文. 第1度酒さに対するIPLの有用性の画像解析による評価. Aesthet Dermatol. 2008; 18: 295-9.

26) Papageorgiou P, Clayton W, Norwood S, et al. Treatment of rosacea with intense pulsed light: significant improvement and long-lasting results. Br J Dermatol. 2008; 159: 628-32.
27) Li YH, Wu Y, Chen JZ, et al. Application of a new intense pulsed light device in the treatment of photoaging skin in Asian patients. Dermatol Surg. 2008; 34: 1459-64.
28) Negishi K, Kushikata N, Takeuchi K, et al. Photorejuvenation by intense pulsed light with objective measurement of skin color in Japanese patients. Dermatol Surg. 2006; 32: 1380-7.
29) Yeung CK, Shek SY, Bjerring P, et al. A comparative study of intense pulsed light alone and its combination with photodynamic therapy for the treatment of facial acne in Asian skin. Lasers Surg Med. 2007; 39: 1-6.
30) 根岸　圭, 若松信吾. 光および高周波による痤瘡の治療. Derma. 2005; 1: 35-41.
31) Drosner M, Adatto M; European Society for Laser Dermatology. Photo-epilation: guidelines for care from the European Society for Laser Dermatology (ESLD). J Cosmet Laser Ther. 2005; 7: 33-8.
32) 根岸　圭, 長尾公美子, 若松信吾. フラッシュランプ治療器による脱毛治療の経験. 日美外会報. 2007; 29: 164-71.
33) Negishi K, Kushikata N, Tezuka Y, et al. Study of the incidence and nature of "very subtle epidermal melasma" in relation to intense pulsed light treatment. Dermatol Surg. 2004; 30: 881-6.
34) Pang AL, Wells K. Bilateral anterior uveitis after intense pulsed light therapy for pigmented eyelid lesions. Dermatol Surg. 2008; 34: 1276-9.

【根岸　圭】

TOPICS 15
IPL 治療におけるコツは？

　Intense Pulsed Light（IPL）は，2000 年に日本に上陸した機器で，単一波長のレーザー照射装置とは異なり 515 nm から 1200 nm の非干渉性の光をフラッシュランプより照射する装置である．Treatment head に様々なピーク波長（515，560，590，615，640，695 nm）をもつフィルターを装着し，広域波長光を照射できることを特徴としている．

　これによりメラニン系から血管系病変の治療が 1 台の装置で可能なほか，設定フィルターの数値をピークとして 1200 nm までの光が同時に出力されることを利用し，主として顔面の光老化（皮膚の粗糙，色素異常，毛孔開大，血管拡張）に対する非侵襲的な photo rejuvenation（光による皮膚若返り治療）— PhotoFacial™ を行う機器として使用されているのが現状である．

　IPL が導入された初期は設定パラメータが多いため（図 1），各病変に対する照射設定や end point がわかりづらく，治療は試行錯誤の繰り返しであった．そのため治療効果は経験によるところが多かったのが実情である．10 年以上経過した現在では，様々な発表・研究[1,2]により，誰もが安全に一定の結果を得ることができるようになっている．

　ここに記載した治療パラメータは，Lumenis 社製 LumenisOne™ を用いて治療を行った設定であり，同社の他の機器や他社製の治療器にそのまま流用できるものではないことを注意していただきたい．

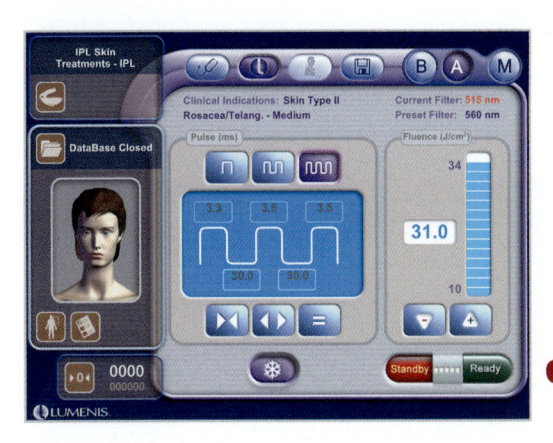

図1 IPL 設定画面

■設定の基本
①フィルター

　吸収曲線に基づいて選択する（図 2）．

　メラニン系病変を治療する場合，単一波長レーザーではルビーレーザーやアレキサンドライトレーザーが代表的であるが，IPL の場合は吸収率のより高い波長である 515，

Ⅳ．光治療

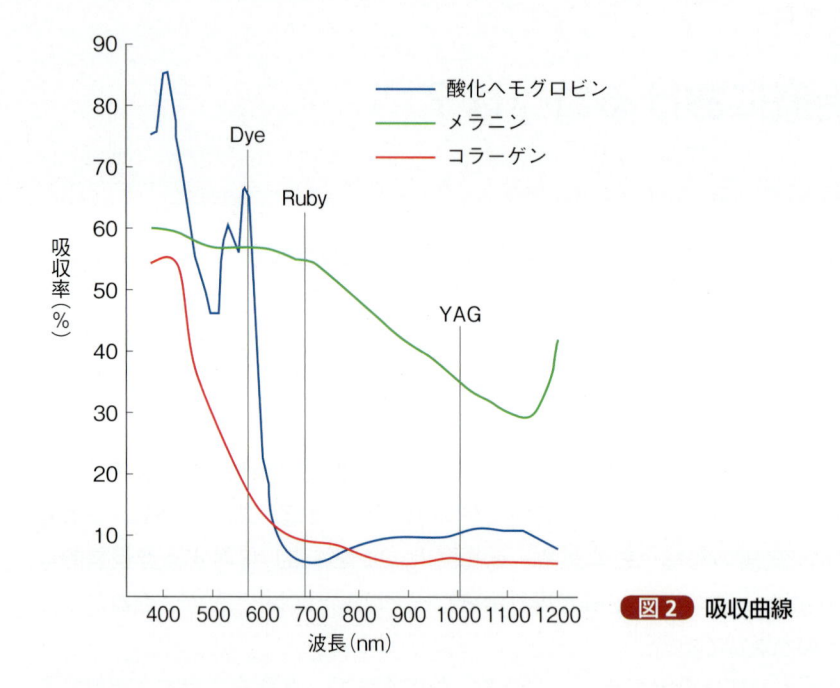

図2 吸収曲線

560 nm を中心に選択する．競合する酸化ヘモグロビンとの差のない吸収帯ではあるが，表在性メラニンに対しては十分な破壊力を示す．また余計なエネルギー伝達がないため光熱凝固が病変以外では起こりにい．IPL の照射時間の単位は msec の単位であり Q スイッチ付き機器の nsec の単位とは異なり真皮メラニンを破壊する力はないので，よりルビーレーザーに近い波長を選んでも太田母斑や後天性真皮メラノサイトーシスには無効である．

血管系病変を治療する場合，単一波長レーザーではダイレーザーが代表的であるが，比較的近い 590 nm を選択する．

②分割照射回数

この設定ができるのも IPL の特徴である．照射エネルギーが一定であれば照射回数の少ない Single Pulse が最も強力である．一定の照射エネルギーを2回，3回に分割して照射する Double Pulse や Triple Pulse では，照射休止時間をとることにより表皮の温度を高めることなくターゲットへエネルギーを伝達することができる．これは Single Pulse ではびらんを生じさせてしまうようなエネルギーを，分割照射することによりびらんを生じさせずにターゲットを破壊させる理論で，このことが IPL の特徴である no down time 治療の根本である．

③その他のパラメータ

照射エネルギー，照射時間，分割照射における照射休止時間等はおのおの病変の治療項目を参照のこと．

■治療頻度

治療頻度は基本的に1回/月の間隔で施行する．複数回治療を行う場合，段階的に1～2 J/cm^2 ずつ照射エネルギーを増加させる．

■治療例

治療パラメータは以下のように記載する：使用フィルター（nm） 照射回数　照射時間（msec）　照射休止時間（msec）　エネルギー量（J/cm^2）．

①部分的な病変

【a】メラニン系

症例1　比較的色調が均一であり浅層に病変が存在すると考えられた．

治療パラメータ：
515　Single　3.0　12
最も波長の短いフィルター使用により1回の治療にてほぼ色素斑は消失した（図3）．

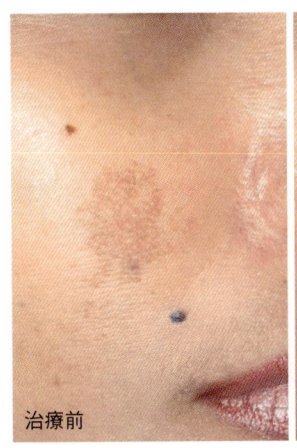

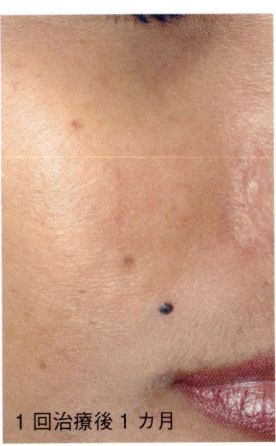

図3 症例1

症例2　色調は濃淡不整で浅層から深層に病変が幅広く存在すると考えられた．
治療パラメータ：560　Double　3.0/3.0　15　16～18
メラニン系病変治療の基本フィルターにより2回の治療で色素斑は消失した（図4）．

【b】血管系

症例3　ポートワイン母斑
治療パラメータ：590　Triple　3.0/3.0/3.0　30/30　18～22
各治療後はびらんや内出血による紫斑は生じなかった．軽度の痂皮形成があったが，化粧も可能であり日常生活に影響はほとんど生じなかった（図5）．

図4 症例2

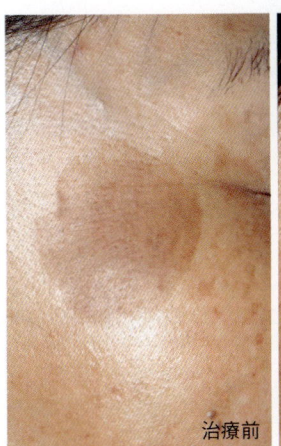

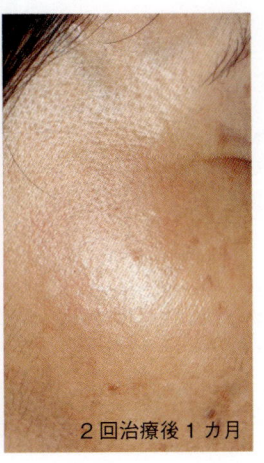

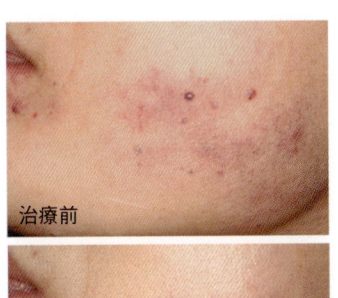

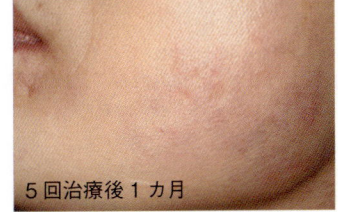

図5 症例3

症例4 酒皶（鼻部）
治療パラメータ：
590　Triple　3.0/3.0/3.0
20/20　18〜28
細い血管は消退したが，太めの血管は口径が細くなってはいるが残存している．鼻部は皮膚が厚いため，比較的照射エネルギーを強くしてもびらんも生じにくいが反応も乏しい（図6）．

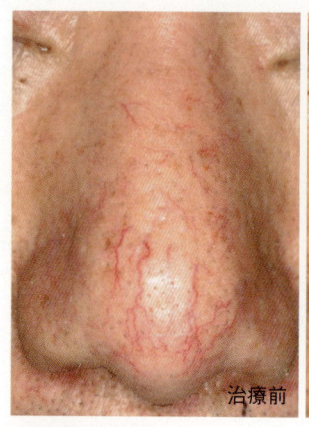

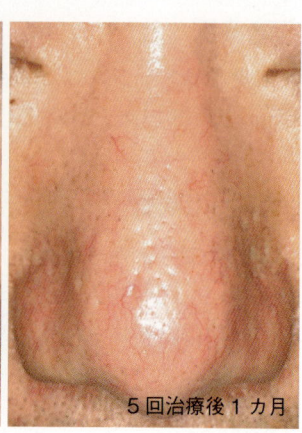

図6　症例4　治療前　5回治療後1カ月

②全体的な病変

IPL を世に知らしめた最も代表的な PhotoFacial™ とよばれる治療法である．
　照射対象を顔面全体として，光老化（皮膚の粗糙，色素異常，毛孔開大，血管拡張）を改善させることを目的とている．治療後は micro crust formation という細かい痂皮が付着する現象が起こる程度で，約7日後には自然に消退する．治療後特別な後療法を必要とせず日常生活が送れる no down time 治療である．

【a】メラニン系

症例5　老人性色素斑
治療パラメータ：
560　Double　3.0/3.0
20　12〜16
色素沈着のみならず毛孔，皮野・皮溝の乱れも改善した（図7）．

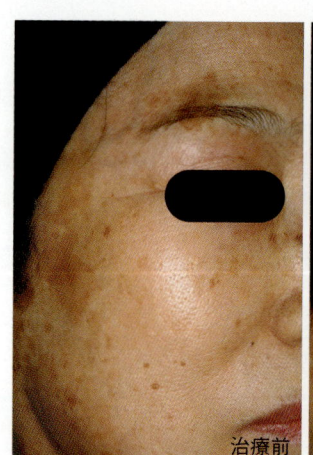

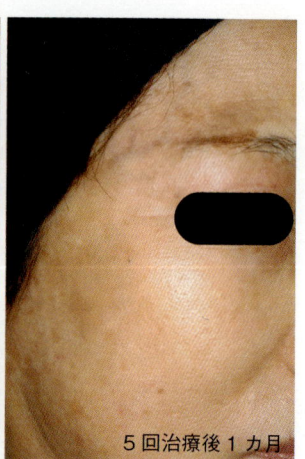

図7　症例5　治療前　5回治療後1カ月

症例6　雀卵斑

治療パラメータ：560　Double　3.0/3.0　20　12〜16
　　　　　　　　590　Triple　3.0/3.0/3.0　30/30　16〜20

雀卵斑のみではなく毛細血管拡張も軽度あり，560 nm で全体で照射したあとに，590 nm でさらに全体照射する double path 治療を毎回施行した（図8）．

症例7 カフェオレ斑
これだけの範囲にルビーやアレキサンドライトレーザーによる照射は現実的ではない．治療後の日常生活を考慮すると，IPLではないと施行しにくい病態と考える．
治療パラメータ：
560　Double　3.0/3.0
20　12〜16
640　Double　3.0/3.0
20　14〜20
治療後のびらん形成はなく，治療初期は軽度の痂皮が全体に付着したが10日間で完全に脱落．通常のシミに対する治療効果ほどではないが，色素斑の分布に変化はないものの，個々の皮疹の淡色化により全体的にかなり改善効果がみられる．通常の化粧で日常生活が送れるようになった．560 nmに加えてより深部メラニンへの効果も期待し，640 nmによるdouble path治療を毎回施行．640 nmはより深部へ光が到達するが，減衰を考慮し560 nmに比較して2 J/cm^{2}強く照射エネルギーを設定した（図9）．

【b】血管系
症例8 酒皶（毛細血管がはっきり確認できる）
治療パラメータ：
560　Double　3.0/3.0
20　12〜16

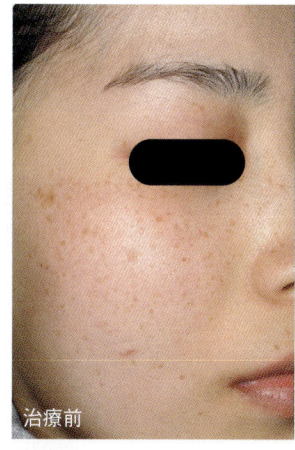

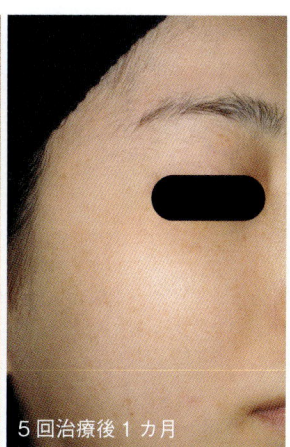

図8　症例6（治療前／5回治療後1ヵ月）

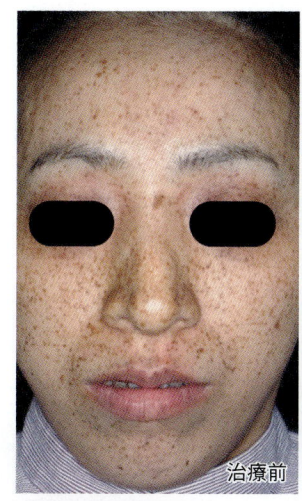

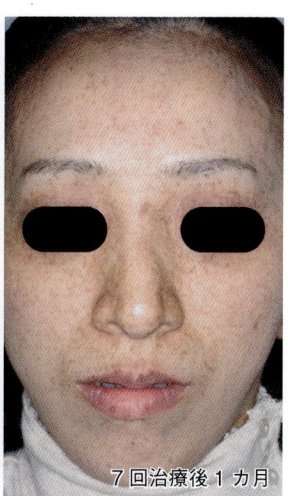

図9　症例7（治療前／7回治療後1ヵ月）

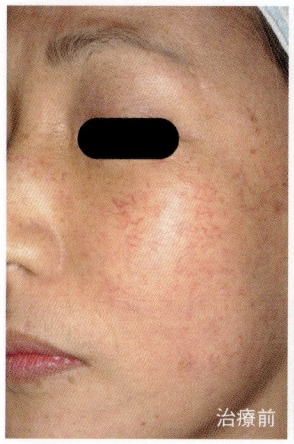

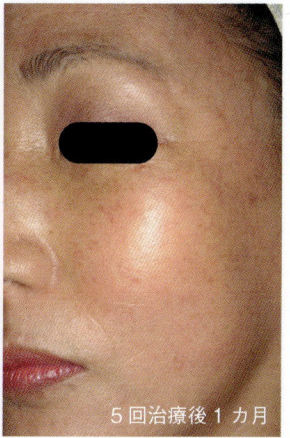

図10　症例8（治療前／5回治療後1ヵ月）

590　Triple　3.0/3.0/3.0　20/20　16〜22

鼻部の酒皶と比較すると皮膚も薄いためか比較的反応しやすい．口径の太い血管の完全消失はみられないが口径の縮小効果はみられる（図10）．

症例9 酒皶（赤ら顔）
治療パラメータ：
560　Double　3.0/3.0　20　12〜16
590　Triple　3.0/3.0/3.0　30/30　16〜20
毛細血管拡張の消退とともに温度差による hot flash 現象も改善された（図11）．

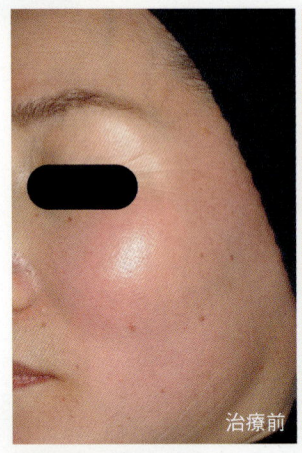

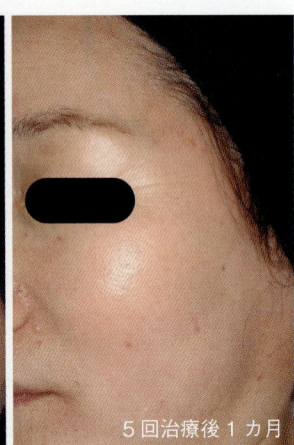

図11　症例9　治療前　5回治療後1カ月

③毛孔開大および皮野・皮溝の乱れを伴う病変

毛孔開大に対して特別なパラメータを設定しているわけではないが，PhotoFacial™ 治療の結果として多かれ少なかれ毛孔開大や皮野・皮溝の乱れは改善が認められる．治療前に毛孔開大が目だった症例をピックアップした．

【a】メラニン系
症例10 日光性色素斑
治療パラメータ：
560　Double　3.0/3.0　20　12〜16
590　Triple　3.0/3.0/3.0　30/30　16〜20
色素病変の消退とともに，毛孔開大も改善され表面の平滑感も出現した（図12）．

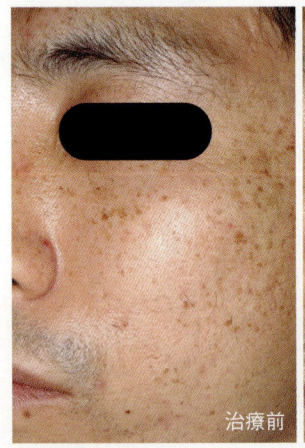

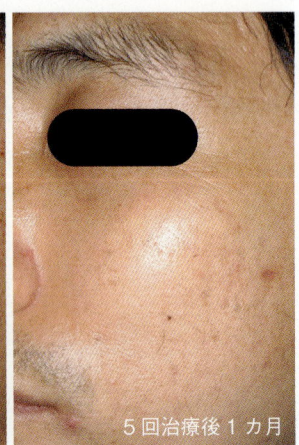

図12　症例10　治療前　5回治療後1カ月

【b】血管系

症例 11　酒皶

治療パラメータ：
560　Double　3.0/3.0
20　12〜16
590　Triple　3.0/3.0/3.0
30/30　16〜20
毛細血管拡張と皮脂分泌亢進の改善が認められる（図13）．

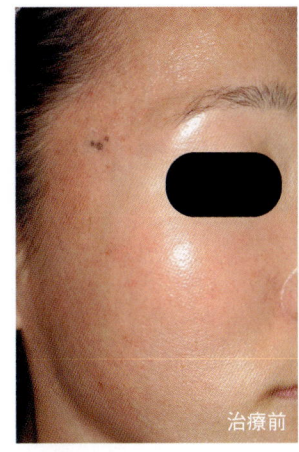

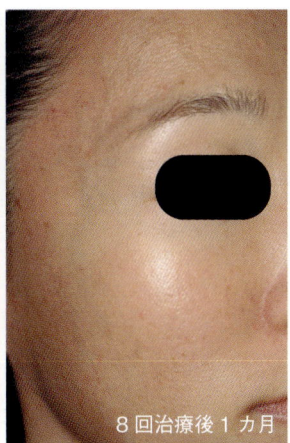

図13　症例11

症例 12　鼻部酒皶

治療パラメータ：
560　Double　3.0/3.0
20　12〜16
590　Triple　3.0/3.0/3.0
30/30　16〜24
特に鼻部の毛孔開大と毛細血管拡張を訴えていたので，鼻部のみは590nmで20〜24 J/cm^{2}を照射した（図14）．

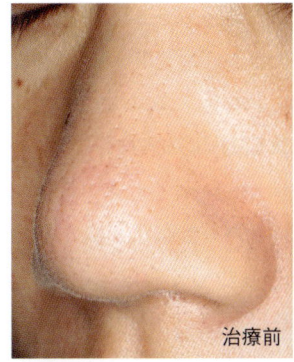

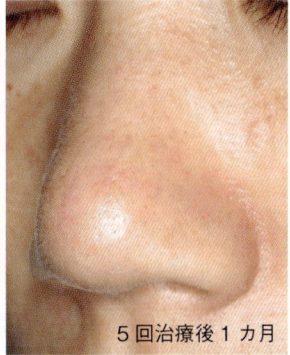

図14　症例12

④部分的に病変が残存した症例

症例 13　老人性色素斑

治療パラメータ：560　Double　3.0/3.0　20　12〜16
　　　　　　　　　590　Triple　3.0/3.0/3.0　30/30　16〜24
部分的治療パラメータ：560　Single　3.0　24

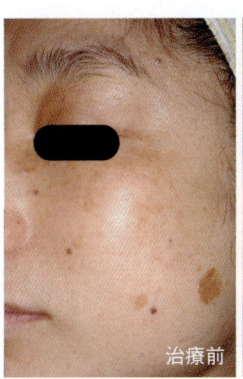

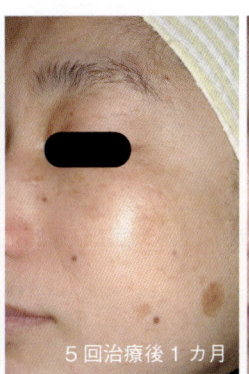

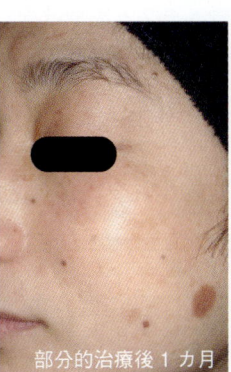

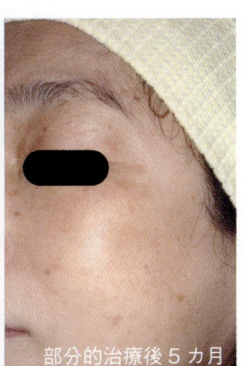

図15　症例13

通常のPhotoFacial™治療を5回施行後も左頬部の色素斑は残存．6回目の治療時に，残存部に対して部分的に強めの治療を追加．1カ月後びらんが生じたあとの炎症後色素沈着を確認．通常のPhotoFacial™治療を1カ月ごとに炎症後色素沈着部を含めて続行．5カ月後には消退した（図15）．

むすび

IPLは個々の病変の治療に使用されてきた従来のレーザー機器とは異なり，顔面全体を治療範囲としたphoto skin rejuvenationを世に知らしめた代表的機器である．もともと血管系病変の治療器として開発されてきたが，広範な波長が照射される特徴をもとに使用方法を変えたPhotoFacial™治療が確立された[3]．メラニン系，血管系病変のみならず，表皮にびらんのような強い障害を与えずに真皮に対して微細な障害や炎症を励起する．その修復過程におけるコラーゲンの再生により，様々な効果を生むことが反応の中核にある．この反応は表皮および毛孔における角質turn overの亢進を促し，そのピーリング効果は皮野・皮溝の乱れおよび毛孔開大の改善としてあらわれる．治療例からわかるように「景観の悪い森の枯れた木を1本1本伐採するのではなく，全ての木を10%改善させることにより全体的な景観が50%も60%もよく見える」という例えが合う効果を出す治療法である．

メラニン系の色素沈着に効果的であることはもちろんであるが，いわゆる「赤ら顔」の第1度酒皶に対しての効果もきわめて有効である．現状ではテトラサイクリンやメトロニダゾール内服での対症療法しかなかった分野であるが，もともと血管腫の治療器として開発されたこともあり，IPLにおいてはメラニン系の病変より酒皶にはかなり効果が期待できる[4]．

IPLはPhotoFacial™治療で有名であるがために，安全であるが部分的病変に対しては効果が弱いという印象がもたれがちである．しかし部分的病変に対しては，全体に照射するパラメータとは異なったより積極的な設定を行うことで対処が可能である．ここで紹介したように，設定を変更することによりびらんを生じさせるようなablativeな治療も可能である．びらんが生じるような治療は，当然炎症後色素沈着のリスクを生じる．しかし基本的には選択的熱融解理論に基いた反応であり，炭酸ガスレーザーや電気焼灼による反応とは異なり周囲組織へ与える影響はきわめて少ない．このような使用法があまり提唱されなかったのは，IPLの設定パラメータが多いことに起因する．様々な病変に対しての設定法や，びらんが生じるend pointを理解するのに経験と時間が必要であったが，ここに示したような設定を参考にすればIPL 1台で様々な病変に対処が可能である．

しかしながら先にも述べたように，IPLはmsec単位で照射する機器であり，nsec単位で照射するQスイッチ付きのレーザーが可能とする真皮内メラニンを破壊させるような効果はない．

全体をIPLで治療しつつ，残存する病変には他の治療機器の助けを借りることにより，よりよい治療効果が期待できる．経験上真皮メラニン系の治療器との併用が最もこのましい選択であると考える．

ここには顔面のみの病変を提示したが，背部の光線性花弁状色素斑など広範囲の治療にも，1回の照射面積が大きため短時間で治療が可能である．

　IPLが上陸して10年間の歳月が経過し，機器メーカーからも詳細な設定情報も提供されるようになった．すべての治療に共通することではあるが，IPLのような多彩な治療法が可能な機器においては，治療前後の写真撮影は必須である．患者に対する効果の説明はもとより，結果確認のフィードバックが施行者の治療技術の向上に欠かせないことは言うまでもない．

文献

1) 神田弘貴．Intense Pulsed Light．皮膚臨床．2002; 44: 1191-9．
2) Negishi K, et al. Full-face photorejuvenation of photodamaged skin by intense pulsed light with integrated contact cooling: Initial experiences in asian patinets. Lasers Surg Med. 2002; 30: 298-305.
3) Bitter PH Jr. Noninvasive rejuvenation of photodamaged skin using serial, full-face intense pulsed light tratments. Dermatol Surg. 2000; 26: 835-43.
4) 神田弘貴，秋山正基，飯島正文．第1度酒さに対するIPLの有用性の画像解析による評価．日本美容皮膚科．2008; 18: 295-9．

【神田弘貴】

Ⅳ．光治療

TOPICS 16
手背の日光黒子の治療に IPL をどう用いるべきか？

　手背の日光黒子は，顔面の日光黒子の次に治療希望患者が多い疾患である．治療としては，Qスイッチレーザー（ルビー，アレックス）が用いられるが，我々の経験では顔面に比べ炎症後色素沈着を生じてしまうことが多い．また，照射後の照射部位の保護や，紫外線防御といったケアが顔面に比べ難しいという欠点がある．したがって当科では手背の日光黒子の治療としてルミナスワン®の IPL を推奨している．照射方法は 515 nm のフィルターを使い，照射率は 10〜12 J/cm² に設定し，1 カ月に 1 回で 3〜5 回照射を行う．顔に比べ反応がよく，マイクロクラストを著明に生じるのが特徴である．

　図 1 は 60 歳女性の手背の日光黒子であるが，1 回照射 6 週間後にはマイクロクラストもとれ，著明に改善が認められている．IPL 治療により「自信を持って人前に手を出すことができるようになった」と言われる方が多く，満足度が高いのも特徴である．

　施行後の注意点として重要なことは，照射部位を保護することである．手は顔と比べマイクロクラストがとれるまでに時間がかかり，また刺激を受けやすい部位であるので，炎症後色素沈着を生じる可能性が高い．作業時には手袋を着用し，手洗い時には強くこすらないように注意する．

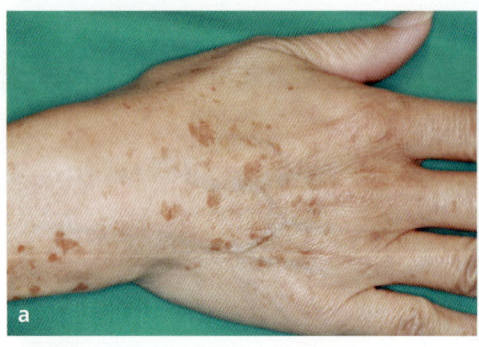

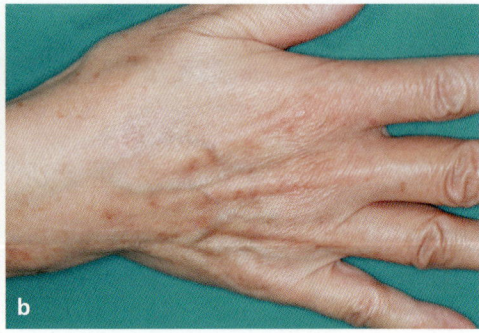

図1　手背の日光黒子（60 歳女性）
a：治療前，b：1 回照射 6 週間後．

【笹屋晴代，川田　暁】

TOPICS 17
キュテラの IPL とは？

■機器

　キュテラの IPL は，Type LL（LimeLight™），Type AT（AcuTip™），Type PW（Prowave™）の3種類がある．それらハンドピースは全て最新のキセノン光線治療器 Opus（オーパス）あるいは Xeo™（薬事未承認器）に搭載することができる．Type LL はフルフェイス照射に適したハンドピースであり，520～1100 nm の波長，5～30 J/cm² のフルエンス，1×3 cm のスポットサイズを備え持つ．3種類のプログラムモード・1 J/cm² 単位のフルエンス設定によりパルス幅は自動で設定され，5～20℃のコンタクトクーリング機能が備わっている．また，本ハンドピースは日本人患者の治療を考えて開発されたことが特筆すべき点と言える．

　Type AT はスポット照射用のハンドピースであり，メラニン・ヘモグロビンに吸光されやすい波長のみを使用した 500～635 nm の波長，3～24 J/cm² のフルエンス，スポットサイズは 6.35 mm，パルス幅は Type LL と同様にフルエンス設定に応じて自動設定される．本ハンドピースは 10℃と 20℃のコンタクトクーリング機能を搭載する．

　Type PW は脱毛専用のハンドピースであり，その波長はより高い深達度を期待して 770～1100 nm が採用されており，5～35 J/cm² でフルエンスを設定できる．スポットサイズが 1×3 cm と比較的大きく，1ショットで広い面積の脱毛が可能であり，したがって照射時間も短時間で済む．日本人医師の意見を反映して安全性の高いコンタクトクーリング機能を搭載すると共に，治療部位・毛の太さ等に合わせて3種類のプログラムモード変更をすることができる．

■適応疾患

　Type LL は色素性疾患（老人性色素斑，雀卵斑等），血管性病変（毛細血管拡張症など）が主な適応疾患のフルフェイス用ハンドピースである．モード A（アグレッシブモード），B（標準モード），C（マイルドモード）の3種の波長スペクトルを設定しており，スキンタイプや疾患に応じて選択する．特に C モードは，今までのレーザー光治療での治療が困難であった肝斑の改善が可能な設定である．

　Type AT の適応疾患は Type LL と同様であるが，スポットサイズが小さいことより，小さなサイズに限局した皮疹に適しており，Type LL のプローブを当てることが困難な鼻のカーブや，フルフェイス照射後の部分的な残存皮疹の治療が可能である．なお，Type AT は，色素性病変の治療において Q スイッチレーザーに匹敵する効果を持つと共に，IPL という特性から PIH（炎症後色素沈着）が少ないと言われている．

　Type PW の適用は脱毛であり美容目的の使用が多いが，毛巣洞における埋没性の毛の脱毛，男性の難治性の毛包炎，痤瘡の改善目的を含めた脱毛にも照射し，良好な結果を得

ている.

■実際の治療方法

　Type LL の使用においては，冷蔵庫で冷やしておいたジェルを治療部位に塗布した後，ハンドピースを強く皮膚に圧抵せず，皮膚と軽く接触した状態で照射する．初回はフルエンスをやや低めに設定して治療するが，疼痛の程度や効果をみながらフルエンス設定やプログラムモード変更によって徐々に強めに照射していく．また，毎回の治療前に患者から前回の治療に対する反応・日焼け等の聴取と共にテスト照射を実施することが推奨されている．安全性は高く，マニュアルに則った照射設定であれば，同部位に複数回の照射が入ったとしても瘢痕を残すことはない．通常3週間から1カ月の治療間隔を取り，臨床効果をみながら治療を繰り返す．

　一方，Type AT の手技は治療部位へのテスト照射および本照射をする点で異なる．

　Type PW の基本的手技は Type LL と同様であるが，毛・皮膚の状態および毛周期を考慮しながらテスト照射の上で本照射を実施する．

■臨床例

症例 1（図 1）

　43 歳女性．雀卵斑＋老人性色素斑．Type LL，B モード，SUN モード，月 1 回，10〜16 J/cm^2 までアップ，5 回照射．色調の改善がみられる．

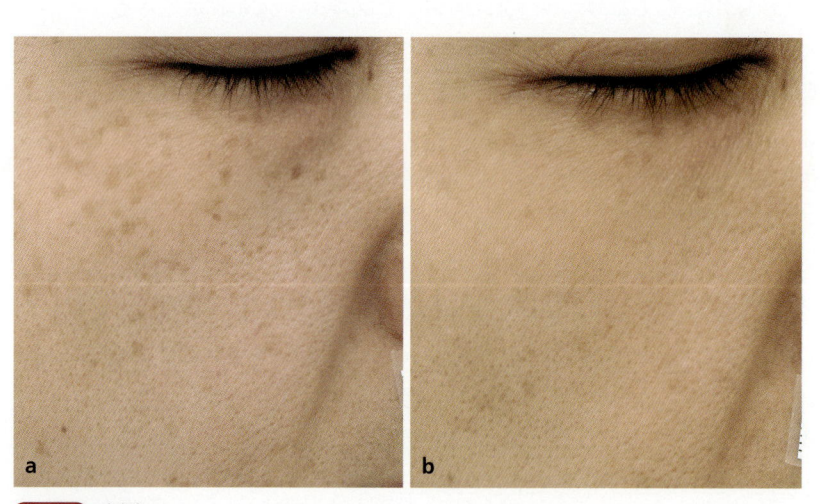

図1 症例1
a：IPL 治療前，b：Type LL 照射 5 回後．

症例 2（図 2）

　63 歳女性．頬部の老人性色素斑＋老人性角化症．Type AT，月 1 回，12〜15 J/cm^2 までアップ，9 回照射により，色素斑部のみならず角化部位の改善もみられる．

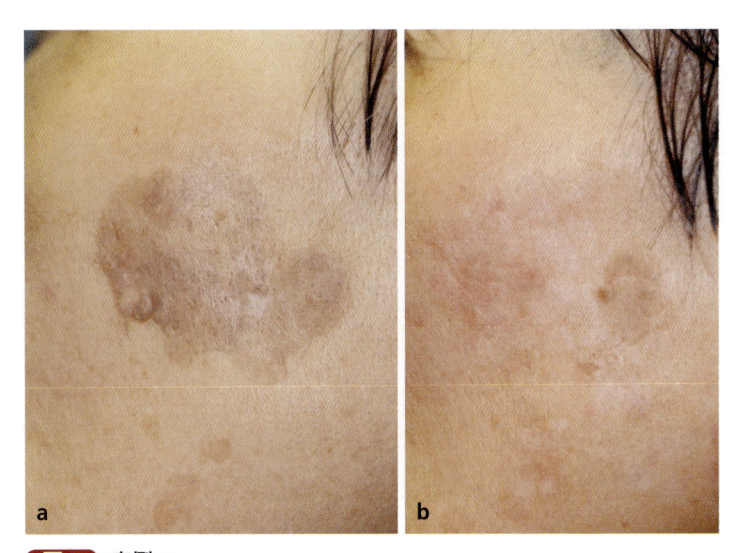

図2 症例2
a：IPL 治療前，b：Type AT 照射9回後．

症例3（図3）

60歳男性．鼻の酒皶．Type AT 月1回，16〜24 J/cm² までアップ，15回照射．毛細血管拡張の改善がみられる．

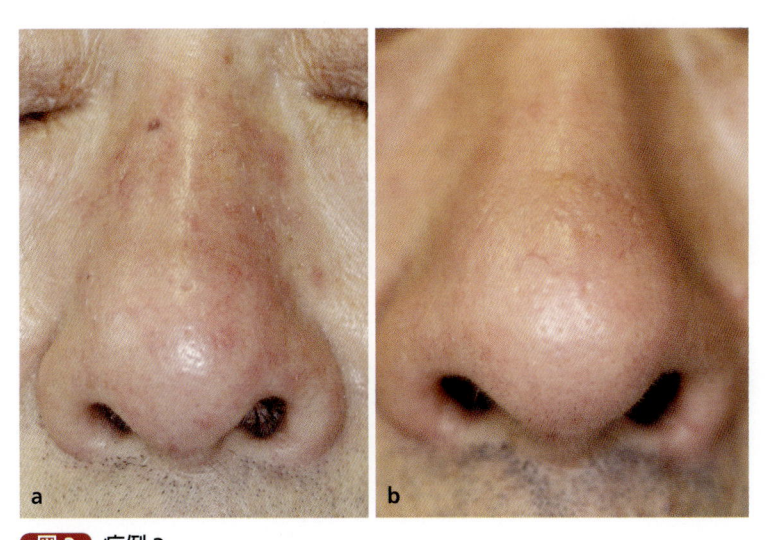

図3 症例3
a：IPL 治療前，b：Type AT 照射15回後．

■副作用

　テスト照射を実施し，患者のスキンタイプや状態の程度に比して極端にアグレッシブな設定での照射を行ったりしなければ，もしくはフルエンスの設定やクーリングのミスなどがなければ概ね安全性は高い．しかしアグレッシブなモードでの照射やフルエンスを高め

> **コラム**
> **患者さんのタイプ**
>
> 　IPL 施術を気に入り，リピートしてくれる患者さんには 2 タイプあり，①周囲の人に治療を勧めて，一緒に治療に連れてくる方，②治療していることを誰にも言わず，きれいになったことを言われると"何もしていない"という方．前者は宝くじが当たると話さずにはいれられないタイプ，後者はまだ誰も知らない隠れ家的レストランを見つけてはにんまりするタイプであろうか．

に設定しての照射では，水疱，PIH などによるダウンタイムが生じる可能性があり，注意が必要である．男性に照射する場合，髭に過度に反応し，周囲に皮膚障害が生じる可能性があるので慎重に行う．

■ **その他**

　近年，比較的高齢者の治療希望者の増加がある．高齢者の顔面皮膚は若年者に比較して顔の広範囲に複数の種類の色素性病変が混在してみられる方が多く，しわやたるみも伴う．IPL はレーザーに比較して治療効果発現が緩徐であるが，キュテラの IPL は状態に応じて複数のハンドピースを用い，プログラムモードやフルエンスを調節することにより単体器でこれらほとんどの疾患症状に臨機応変に対応することができる．

【高橋和宏】

TOPICS 18
キュテラ社製 Xeo™ とは？

　外来診療における美容皮膚治療の分野は，永久減毛からはじまり，血管性病変，色素性病変，そしてスキンタイトニングや痤瘡瘢痕の改善と多岐にわたる．これらを治療目的に，複数の器械を一度に導入することは一般のクリニックではコスト面やスペースの点を考えると困難であろう．

　キュテラ社で開発された Xeo™ System（図1a）は，1台のプラットフォームにハンドピースをつけかえるだけで，様々な治療を行うことができるように設計されている．マルチプラットフォーム方式により，複数の治療を組み合わせて施術したい場合も対応が容易となり，また，導入した当初は使用頻度が高いプローブのみを購入すればコストパフォーマンス性も高くなる．このような高い汎用性以外にも，タッチパネルによる高い操作性やハンドピースと器械本体のプログラムのアップグレードで，最新の治療への対応が今後も可能であることは特筆すべきであろう．

　なお，1人の患者に対して，以下に述べる①〜⑦のような治療を組み合わせて行うことにより，相互効果，相乗効果が得られるが，キュテラ社はこれを Total Skin Therapy と呼んでいる．

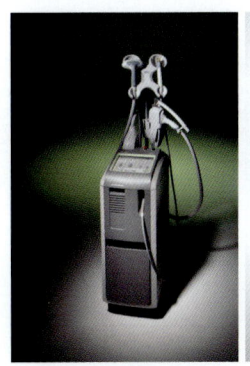

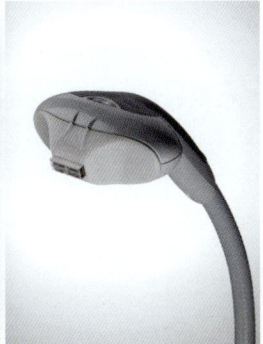

a. Xeo™ System　　b. Titan™　　c. CoolGlide™ Laser Genesis™　　d. LimeLight™

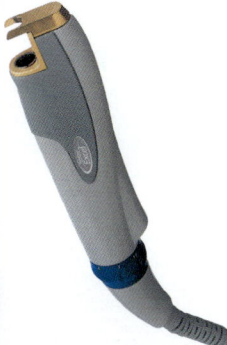

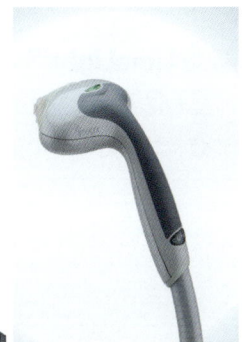

図1 Xeo™ System（a）とそのハンドピース（b〜d）

■① Titan™（図1b, 2）

　近赤外線ランプであり，水分に吸収が高い1,100〜1,800 nm の波長域をクーリングで温度管理をしながら照射する．皮表から1〜4 mm の深度で組織中の温度を上げる効果があり，局所循環を高める作用がある．

　施術直後より，50℃を超える加熱により真皮浅層〜中間層のコラーゲンの収縮を生じ，真皮浮腫を生じるため，スキンタイトニングを生じる．これが外見上は即時的な効果とし

② CoolGlide™ と Genesis™（図1c, 2）

　メラニンとヘモグロビンの双方に吸収される性質のある波長1,064 nmのNd:YAGレーザーを使った治療器である．このため，（1）毛細血管～表在性の血管拡張や脱毛治療が可能である．施術手技については，まず皮膚にハンドピース（冷却部）をあててアイシングをした後，レーザーを単発で発振して目標物をある程度，選択的に熱破壊することが可能である．CoolGlide™と呼ばれる照射方法であり，単純性血管腫，老人性血管腫などの加療に効果的である．

　また，このハンドピースの最大の特徴は，（2）皮表から一定の距離（約2 cm）を保って，レーザーを離して照射するユニークな照射方法，中空照射Genesis™であり，Nd:YAGレーザーを0.3 msec，10～15 J/cm^2，10 Hz程度の設定で6,000～12,000ショット，眼周囲や口唇，鼻孔部を除く，顔面全体に万遍なく照射する．メラニンに吸収されるため，この操作により全顔のシミ，クスミの改善がみられ，また，ヘモグロビンにも吸収されるので赤ら顔を軽減し，浮き出た毛細血管を治療する効果もある．皮表～真皮浅層部に非特異的な熱効果も生じるため，小ジワ，痤瘡瘢痕への効果も報告されている．

③ LimeLight™ と ④ AcuTip™

　ともにキセノン光源のフラッシュランプを使用した治療器．LimeLight™（図1d）は520～1,100 nmの波長の光をIntelligent Pulsed Lightで照射し，表在性の色素病変，

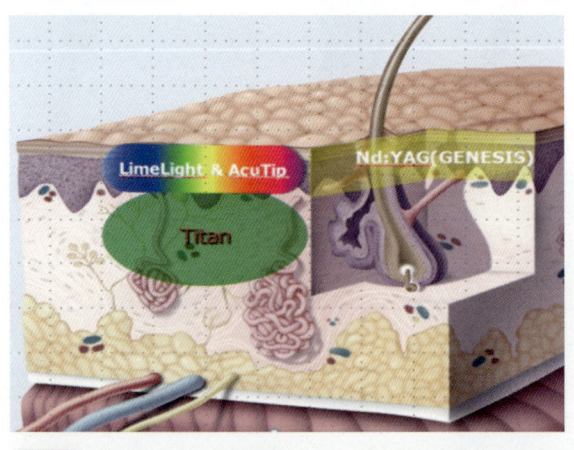

製品名	作用部位	光源
Titan™	真皮	近赤外線ランプ
CoolGlide™ & Genesis™	表皮～真皮浅層	Nd:YAGレーザー
LimeLight™	表皮～真皮浅層	キセノンランプ

図2　皮膚内における各種プローブの作用部位の違いについて
Titan™は真皮層に作用するが，Genesis™は真皮上層，LimeLight™は表皮に強く作用する．作用部位を補うため，Titan™とGenesis™，またはTitan™とLimeLight™などのコンビネーション治療（Total Skin Therapy）が推奨されている．

血管病変を改善する．AcuTip™ は 500〜635 nm と LimeLight™ より狭い波長域を限定して出力し，メラニンとヘモグロビンへの反応が高い，短めの波長に設定している．接触するプローブも直径 6.35 mm と小さいため，周囲の健常部を傷つけないスポット治療が可能である（201 頁参照）．

■⑤ Pearl™ と⑥ Pearl Fractional™

ともに Er:YSGG レーザー（波長 2,790 nm）治療器である．Pearl™ は，表皮全層を基底膜上で浅く一定に蒸散することで，シミ，クスミ，小ジワなどの光老化症状を治療する．一方，Pearl Fractional™ はスポットサイズ 300 μm 径のレーザービームをフラクショナル照射することにより熱変性によるコラーゲン収縮，新生，再構築を生じる結果，肌質と開大毛孔の改善，痤瘡瘢痕，小ジワなどの治療を行う（153 頁参照）．

■⑦ ProWave770™

フラッシュランプ（770〜1,100 nm）による赤外線脱毛装置．ガス圧の調整によって 1 つのハンドピースで肌色や毛質に合わせた治療が可能であり，10 mm×30 mm という照射面積の大きさから，施術時間の短縮が可能であり，広範囲の脱毛治療に適している．

文献

1) Tanaka Y, et al. Long-term evaluation of collagen and elastin following infrared (1100 to 1800 nm) irradiation. J Drugs Dermatol. 2009; 8: 708-12.
2) Kameyama K. Histological and clinical studies on the effects of low to medium level infrared light therapy on human and mouse skin. J Drugs Dermatol. 2008; 7: 230-5.
3) Tanaka Y, et al. Differential long-term stimulation of type I versus type III collagen after infrared irradiation. Dermatol Surg. 2009; 35: 1099-104.

【木村有太子，須賀　康】

2 RF 治療

1 機器

a RF の特性と作用

　RF（radio frequency，ラジオ波）は 90 年以上にわたり電気メスに利用されている 0.3〜50 MHz の電磁波（表 1）で，近年スキンリサーフェシングやスキンタイトニングに，光とともに熱源として広く利用されるようになった．

　選択的熱融解（selective photothermolysis）に基づく光治療ではクロモフォア（メラニン，ヘモグロビン）が選択的に発熱するが，RF は組織固有の電気抵抗（インピーダンス）に応じてジュール熱〔ジュール数（J）はインピーダンス（Z）と電流（I）の 2 乗と時間（t）に比例：$J = I^2 \times Z \times t$〕が発生する．RF は周波数が高く大電流でも感電せずに加熱できる．

　光は皮膚表層で散乱・吸収されるため，表皮の熱損傷なしに真皮深層へ到達させることは難しいが，RF はクロモフォアに吸収されず，スキンタイプや日焼けに関係なくに皮膚深層までエネルギーを導入できる．真皮深層〜皮下組織の加熱によって，即時的なコラーゲン収縮と遅発性の組織再構築が起こり，しわやたるみが改善される．

　光治療では導入エネルギーをフルエンスとパルス幅設定，パス数，皮膚の変化から推定する．RF ではリアルタイムのインピーダンス測定により皮膚温が推測できる点が特徴である．皮膚冷却や電極の容量結合技術，接触不良時の放電防止装置も開発され，顔面にも

表 1 電磁波の種類と用途

周波数（Hz）	波長（m）	名称		一般用途	加熱用途
3〜30K	10^5〜10^4		長波	放送通信	
30〜300K	10^4〜10^3				
300〜3000K	10^3〜10^2		中波		医療用 RF
3〜30M	10^2〜10^1		短波		
30〜300M	10^1〜1	電波	超短波	テレビ放送	
300〜3000M	1〜10^{-1}		極超短波	携帯電話レーダー通信	マイクロ波加熱
3〜30G	10^{-1}〜10^{-2}				
30〜300G	10^{-2}〜10^{-3}		ミリ波		
300〜3000G	10^{-3}〜10^{-4}				
	10^{-4}〜10^{-5}	光線	遠赤外線		赤外線加熱
	10^{-5}〜10^{-6}		近赤外線		
	10^{-6}〜10^{-7}		可視光線	医療用物理実験	
	10^{-7}〜10^{-8}		紫外線		

a. モノポーラRF　　　　　　　　b. バイポーラRF

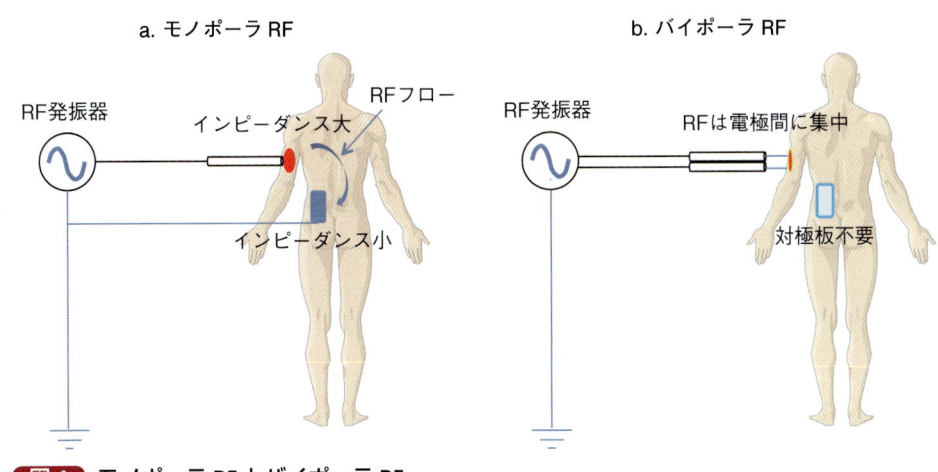

図1 モノポーラRFとバイポーラRF

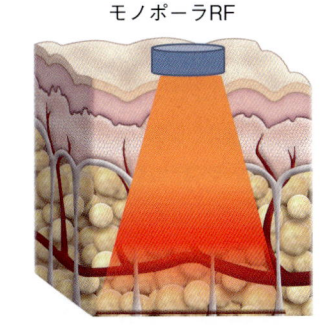

モノポーラRF　　　バイポーラRF

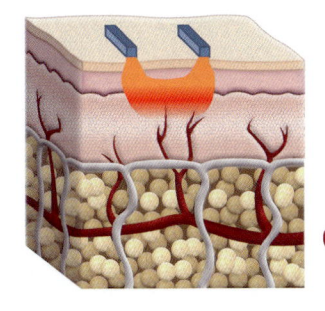

図2 RFの電場と加熱領域

安全にRF治療ができるようになった．

RF治療における深達度は重要であり，電極，組織構造と水分，温度，周波数に左右される．

まず，アクティブ電極数でモノポーラRFとバイポーラRF（図1）に分けられる．電場（図2）は異なるが加熱機序は同じである．

モノポーラRFではハンドピース（アクティブ電極）からRFが体内に入り大きな対極板（リターンパッド）から戻る（図1）．RF電界密度はハンドピース直下で高くジュール熱が発生する．モノポーラRFでは電極の面積とRF電流の強さによって深達度が決まり，直径10 mmの円形電極で加熱できる深さは通常5 mm程度であるが，皮膚冷却によって表皮を保護しながらRFを高出力で流せばインピーダンスの変化（後述）によって真皮深層～皮下組織を効率よく加熱できる．このような強力なモノポーラRFは麻酔が必要な場合があり，測定インピーダンスが適正でも皮膚表面のみ高インピーダンスになり過熱するなど体内のRFの分布確認が難しいデメリットがある．

バイポーラRFは，両方がアクティブ電極で一対の小電極の間にRFが流れる（図1）．電場が限局され制御しやすいが，電磁界理論の"表皮効果"で，RF密度が表面で高くなり，深達性は電極間隔の半分が限界でモノポーラに劣る．対極板がなく全身的副作用が少ないメリットがある．

組織の構造や含水率もRFの深達度と分布に影響する．血管は血液のインピーダンスが低くRFが流れやすいが，骨，脂肪，乾燥した皮膚，皮膚付属器はインピーダンスが高くRFは周囲を迂回して流れる．湿潤した皮膚はインピーダンスが低くRFが導入されやすくなるため水溶性カップリングゲルが使用される．真皮や皮下脂肪の厚み，線維隔壁，皮膚付属器の数や大きさもインピーダンスに影響する．線維隔壁は周囲の脂肪より加熱されやすい．

周波数が高い程インピーダンスが低下するが，RFが表面へ集中し見かけのインピーダンスは高くなる．

皮膚温が1℃上がればインピーダンスは2％下がる．冷却すれば皮膚表層のインピーダンスは上昇しRFエネルギーが深部へ導入でき，光で皮膚を温めればインピーダンスは下がり局所的に導入される．

皮膚含水率は個人差が大きく，同じ機器，設定，部位でも導入量が変わる．皮膚表面の温度測定やリアルタイムのインピーダンス変化によるRF導入量の確認が必要になる．

b RF機器の歴史

RF治療の歴史は光治療より浅い．ArthroCare CorporationがVisage Cosmetic Surgery, Model V5000（2000年しわ治療でFDA承認）をRFによるプラズマイオンを利用したablative治療器として初めて発売したが普及しなかった．

Edward W. Knowlton医師が開発し，2000年にFDA承認されたThermaCool™（Thermage社）は，non-ablativeスキンタイトニング用モノポーラRFとして初めて実用化され，2003年ThermaCool TC™ Systemが日本に導入された．手術を時代遅れと考える患者がRFを理想に近いリフトアップの現実的選択として受け入れた．一方2005年以降ThermaCool™よりも低出力のモノポーラRFがヨーロッパを中心に普及し，日本でも最近利用されるようになった．

バイポーラRFによるスキンリジュビネーションは，物理学者Michael Kreindel（1996年ロングパルスNd:YAGレーザー開発）が2000年に発表しShimon Eckhouse（1991年IPLを発明）とSyneron Medical社を設立した．バイポーラRFとパルスライトを併用したスキンリジュビネーション・脱毛用のAurora SR・DS（Syneron Medical社，2002年FDA承認）の臨床効果を米国のPatrick Bitter Jr. 医師がFotoFacial RF治療として広めた．IPLに似た無麻酔のダウンタイムのない治療が比較的低価格の機器で可能になったため，日本でもフォトRFとして広く受け入れられた．

2005年頃から，スキンタイトニング用にダイオードレーザーや広帯域赤外線を併用するバイポーラRF機器が開発され，2009年からフラクショナルRFも治療に用いられている．

c RF機器の安全性

RFより周波数が高いマイクロ波（電子レンジや携帯電話）で心配される健康被害（非熱効果）がRFでも同様に起きると誤解され，また，高圧送電線やIHヒーターから放射

される低周波電磁波の有害事象の報告から，高周波のRFの人体への同様の悪影響を懸念する意見がある．しかし，RFは許容内のエネルギーならば安全で医療機器での100年近い使用歴を遡っても，非熱効果などによる有害事象の報告はない．

d 機種

モノポーラとバイポーラRF機器に分けられ，RF導入の補助に他のエネルギーを併用する機器もある．

①モノポーラ

　[1] ThermaCool™ System（Solta Medical社，米国）

　[TOPICS 19]（228頁）を参照．

　[2] Indiba（INDIBA社，スペイン）（図3）

Indiba CRet systemで0.449 MHzの円形モノポーラ電極でRFを導入する．ステンレス電極の抵抗性電移法と熱傷防止層ボーラスを介して容量結合する容量性電移法があり，電極を動かして皮表を39℃まで穏やかに加熱する．痛みがなく皮膚冷却は不要である．ThermaCool™の強力なRF治療とは異なる温熱療法で，レーザー治療と併用，瘢痕ケロイド治療に補助的に用いられる．

②モノポーラ・バイポーラハイブリッド

　Tenor™（Alma Lasers社，イスラエル）（図4）

モノポーラとバイポーラRFの治療が1台でできる．電子冷却で真皮上層までRFを導入するバイポーラと真皮深層以上の深さを立体加熱するモノポーラハンドピースを装備する．モノポーラにはセルライト用マッサージ併用の大型のUniFormハンドピースと小型の眼囲用Periorbitalハンドピースがオプション設定される．バイポーラは円形電極周囲に同心円電極を配置し中央部からRFが導入される．

モノポーラ電極では周波数が40.68 MHzと高く，RFの電波的特性と容量性結合による高周波誘電加熱（電磁波加熱）が起こり，誘電体として組織が水分子の振動で加熱される．リターンパスはRF共鳴システムで，患者から放射されたRFをケーブルと施術者をアンテナにして受電還流し，対極板不要（closed system）でチップ交換などの費用と手間もかからない．

深部血行改善とセルライト治療で2005年にCEマークを取得．しわ治療で2007年

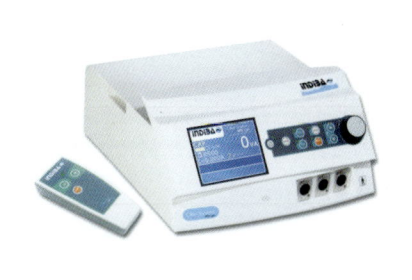

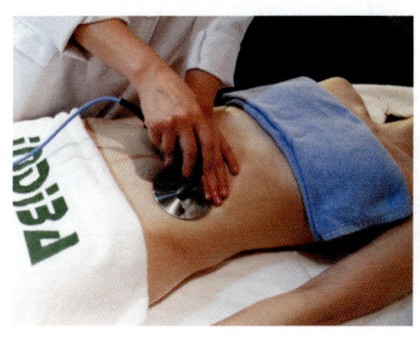

図3　Indiba CRet system（INDIBA社）

FDA承認，脂肪減少効果もFDA申請中である．

軽度熱感を感じる程度の低出力でハンドピースを常に動かし，マルチパスでRFを導入するムービング式（IN-motion™テクノロジー）で痛みのない穏やかな治療を繰り返す．バイポーラは軽度の小じわ治療に，モノポーラは即時的タイトニングよりも組織再構築を中心にしたふっくら感やはりの増加によるたるみ減少，フェイスラインやボディシェイプの改善，セルライト治療に用いられる．

モノポーラであるが低出力で動かしながらRFのパルスをマルチパスで導入する方法で，強いタイトニング効果は得られない．しかし，繰り返し治療すれば深部加温による代謝・血行の促進や皮膚のわずかなタイトニング感が得られる．ThermaCool™とは作用機序や効果が異なる治療である．

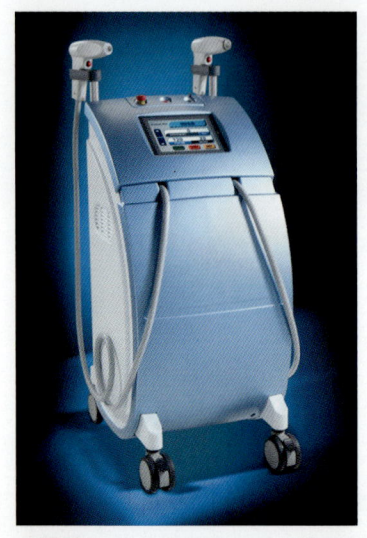

図4　Tenor™（Alma Lasers社）

③多電極バイポーラ

[1] Tripollar™ Apollo™（Pollogen社，イスラエル）（図5）

多電極バイポーラRFで，3電極〔Small（眼，口周囲用），Medium（顔面，頸部，上肢用）〕と6電極〔Large body（体幹用）〕のアプリケータがある．多電極はRFの電場の反発で分布が広まり深達性も多様になりタイトニングや再構築効果が高いとされる．

1 MHzのRFで冷却装置はなく，低出力でアプリケータを常に動かし導入し，1回4〜6パスを4〜8週間毎週，熱感のみで痛みを感じないレベルで治療する．CEマーク取得，2008年以降FDA承認申請中である．

[2] Tripollar™ Maximus™（Pollogen社）（図5）

2010年に発売されたRF，EMS（electrical muscle stimulation）の併用で非侵襲的表在性筋膜群（superficial musclo-aponeurotic system）の軽度の弛緩の治療やシェイプアップが期待されSMAS-Up治療（TriLipo™モード）と呼ばれる．EMSを内蔵したアプリケータで表情筋筋力増強刺激（DMA：dynamic muscle activation）によるリフトアップ効果と，筋収縮で脂肪を皮膚に近付けRF深達度が上がる．また微弱なRF（マイクロカレント効果）による脂肪代謝，血行促進効果もあるとされる．

④光併用バイポーラ

光治療のデメリットをRF併用により最小限にし，比較的濃いスキンタイプでもRFを強く，光を弱くして安全に治療できるよう開発された．光とRFは同時照射されるが，RFは光よりパルス幅が長く，光は補助的に色素を加熱し組織インピーダンス低下によるRF導入改善に主に用いられる．

光が補助的でスキンタイプによる光のフルエンスやパルス幅調整がほとんど不要な点が最大の特徴である．また，様々な波

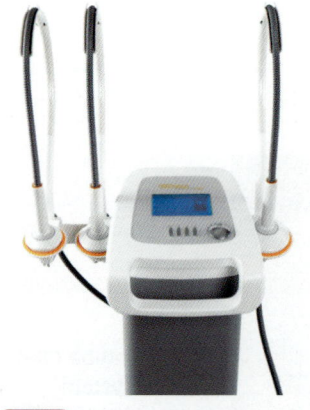

図5　Tripollar™ Maximus™（Pollogen社）

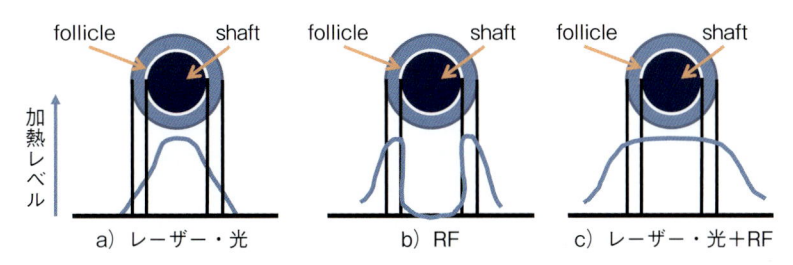

図6 脱毛治療時の加熱プロファイル（毛包組織横断面）
a：レーザー・光は毛幹（メラニン）を主に加熱．
b：RFは毛根鞘・結合織性毛包（低インピーダンス）を主に加熱．
c：レーザー・光/RF併用の場合，毛包と毛幹の両方が加熱される．

長のレーザーや光を併用するアプリケータを使用できるマルチプラットフォームタイプの機器で，RF単独治療に比べ，リジュビネーション全般，色素病変，血管病変，脱毛，痤瘡治療などが可能で適応が広い．

　毛幹にメラニンが少なく光のみで効率よく脱毛できない淡色毛や産毛もRF併用により脱毛効率がある程度高くなる．バイポーラRFと光の併用機器による脱毛では毛幹はインピーダンスが高く，毛包細胞（毛根鞘）とその周囲の結合組織はインピーダンスが低くRFが集中，また光で毛幹や毛包細胞のクロモフォアのメラニンにより温度が上昇しさらにRFが中心部へ集中し，その結果毛包全体が十分に加熱され永続的損傷で脱毛される（図6）．このような機序から白毛の脱毛では，RF単独の効果になり理論的にも脱毛効果を得るのは難しいとされる．

　eMAX，eLight，eLaser（Syneron Medical社，米国）（図7）
　RFにダイオードレーザー，IPL，広帯域赤外線を組み合わせ10種類以上のアプリケータがある（FDA承認）．光併用と皮膚表面冷却によるelos™（electro-optical synergy）

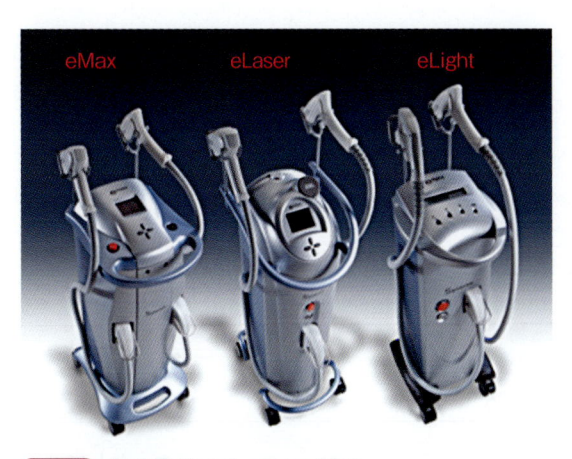

図7 光併用バイポーラRF機器（Syneron Medical社）

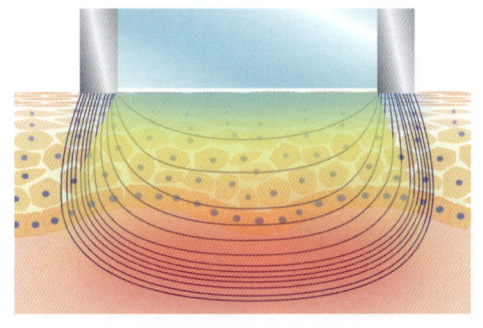

・光によるRF深達性改善
　－表皮は冷却されているためRF電流密度が粗になる
　－真皮は光により，周囲より温度が高くなる
　－温度の高い部分にRF電流が集まるため，真皮の温度は，さらに上昇する
・光によりメラニン含有表皮細胞や毛幹は，加熱，破壊される

図8 elos™（electro-optical synergy）：光とRFの相乗効果

Ⅳ．光治療

technologyでRFの深達性を改善し，光のフルエンスは低く副作用が少ない（図8）．インピーダンスのリアルタイム測定（アクティブダーマルモニタリング）に加え，インピーダンスセーフティリミットというインピーダンス低下（最大30％）まで温度が上がるとRFが自動遮断され過熱を防止する安全装置が装備される．ハンドピースは5℃に冷却される．

IPL併用のSRハンドピースではIPLに準じたスキンリジュビネーションに治療直後の軽いタイトニングなどRFの効果も自覚できる．IPLとの相乗効果で日光性色素斑などRFが適応でない表皮〜真皮浅層病変にも対応できる．IPL併用のDSハンドピースは脱毛用である．IPLの紫外線カットオフをSRの580から短波長側の470 nmにして表皮のメラニンや毛細血管をより強く治療するSRAハンドピースが2006年追加され，座瘡用には紫外線側400 nmカットオフのACハンドピースがある．

小じわ，スキンタイトニング，血管病変用には，IPL併用より4倍高出力のRFに900 nmダイオードレーザーを併用するWRアプリケータがある．IPL併用よりRF深達度が高く，数週間〜数カ月間タイトニングが起こり，中等度以上のシワも写真確認できる程度変化する場合がある．毛細血管拡張や表在性下肢血管拡張治療用に小型で電極間隔が狭く，レーザーが高出力のLV，LVAアプリケータがある．

脱毛用DSLアプリケータ（従来のCommet，810 nmダイオードレーザー）は日焼けした皮膚や濃いスキンタイプ，淡色の産毛も治療できる．DSLのRF出力はWRの半分の最大50 J/cm^{3}である．少ない回数で脱毛でき接触型では最速で繰り返し周波数は2 Hzであるがダイオードレーザー単独より痛みはかなり強い．

⑤広帯域赤外線併用バイポーラ

［1］VelaShape2™（Syneron Medical社）（図9）

RFと広帯域赤外線（700〜2000 nm）にパルス真空吸引を組み合わせ，ローラー電極型によるバイポーラRFによって物理的マッサージしながら吸引で盛り上がった皮膚に深部までRFを導入する．吸引とマッサージによる血流増加と赤外線（深さ3 mm），RF（深さ5〜15 mm）による加熱で脂肪組織可動化とコラーゲン新生を促す．ラージハンド

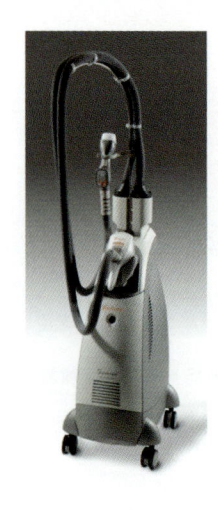

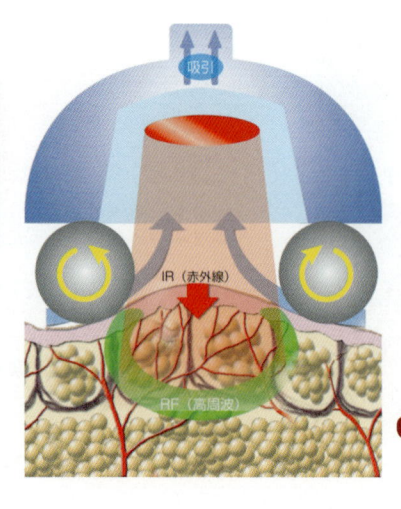

図9 VelaShape2™アプリケータと作用

2. RF 治療

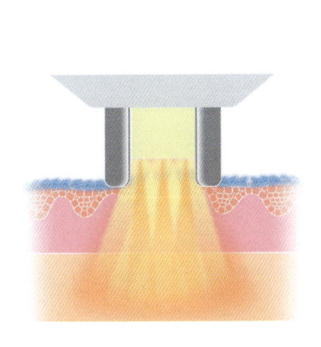

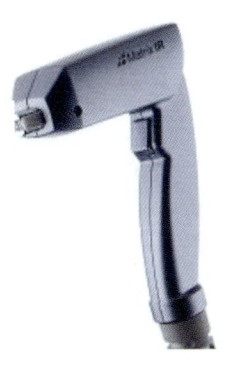

図 10 Matrix IR 用アプリケータ（Syneron Medical 社）

ピース（V smooth）はスポットサイズ 40×40 mm で体幹や大腿など広い面積でカーブの少ない平らな部位に，スモールハンドピース（V contour）はスポットサイズ 30×30 mm で上腕や側腹部など彎曲の強い狭い範囲に用いる．週 1 回トータル 4〜8 回の 1 部位 30 分程度の治療によって，セルライトによる皮膚の不整とたるみを改善でき，脂肪組織減少効果で大腿囲減少や臀部のたるみ改善などで体型のシェイプアップができる．2005 年 VelaShape はセルライトの皮膚表面の不整の一過性減少効果で，2007 年には大腿部周径減少効果で初めて FDA に承認された．

[2] ST Refirme™（Syneron Medical 社）

広帯域赤外線とバイポーラ RF 併用治療で eMax, eLight 対応の skin tightening（ST）アプリケータを用いる．RF の最大出力が 120 J/cm^3 と高いが，赤外線は最大 10 J/cm^2 と低めである．しわ治療で 2006 年 FDA 承認を受けた．

1.2 Hz の連続パルス照射でオーバーラップしながら連続移動で照射する．痛みや不快感がほとんどなく，骨の突出する前額部や下顎部も治療可能である．皮膚のタイトニングに加えハリ，つやが若干改善される．

治療直後から一過性ではあるがハリ，リフトアップを自覚でき（図 14 参照），数回の治療でタイトニング持続効果も数カ月間みられる．Syneron 社の triniti 治療プロトコルはこの ST の効果と，リジュビネーション用の IPL 併用 SR アプリケータとフラクショナルレーザー RF（Matrix IR）を 1 回の治療で組み合わせている（図 10）．

⑥フラクショナル RF

RF を点状に導入し，フラクショナルレーザーと同様，痤瘡瘢痕，皮膚線条，術後瘢痕などの瘢痕治療やスキンテクスチャー改善，スキンタイトニングに加え，くすみ，小じわの治療を含むスキンリジュビネーションを目的とする治療である．Non-ablative RF に比べ効果出現が早くフラクショナルレーザー治療に類似した効果があり，ダウンタイムはレーザーより短い傾向がある．濃いスキンタイプや日焼け肌も治療できる．レーザーに比べ機器や施術環境にかかるコストが低いメリットもある．

[1] eMatrix（Syneron Medical 社）（図 11）

RF で fractional ablative skin resurfacing を行うための，リジュビネーション（2008 年 FDA 承認）とタイトニング用のフラクショナルバイポーラ RF で，直径 0.4 mm の金メッキされたピン電極を 1.7 mm 間隔で 8×8, 64 個配列したディスポーザブルチップ

Ⅳ．光治療

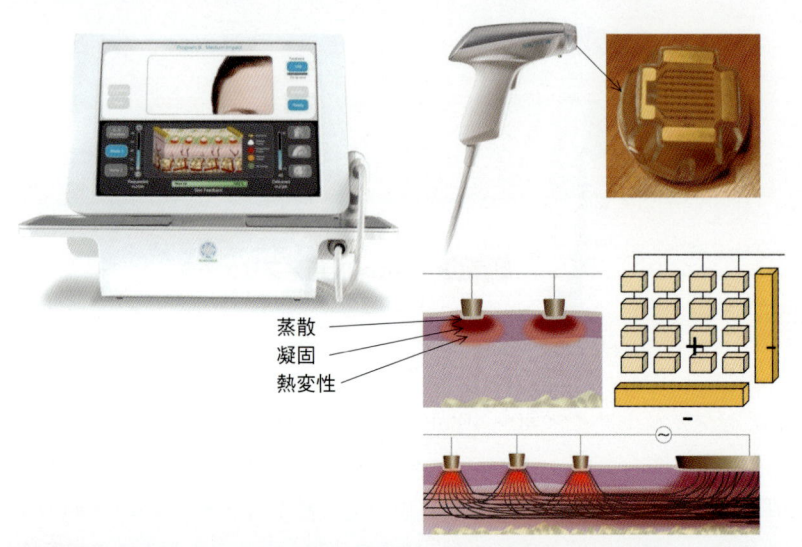

図 11 eMatrix（Syneron Medical 社）によるフラクショナル RF

（200 ショットで全顔治療可能）をアプリケータに装着しジェルなしで用いる．

　表皮〜真皮乳頭層を点状に蒸散，凝固しその下を熱変性させ，末広がりに RF が導入される．エルビウム，YSGG，CO_2 フラクショナルレーザーと比較すると，熱変性深さが最大 0.6 mm で浅め設定の ablative フラクショナルレーザーと深さは同等で，表皮凝固面積は 5％と照射密度は低い．RF は真皮全体に拡がる一方，表皮の熱影響を受けない面積が 70〜80％と広く表皮損傷はレーザーより少ない．

　RF 導入エネルギーは 20〜70 mJ/pin で，蒸散・凝固・熱変性層の深さを，表皮上層のみ（レベル A），表皮真皮境界部付近まで（レベル B），真皮上層まで（レベル C，最大 0.6 mm）の 3 段階に適応疾患や年齢に合わせて治療し，1〜数回の治療で効果が現れる（図 18 参照）．

　高温多湿の日本では RF が皮膚表面でショートし導入が不十分になるエラーが頻発したが，エアクーリングを併用するプロトコールが 2011 年 3 月に発表され治療が容易になった．また全電極が均一に接触できないと導入が不均一になる初期不具合もあったが，電極配置と制御の改善で鼻など凹凸部分は部分接触で治療可能になった．

　水分過剰時の低インピーダンスには自動パルス幅延長機能で 200％までエネルギー追加（レベル C では最大 70 mJ）し対応する．256 ピンの高密度アプリケータもあり，弱めの高密度フラクショナル RF 治療が可能である．eMAX，eLight，eLaser 用のオプションアプリケータ Matrix RF が 2011 年春に発売され同じ機能がマルチプラットフォーム機で利用できるようになった．

[2] Matrix IR（Syneron Medical 社）（図 10）
　eMAX 用 Wrinkle Treatment（WR アプリケータ）のレーザーをフラクショナル化したもので，915 nm ダイオードレーザーをクリスタルスリットで 6 スポットに集束し 8×5 mm でバイポーラ RF を導入する．WR と比べ RF は最大 100 J/cm^3 と同等，レーザーフルエンスは WR より 20 J 高い 70 J/cm^2 まで照射できる．

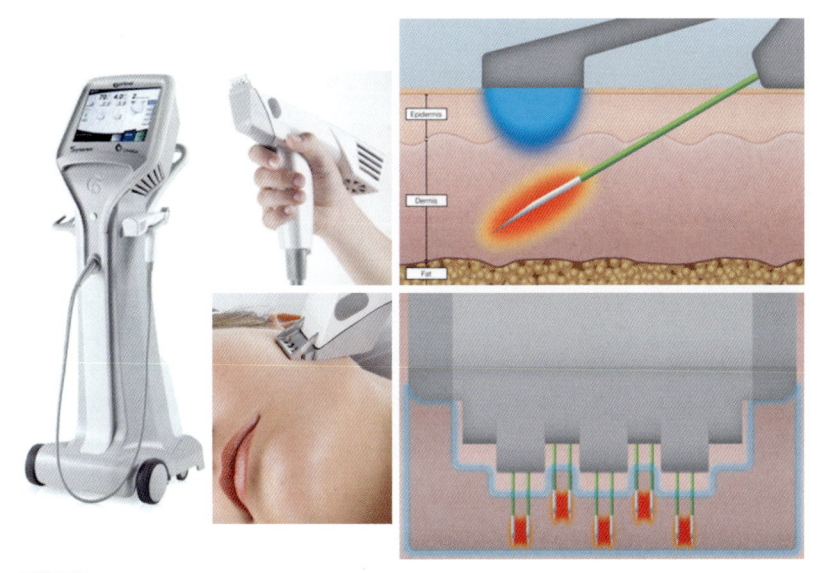

図12 ePRIME™（Syneron Medical 社）

　フラクショナルレーザーと RF 併用で 1～2.5 mm の深さまで 60℃に加熱し，シングルショット照射法とアプリケータを動かしながら低エネルギー連続パルス照射（5～6 パス）する方法がある．コンタクトクーリングのダイオードレーザーで出力は高くシングル照射は痛みが強い傾向があるが，連続照射モードでは熱感と痛みは軽度である．痤瘡瘢痕を含む様々な瘢痕とスキンタイトニングが適応である．

　[3] ePRIME™（Syneron Medical 社）（図 12）

　Syneron Medical 社に吸収された Primaeva Medical 社の Miratone（2009 年 FDA 承認）を ePRIME™ として 2011 年 3 月米国で発売．バイポーラフラクショナル RF でシングルユースのハンドピース先端の 5 本の微細な針電極（マルチプルアレイ）を穿刺し治療する．+/−極一体の絶縁バイポーラ針〔32 ゲージ（直径 0.235 mm）〕が 10°の角度で深さ 1～2 mm（真皮網状層深層）に自動穿入され設定温度まで加熱する．表皮はハンドピース先端でコンタクトクーリングされる．局所浸潤あるいはブロック麻酔が必要である．

　針内の Thermal couple ワイヤーセンサーが真皮温度とインピーダンスを直接計測し，リアルタイム（0.1 秒毎）に RF エネルギーと通電時間が制御される．表皮貫通部は絶縁され RF は真皮のみに導入され，表皮がバリアにならず真皮の直接加熱，直接測定のため皮膚水分量や厚さやスキンタイプの影響が少ないため，初回からエネルギー設定が確実にできる．

　針の角度と配置は皮膚付属器を避けるように工夫され，皮膚付属器と脂肪組織はインピーダンスが高く RF の熱影響を受けない．通電時間は 1～25 秒で 60～80℃の立体的な真皮網状層の加熱が電極周囲に起きる（Lasers Surg Med. 2009; 41: 87-95）．

　[4] INTRAcel（Jeisys 社，韓国）（図 13）

　針電極バイポーラフラクショナル RF で 2011 年より FDA 申請中．CE マークは取得済．

Ⅳ．光治療

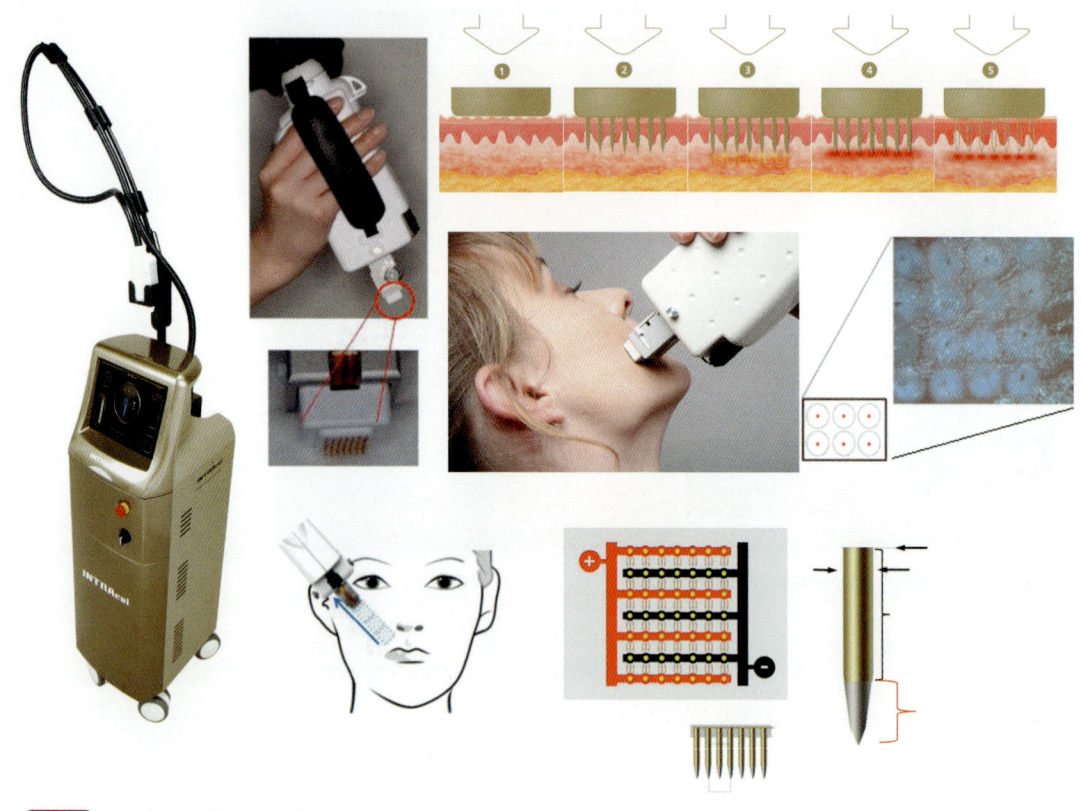

図 13 INTRAcel（Jeisys 社）

　1 cm 四方に 7×7 で 49 本の直径 0.12 mm（38 ゲージ）の絶縁針が垂直に配置され，先端 0.3 mm のみが非絶縁になっており先端部分から真皮のみに RF が導入される．針の長さは 0.5，0.8，1.5，2.0 mm の 4 段階，RF エネルギーは 7 段階に調整可能．アプリケータを当てた瞬間 0.02 秒で針が突出し RF を通電（0.03～10 秒間）する．

　フラクショナル RF として，スキンタイトニング，スキンリジュビネーションや，痤瘡瘢痕，毛孔開大，妊娠線条に適応がある．また，針から針に RF を流すバイポーラ方式で 1 列 7 本の針からなる +/-極が 4 列 /3 列で交互に配置され ePRIME と異なり皮膚に垂直に刺入した針電極間の通電で皮膚付属器も加熱され，毛細血管拡張症，多汗症，脱毛症，炎症性痤瘡の治療もできる．また，交互に配置された電極に直角方向のタイトニングが起こりやすいため，この方向で移動させると，方向性をもたせリフトアップを目的としたベクトルパスが可能である．

2　適応疾患

　外科手術を希望しない患者，術後も眼周囲のたるみなどが軽度残存し徐々に進行する患者，合併症のリスクで手術適応にならない患者，躯幹や四肢などの症状には RF 治療を考慮する．

　RF 機器全体の代表的適応疾患を部位別にみると，前額部では眉毛リフトアップ，タイ

トニング，しわ全般，眼瞼周囲と眼下部ではタイトニング，小じわ，表情じわに適応がある．頬部ではリフトアップと毛孔開大，タイトニング，小型の日光性色素斑に，また，鼻根部，眉間，外眼角，口角ではリフトアップと小じわに適応がある．さらに，鼻唇溝，頤部，マリオネットライン〜下顎角ではタイトニングと顎のフェイスライン改善が得られ，顔面全体のリジュビネーションと頸部のタイトニングとたるみやしわにも有用である．顔面以外では大腿，上腕，胸腹部シェイプアップ，セルライト減少効果がある．コラーゲン新生によるふっくら感やハリも顔面治療後1カ月〜半年で得られる場合があるが，フィラー注入のほうが即効性で効果が高い．

　モノポーラRFは，タイトニングが持続し3カ月〜1年毎に維持治療の必要があるものの，フィラー注入反復やフェイスリフト手術に比較すると簡単で施術時の痛みや不安も少ない．

　高齢者は熱分解性コラーゲン架橋が熱安定性交差架橋に置換され若年者よりタイトニングしにくいため，RFは30歳代後半から50歳代の軽度〜中程度の皮膚弛緩状態に最も適する．60歳以上の弛緩した余剰皮膚には効果が少なく治療回数が増える．皮下組織の著しい弛緩や顔面のSMAS弛緩，腱膜性眼瞼下垂症には効果が得られない．

　光併用バイポーラは，真皮浅層に作用し数週間の軽い浮腫性のタイトニング効果も見られるが，その他は光治療単独治療と明らかな適応疾患や効果の差はない．

　フラクショナルRFは，くすみ，スキンテクスチャー，しわやはりの早期改善が得られタイトニング効果も確認されている．痤瘡瘢痕にも有用である．

3　実際の治療方法

a　禁忌事項と注意点

　病歴に以下に述べる禁忌事項がなく，治療部位に感染症や悪性腫瘍，全身疾患の膠原病や血管炎，自己免疫性疾患がないことを確認する．

　治療前に金属性アクセサリー，腕時計，補聴器，携帯電話やIT機器などの電子機器を外す．口囲は歯科金属にガーゼを当てる．シリコン注入部には照射しない．RF治療直前のコラーゲンやヒアルロン酸注入は熱変性するため注入後1週間以上待つ．注入直後のモノポーラRF治療で注入した皮膚の炎症反応や副作用は病理組織学的に認められないが，予想外の副作用の可能性もあり注入部位を治療前に記録しておく．

　感覚障害があれば，不快感や痛みの訴えが乏しくエンドポイントやエネルギー設定に影響するため注意する．

　妊婦で妊娠への直接的影響のエビデンスはない．しかし，皮膚色素沈着を生じやすく，浮腫による皮膚水分量も多いため，出産，授乳終了後の治療が勧められる．悪性腫瘍の患者は特に抗腫瘍薬や生物学的製剤治療中や出血傾向のある患者は色素沈着が起こりやすい．糖尿病や透析患者など創傷治癒遅延者も注意する．フラクショナルRFで表皮を損傷する治療では，免疫不全がないことを確かめ，光やRF治療で誘発された再発性口唇単純ヘルペスの既往があれば，治療前の予防や治療を考慮する．出血傾向や抗凝固薬投与，ケロイド体質にも注意する．

Ⅳ．光治療

　　ペースメーカー，埋め込み型除細動器などの電子機器装着患者や，金属製骨接合プレート，人工関節，心臓人工弁，ステント，歯科プレートは，RF が機器に干渉し体内金属は加熱の危険もあり慎重に対応する．スクラブ洗顔料にはカーボンを含むものがあり，ナノメタル化粧品も導電体になり注意が必要である．

　　RF エネルギー設定に，パルス幅，冷却など複数の要素を組み合わせ最適化する必要があるが，症状，部位と適応，RF を選択する理由や患者の希望を確認後，治療による全体的改善像を予想する．複数回の治療を行うため，毎回の治療によるわずかな改善も確認できるよう一定条件で画像を記録する．

　　顔面では，RF エネルギーの低めの設定が推奨される部位がある．神経孔の部分（痛みが強い）や皮膚が薄く直下に骨（RF が反射）がある頬骨部～側額部や下顎縁，皮膚直下に筋（インピーダンスが低く過熱しやすい）がある頬の内側上部や眉間，上口唇は軽くつまみ上げ，痛みが強く起きない程度の設定で治療する．

　　治療時は必ずプラスチック手袋などを着用，レーザー併用機では治療室の安全対策も忘れずに行う．

b 機種別の施術方法

①モノポーラ（ThermaCool™）

　　［TOPICS 19］（228 頁）を参照．

②光併用バイポーラ（eMAX, eLight, eLaser）

　　洗顔後，前額部や眼囲，頬骨部，下顎部など骨が突出している部位には多めにジェルを塗る．レーザー・IPL 併用機器では患者のスキンタイプや骨（RF の反射），筋肉（インピーダンスが低くキャリブレーションに誤差が出やすい）に近い部分のエネルギー設定に注意する．

　　エネルギー設定は各機器のガイドラインに従う．各治療セッション前にテスト照射する．5 分後に強い紅斑や，水疱，表面の不整など表皮損傷の徴候があれば，光やレーザーのフルエンスを 2J 程度下げる．紅斑や浮腫性変化がなければフルエンスを 1J ずつ高くする．

　　照射時はアプリケータをやや強めに押しつけるようにし，電極の完全接触を毎回視認し，3～4 パス照射する．電極の間隔や幅にもよるが，電極の長軸に 90°の方向に動かし 50％程度のオーバーラップを行う．電極直下の浅い部分は強く加熱され，電極の中間は深部に RF 電場が達するが加熱が弱くムラが生じるためである．スタック照射はバルクヒーティングが起こるため避ける．全顔照射では縦横に交互に移動方向を変えて RF 導入を均一にする．

　　ダイオードレーザー併用 RF ではタイトニングがみられる 6 パス程度まで，表情じわや深いしわはさらに増やす．

　　鼻は，ジェルを多めに塗布し電極の浮いた部分を埋める．眼窩部の治療は避ける．毛の生えている部分は毛が導火し熱傷や脱毛を来たすため避ける．

　　IPL と同様に，日焼けやスキンタイプが濃い患者や，色素性母斑や黒褐色の大型の日光

性色素斑が多発している場合は光のフルエンス設定を低めにし，一部避けて照射するなど注意する．

③モノポーラ・バイポーラハイブリッド（Alma Tenor™）

前額部，頬部，下顎ラインや頸部はモノポーラで，眉間や外眼角部，上口唇，頤などはバイポーラ治療を行う．オイルを薄く塗布しハンドピースを皮膚表面で止めずに約 30 cm² の範囲を滑らせる．

不快感や熱感のない低出力で表面麻酔は不要である．皮膚表面が 39℃になるように 30～60 秒間 2 パス加熱すれば，真皮深層から皮下脂肪は約 50℃になる．39℃に皮膚温が上昇後，エネルギー設定を 10～20％下げ皮膚温 39～43℃で 20 秒間 3 回パス治療する．4 週間毎に 4 回を 1 クールにて数クール治療し，メンテナンスは 2～3 カ月に 1 回反復する．

④フラクショナル RF

[1] eMatrix

乾いた皮膚に導入後，皮膚を高温にする必要があり，RF が水分でショートするため，水分を含む皮脂の除去が重要である．洗顔後アルコールによる脱脂をガーゼや不織布などで十分行う．アルコール綿は線維が電極に絡み導火するため用いない．同様の理由で剃毛も行う．

レベル C 以上では 20 分程度の麻酔クリームによる表面麻酔を行う．治療数分前からエアクーリングで乾いた冷気を当て，乾燥と冷却（発汗抑制，鎮痛のため）しテスト照射後，ショートや強い浮腫や痛みがないことを確認後本照射に移る．

バイポーラ RF と異なり，電極は力を入れず軽く接触させる．オーバーラップはバルクヒーティングを起こすため避け 1 パス治療，概ね 200 パスで全顔治療する．鼻は部分接触で治療でき，眼の周囲は，リサーフェシングのレベル A か B の低い J 数での治療が可能である．施術後は保湿薬やステロイド薬を外用させた方が紅斑，痂皮の消失が早い．

軽度の刺激感と紅斑が治療後数時間から 1～2 日持続するが，痂皮形成するとともに浮腫や自覚症状は消え 24 時間以内にメイクアップで赤み，浮腫，軽い痂皮を容易にカバーできる．

[2] ePRIME™

洗顔後，EMLA クリームなどで 60～75 分程度の表面麻酔かブロック麻酔を行う．施術前に薄めたエピネフリン入りリドカインを多めに皮内，皮下に注射する方法で，施術部全体に tumescent local anesthesia（TLA）麻酔を施行する．薬液による膨潤（tumescent）効果により針穿刺部位の圧迫止血が不要になり，リドカイン吸収も抑制され 18 時間程度麻酔効果が持続するためである．皮膚温の計測値で 4 秒間 68～72℃に加熱される設定が現時点で推奨されている．数日間は軽度の紅斑と浮腫が残るもののダウンタイムは 24 時間以内である．

[3] INTRAcel

洗顔後，20 分程度麻酔クリーム塗布．チップをセット後，針の深さ，エネルギーをセットし施術する．深さは頬部（頬骨，下顎骨部以外）と鼻背部は 1.5 mm，頬骨部，側額

Ⅳ．光治療

部，下顎部は 0.5〜1.5 mm，前額部は 0.5〜0.8 mm にする．2 段階の深さで 50％オーバーラップしながらのマルチパスが推奨されている．0.5 mm の針では表皮熱傷の可能性からレベル 3 以下の出力で行う．眼窩部は治療せず，眼の直下や頸部の喉頭軟骨群（声帯）周囲は深さ 1.5 mm 以上の治療はしない．冷却と止血のための圧迫を兼ねて冷却ローラーを施術後使用する．施術後の紅斑，浮腫が比較的強いため冷却は入念に行う．

4 臨床例

　RF 治療後，20 歳代では即時性のスキンタイトニングが顕著に認められるが，顔面を下に向けた状態で治療前後を比較すれば，その効果を容易に確認できる（図 14）．
　ThermaCool™ と異なり，1 回の治療では改善効果がはっきり確認できない徐々に改善するタイプの機器でも，4〜5 回の治療後にはフェイスラインやボディラインの改善が認められる（図 15〜17）．フラクショナル RF では機器により効果に特徴がある．
　eMatrix はフラクショナルレーザーに類似したつや，はりの増加などのスキンリジュビネーション効果やスキンタイトニング効果に加えて座瘡瘢痕などを目立たなくするリサーフェシング効果も数回の治療で確認できる（図 18）．

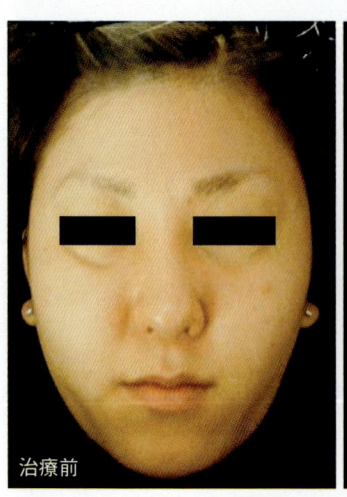

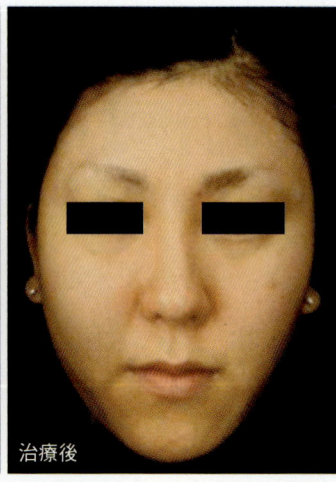

図 14 広帯域赤外線＋RF（ST），IPL＋RF（SR），フラクショナルダイオードレーザー＋RF（Matrix IR）の複合治療直後にみられる即時的タイトニング効果（20 歳代女性）（Syneron Medical 社プロトコールによる triniti 治療前後の比較）

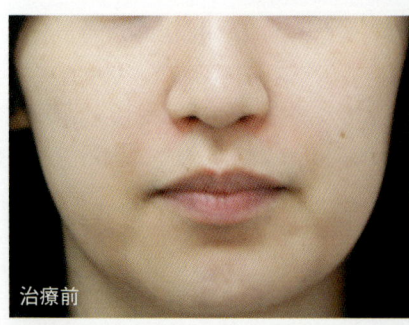

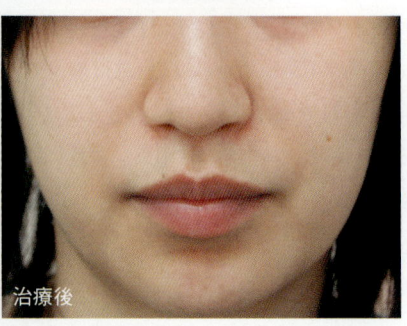

図 15 Tenor によるフェイスライン治療（32 歳女性）
（みやた形成外科・皮ふクリニック院長　宮田成章先生提供）

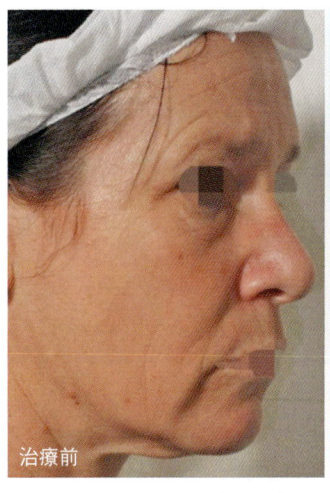

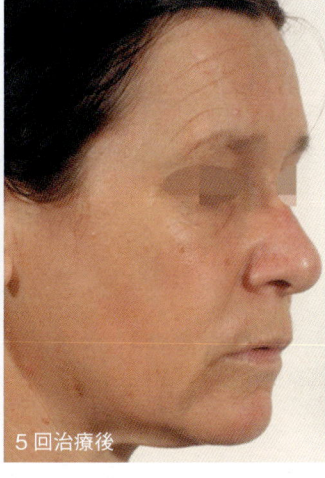

図 16
Tripollar™ Maximus™ を使った SMAS-Up 治療によるスキンタイトニング，リフトアップとしわの減少（Pollagen社提供資料）

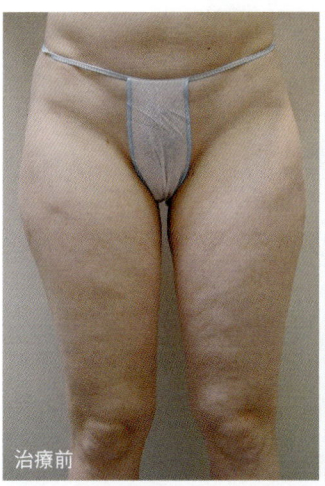

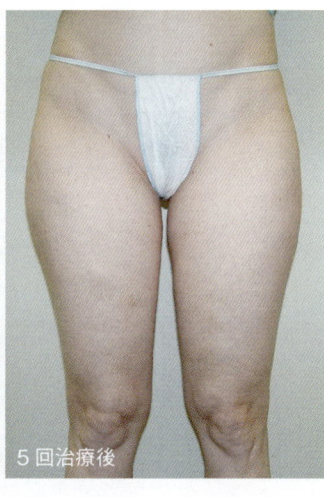

治療前　5 回治療後

図 17
VelaShape2™ による大腿周径減少とセルライト改善
（写真提供：Gerald Boey, M.D., Canada）

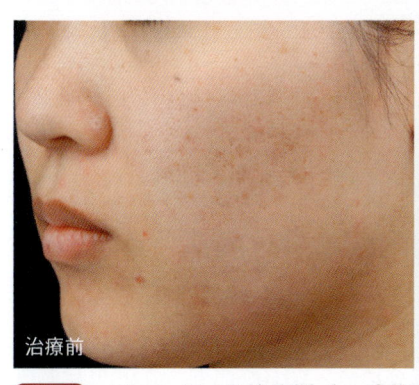

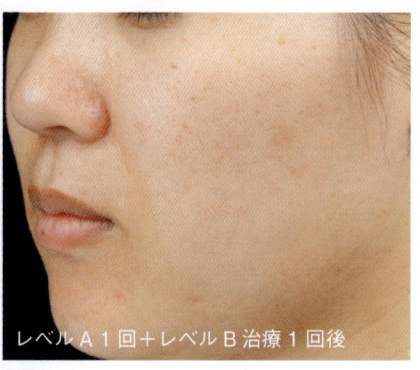

治療前　5 回治療後

治療前　レベル A 1 回＋レベル B 治療 1 回後

図 18 eMatrix による治療例（20 歳代女性）
スキンタイトニング効果と，つや，はりの改善．痤瘡瘢痕の軽度改善．

　ePRIME では電極針を斜めに刺入するため，真皮全体にコントロールされた立体的加熱作用が広がり，スキンタイトニング効果よりもむしろふっくらとした皮膚自体のボリューム感の回復とハリが得られることが特徴で，それに伴う皮膚表面不整の減少やしわやたる

Ⅳ．光治療

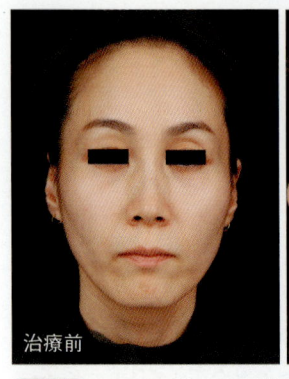

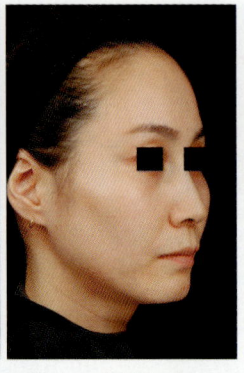

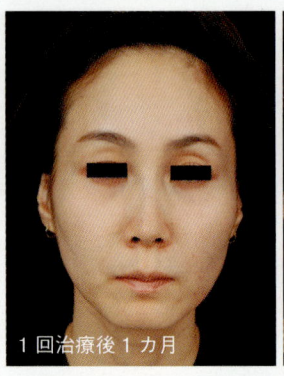

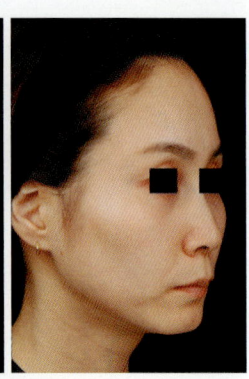

図19 ePRIME™ による治療例（30歳代女性）
頬部から下顎部の皮膚のふっくら感とはりの改善．鼻唇溝と頤部のしわ，表面不正の減少．

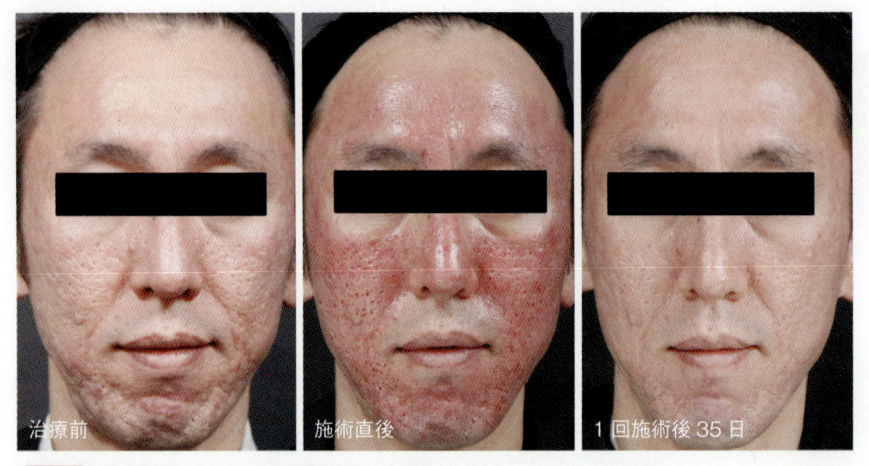

図20 INTRAcel による治療例（42歳男性）（Jeisys Japan 社資料）
痤瘡瘢痕の改善とスキンタイトニング効果が認められる．治療直後から顔面全体に紅斑と浮腫が5〜6日間認められる．

みの改善がみられる（図19）．

　INTRAcel は1〜2回の治療で痤瘡瘢痕の改善や，リサーフェシング治療に似たつやの改善やしわの減少，スキンタイトニング効果が得られる（図20）．

5　副作用

①モノポーラ

　施術時の痛み，一過性の皮膚不整・知覚異常，期待と効果の乖離が問題になる．
　電極接触不良（表面不整や患者体動）の放電熱傷は稀で，16100症例の0.08％に熱傷や陥凹が2004年報告されたが，マルチパス低エネルギー照射により，施術後の不整は0.03％に低下し知覚異常もほとんどなくなった．表面不整は視診上軽微で皮膚の薄い頸部などに僅かな隆起がみられ数週間で消失する[1]．
　知覚異常は掻痒や触覚低下で，耳介周囲や下顎ライン，側額部から前額部に起こりやすく軽症で数日〜数週で消失する．過剰なエネルギーで熱傷，陥凹，瘢痕，色調不整の危険

がある．陥凹は脂肪小葉や線維隔壁の熱破壊によるため低エネルギーマルチパスでは起きない．

②光併用バイポーラ

光・RF 単独より低出力で，熱傷，色素沈着や瘢痕形成は極めて稀である．接触不良による熱傷や誤設定，骨の RF 反射による周囲熱傷がある．施術後一過性に軽度の紅斑が数時間出現することがある．光による肝斑増悪は比較的少ない．

ダイオードレーザー併用では，前額部などで軽度の水疱形成が冷却不足時 3〜10％の患者にみられ，5 日以内に色素沈着やテクスチャー不整を残さず治癒する．

フラクショナルダイオード併用 RF では瘢痕などに治療を繰り返すと軽度の色素沈着が一過性に見られることがある．

広帯域赤外線 RF 併用の治療直後に軽度の紅斑や浮腫がみられる．また，10％未満に微細な痂皮形成が前額部などで起きるが瘢痕は残さない．無麻酔で熱感を感じる程度で中止すれば深部のバルクヒーティングの副作用は起きない．

③モノポーラ，バイポーラハイブリッド

アプリケータを動かさずに長時間照射すればバルクヒーティングの可能性があるが，出力が弱いため稀である．

④フラクショナル RF

eMatrix では，治療直後の浮腫性紅斑は施術後 1〜2 時間で消失し 6 時間〜2 日間淡い紅斑が持続する．施術翌日〜4 日後まで黒褐色点状痂皮が蒸散凝固のため目立つが，痂皮はメイクで隠しやすく社会的ダウンタイムは施術日のみになる（図 21）．フラクショナルレーザーと同様，RF の不適切照射によるスタッキングやオーバーラップによるバルクヒーティングで，熱傷や瘢痕，色素沈着を残す可能性があり注意が必要である．表皮の損傷による色素沈着については点状の高出力照射であるが，照射密度が低いため生じても一過性である．

ePRIME では，2 時間から半日は紅斑と局所不快感が症例の 65％にみられ，半数に 7〜10 日間穿刺痕が残り 25％に目立つとされる．60％で 5 日以上顔面全体に軽度浮腫が，

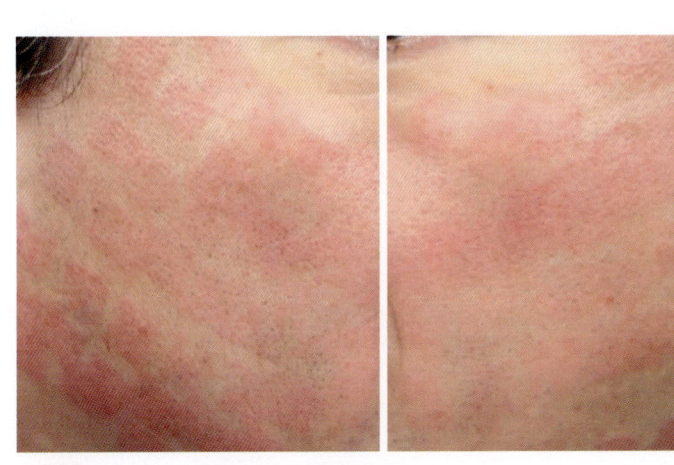

図 21 eMatrix 治療直後の浮腫性紅斑

治療部位の浮腫は 2〜4 週間ほぼ全例に残る．

INTRAcel では施術直後から 1〜2 日は浮腫性紅斑が目立ち（図 20），4〜6 日で顔面全体の軽度の浮腫と紅斑が徐々に消失する．

6 RF 治療のエビデンス

①モノポーラ

ThermaCool™ 治療では，眼囲 119 例で軽度以上改善は 80％以上で，平均 4.3 mm（眉毛），1.9 mm（上眼瞼）のリフトアップが認められた．50％の患者が満足し，期待で動機付けすると満足度が上がることも報告され，効果を説明せずに眉毛リフトアップした場合，有意差がある患者の 64％が効果に不満足と回答した[1, 2]．

シングルパス 1.0 cm^2 チップによる頬部，下顎部，頸部のたるみ治療では，30〜40％改善が 80〜90％の患者にみられ，皮膚の弾性やハリ改善は低エネルギーマルチパス治療（3.0 cm^2 チップ）では，500 ショット以上照射群で 80％以上に認められた．一方 100 ショット照射群では 2〜30％と低かった．強い痛みは 5％と低頻度で 94％の患者が満足し，副作用発生率も 0.05％未満でシングルパスより低い．眼瞼弛緩は 25％以上改善のタイトニングが上眼瞼で 87％，下眼瞼で 67％にみられ，上眼瞼のほうが効果が高い[1]．

国内では 92 例の頬のたるみ，鼻唇溝，マリオネットライン，下顎のフェイスライン，前額のしわ治療で，50〜75％の患者が改善を自覚，医師評価は前額 70％，それ以外の顔面で 90％以上の患者に 25％以上改善がみられた[3]．

②光併用バイポーラ

IPL と RF の併用機器の，RF の効果のみでの客観的評価や大規模臨床比較試験はないが，ダイオードレーザーの併用（Polaris）によるシワの治療では 50％以上の改善が約 50％の患者にみられた[4]．

広帯域赤外線バイポーラ RF 併用（ReFirme）の顔面皮膚弛緩治療では 3 週毎 3 回治療（IR 10 W/cm^2，RF 70〜120 J/cm^3）の 3 カ月後，89.5％に軽度の改善がみられた．

ダイオードレーザー併用（Commet）の脱毛治療効果はレーザーのみの機器とほぼ同等で濃色の毛の減毛率のほうが高かった．スキンリジュビネーション効果は 3〜5 回治療後，70％が毛細血管拡張や赤ら顔，78％がくすみ，60％がスキンテクスチャーで軽度改善以上と主観的評価された．

③モノポーラ・バイポーラハイブリッド

Tenor™ による治療で，顔面のしわと皮膚弛緩の治療後，56％の患者に軽度改善が認められ半数の改善度が 50％を超えた．大腿部と臀部のセルライト治療では 2 回の治療後 68％の患者に超音波検査で皮下脂肪が体積比 20％減少した．

④フラクショナルバイポーラ

eMatrix による 3 回の治療後，50％前後の患者につやとはり改善，しわの減少効果が認められている．

ePRIME では治療 10 カ月後も組織学的にコラーゲン再構築やエラスチン増加が針電極加熱部のみでなく真皮全体に認められた．1 回の治療でフェイスリフト手術で期待できる

> **コラム**
> **しわ，たるみ治療は何歳から始めるか**
>
> 　交差架橋による加齢変化の影響が少ない若者ではコラーゲン線維が強く収縮しRF治療によってスキンタイトニング効果が得られやすく，スキンリジュビネーション効果も高い．しかしながら，皮膚の乾燥性変化やしわ，たるみなどのアンチエイジング治療の主な対象となる下垂性の変化が明らかになるのは50歳以降であり，効果が徐々に得られなくなる年代でもあるため，何歳から実際に治療を始めるべきかについては議論の余地がある．
> 　女性では閉経後に皮膚のしわやたるみが急激に増加するため，閉経前後からの治療開始は悪化と効果のバランスを考えた場合，望ましいタイミングといえる．
> 　一方，性差，個人差も存在する．男性は女性に比べてコラーゲンなどの皮膚線維成分が多く，元々しわやたるみが目立ちにくく，急激に悪化する年代もない．個人差では，両親から受け継いだ遺伝的背景に最も大きく影響されるものの，若年期の紫外線曝露による光老化，青年期以降のライフスタイルによる生活習慣病が関係した血管や骨等の加齢変化も影響する．
> 　治療を始める適当な年齢については，これらの因子に加えて，見た目のアンチエイジングをとりまく時代の流れや世代による意識の違いも配慮する必要がある．

効果の30％程度の変化が期待できるとする意見もある．
　INTRAcelでは治療10週後にコラーゲン再構築が真皮深層で確認され，HSP47，procollagen 1/3の発現亢進が報告されている．

7　おわりに

　現在本邦で利用されているRF機器について解説した．美容治療目的の機器は機種が非常に多く急速な開発競争が行われているため，網羅的な比較と解説は難しい．より新しい治療機器を導入し施術すれば，治療結果がより確実に予測でき効果を得られる可能性も高くなることは事実であり，今後さらに数多くの機器が導入され，新しいプロトコールによる患者の満足度と治療の有用性向上が期待される．

文献

1) Dovers JS, Zelickson BD. 14 physician multispecialty consensus panel. Results of a survey of 5700 monopolar radiofrequency facial skin tightening treatments: assessment of a low energy multiple pass technique leading to a clinical endpoint algorithm. Dermatol Surg. 2007; 33: 900-7.
2) Fitzpatrick R, Geronemus R, Goldberg D, et al. Multicenter study of noninvasive radiofrequency for periorbital tissue tightening. Lasers Surg Med. 2003; 33: 232-42.
3) 櫛方暢晴, 根岸　圭, 竹内かおり, 他. Radio frequency（RF）による skin tightening 治療の経験. 日美外報. 2003; 26: 50-7.
4) Doshi SN, Alster TS. Combination radiofrequency and diode laser for treatment of facial rhytids and skin laxity. J Cosmet Laser Ther. 2005; 7: 5-11.

【古村南夫】

TOPICS 19
サーマクールとは？

■ **機器**（図1）

　サーマクールは2002年に米国（当時Themage社，現Solta Medical社）にて開発されたmonopolarタイプのradiofrequency（RF，高周波）である．日本国内でも同年に輸入を開始，「メスを使わないフェイスリフト」として一部の医療機関に導入された．その効果は特筆すべきものがあり，頬などに施術すると照射開始間もなく縮小が始まり，照射後6カ月間に渡り引き締まるというものであった．機器の改良に伴い，初代のThemaCool TC™から2007年にはThermaCool NXT™，2009年にThermCool CPT™と速度や操作性が向上，皮膚と直接接触するチップ面積も1 cm^2，1.5 cm^2，3 cm^{2}と広くなり有効深達度も増している．最新CPTでは，電極チップ面全体に均一な熱分布が及ぶようにカプトン膜付きフレームチップが開発され，さらに，手元プローブを振動させる機能も追加された．これは，振動覚が痛覚より速く神経伝導するため，疼痛知覚を振動がある程度隠してしまうというゲートコントロール理論を応用したものという．症例によっては本人が気付かない程度の改善に終わったり，逆にたるみが目立つ場合も散見されるが，奏効する際には，即時的に顔面が縮小，その後，数カ月にわたるtighteningによる引き締め効果と軽度の肌質改善効果が認められる．RFはクロモフォアを持たず，その交流電子（6 MHz）は電気抵抗の少ない組織を選択的に通過しジュール熱を発生する．チップの皮膚接触面は常に冷却されており表皮に熱傷が起こることはない．即時tightening効果および施術後数カ月に及ぶ輪郭変化の機序については，Zelicksonら[1]は電子顕微鏡的に真皮内のコラーゲン線維の収縮とその再構築理論を，Popeら[2]は真皮

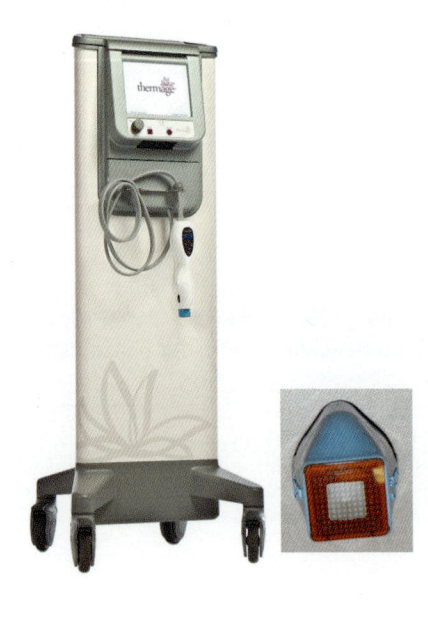

図1 サーマクールCPT™とフレームチップ

変化に加え，選択的線維性脂肪隔壁加熱が惹起する変化によると推測した．

■適応疾患

　基本的にたるみ改善を目的とする．顔面，顎下部，腹部が主であるが，本来はたるみがあれば全身どの部位にも応用可能である．特に比較的皮膚に張力が残り，やや脂肪過多という部位への応用が最適である．年齢的には，皮膚に張りがある30歳代であれば問題なく改善するが，40歳以降で日光老化による肌の張力不足などあると引き締め効果は弱くなる．さらに，日光老化が進みブルドック様に下垂した頬にはサーマクール単独では返って目立つ場合があり，フラクショナルレーザーとの併用ないしはフェイスリフト手術などの適応を考慮する．

■実際の治療方法

　施術時には再構築したい深さに応じてSTC，TC，DCあるいはbody tipなどを選択する．チップの面積が広いものほど効果が高まるため通常3 cm^{2}チップを使用するが，上眼瞼単独治療には0.25 cm^{2}チップを用いる．施術は臥位とし，まず，対極板を腹部ないし大腿部に貼付，付属のマークシートで目的皮膚表面に格子状の目印を付ける．チップ皮膚接触面に均一に電流が流れるcoupling fluidを塗り，治療部位のインピーダンスを測定後出力設定する．標準的にはチップが重ならぬように満遍なく照射していく．蓄熱効果を促したい場合にはチップを一部重ねる方法を用いるが現在はあまり推奨されていない．ショット数は計400，600，900ショットを目的に合わせて選ぶ．筆者は600ショットを選択することが多く，顔の大きい方や腹部には900ショットチップを用いる．施術はmultiple pass methodとし，目的部位に繰り返し通電する．必ずしも高出力の必要はなく，低出力頻回パスほどよいとされているものの，3 cm^{2}チップでの出力を検討した論文はまだない．あくまで患者の反応を見ながら，程よい熱感がある程度に出力を決定する．骨が下床にある部位や通電回数の多い部に関しては痛みのため出力を減ずることが多い．施術開始直後より引き締まりを認めるが，当初は座位にすると効果がわかりにくい．照射開始45分以降から急速に引き締まり効果が強くなり，座位でも明瞭となった時点が当該処置のエンドポイントとなる．改善効果は最大6カ月間継続的に進行すると言われている．

■臨床例

　図2に示す．

■副作用

　基本手技と現在のプロトコールを守れば副作用はない．ただし，チップの皮膚接触面の破損などに気づかぬ場合には点状の火傷を負うことがある．照射出力が強すぎる場合には潮紅，腫脹，水疱，局所的な陥凹，神経麻痺などの熱傷症状を起こす．

Ⅳ．光治療

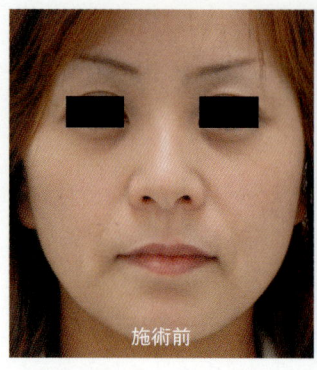

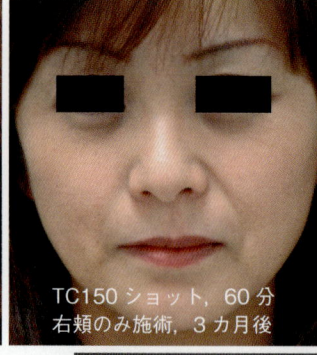

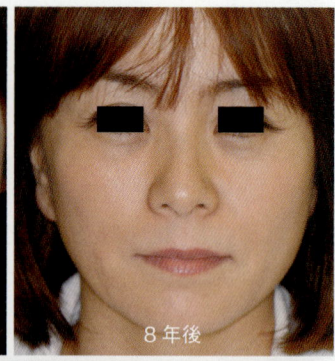

図2　頬の三次元解析〔Voxelan（浜田エンジニアリング社製）〕
8年後の右頬体積が左頬と比較し4.6 cm³小さい（解析範囲は赤い領域：左右計測）．二次元の臨床写真ではわかりにくいが，外見上目減りして見える印象が三次元解析で明瞭となった．

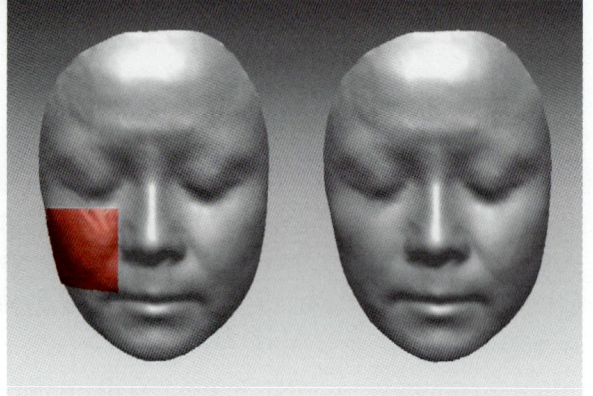

■その他

　全身麻酔や局所麻酔を併用し，チップ面積が1 cm²や1.5 cm²，出力100 J/cm²内外の高出力で加療していた時代[3-5]と最新型のCPTを用い，チップ面積3 cm²，至適出力14〜17 J/cm²の条件設定下での治療でも同じ現象が皮膚で生じているかは未検証である．しかしながら，筆者らが用いる14〜17 J/cm²といった低出力でも高出力時代と同様に施術開始直後から即時型変化が観察できる．水分の多い脂肪隔壁が脂肪織内のRF通路であるならば隔壁収縮には温かいと感じる程度の出力でも十分な熱量が生じていると想定できる．しかしながら，この程度の出力では熱損傷を思わせる諸症状は外見上認めがたく，輪郭形成をコラーゲン線維の収縮のみでは説明しにくい．上田[6]はbipolar RF（ST Refirme™）を60分腹部に照射すると血中ノルアドレナリンに誘導され，腹部の皮下脂肪と体脂肪体積が減少したと報告した．筆者らはbipolar RFをmonopolar RFサーマクールbodyに変え，上田と同様に臍周りに施術60分間行ったところ，血中ノルアドレナリンの上昇と腹囲減少した例を経験した（未発表）．症例数が少ないため検討を重ねる必要性があるものの，サーマクールの輪郭形成には真皮コラーゲンと脂肪隔壁のtighteningのみならず，ノルアドレナリン誘導型の脂肪細胞縮小効果も加味されている可能性が示唆された．

■コメント

　フェイスリフトという概念でサーマクールを行うと結果の出ない症例が混じってくる．

Evidence がまだ確立していない現状では言及しにくいが，脂肪が多い部位を小さくする手技プラスある程度真皮コラーゲンと脂肪隔壁を引き締める手技だと考えていたほうが失敗は少ない．顔面がやせて静止ジワ（日光老化）の多い人には向かない．脂肪が多くても日光老化により皮膚に張力のない（コラーゲンの減少多）方にはフラクショナルレーザーの併用を当初より勧めることが望ましい．

文献

1) Zelickson B, Bernstein E, Brown DB, et al. Histological and ultrastructural evaluation of the effects of radiofrequency-based nonablative dermal remodeling device: a pilot study. Arch Dermatol. 2004; 140: 204-9.
2) Pope K, Levinson M, Ross EV. Selective fibrous septae heating An additional mechanism of action for capacitively coupled monopolar radiofrequenby. Thermage, Inc. 2/2005.
3) Burns JA. Thermag: Monopolar radiofrequency. Aesthetic Surg J. 2005: 25: 638-42.
4) David K, Burns AJ, Sanner R, et al. Ultrastructural of multiple pass low energy versus single pass high energy radio-frequency treatment. Lasers Surg Med. 2006; 38: 150-4.
5) Bogle MA, Ubelhoer N, Weiss RA, et al. Evaluation of the multiple pass, low fluence algorithm for radiofrequency tightening of the lower face. Lasers Surg Med. 2007; 39: 210-7.
6) 上田厚登．Infrared-radiofrequenby（ST リファーム）を用いた脂肪減量法．日本レーザー医学会誌．2010; 31: 18-23.

【中野俊二】

V

レーザー治療における
スキンケア

V. レーザー治療におけるスキンケア

　近年，レーザー治療機器の発達はめざましく，様々なレーザー機器が皮膚科診療に取り入れられている．機種のみならず対象となる病変の程度や対象者の皮膚の特性によりレーザー治療効果や治療後の合併症の出現頻度に差が出てくる可能性があるため，治療前には治療対象となる病変の評価だけでなく患者の skin phototype を含めた皮膚の特性を把握し治療に望んだほうがよい．機器により起こりうる合併症に若干差異があるため，機器ごとの起こりやすい合併症についてはそれぞれの機器での記載を参考にしていただきたい．

　スキンケアの定義については臨床家ごとに様々な考えがあると思うが，基本的な3つの柱に①皮膚の汚れを落とす**清潔**のスキンケア，②皮膚に適度な潤いを与える**保湿**のスキンケア，③太陽紫外線による皮膚障害を予防する**紫外線防御**のスキンケアがあり，その他，美白や抗老化のスキンケアなど付加的な皮膚ケアがあるということを前提に話をすすめる．清潔，保湿，紫外線防御のスキンケアのために，それぞれ洗浄剤，保湿製剤，サンスクリーンといわれるスキンケア製品が用いられる．しかしながら，どのような（種類や質）製品を使用しているかだけでなく，それらの製品をどのように（使用方法や使用頻度）使用しているかは，個人により様々であるため，レーザー治療前には，患者の通常のスキンケア習慣がどんなものであるかを聴取し，できるだけ合併症が生じないよう標準化したスキンケアを行うように指導したほうがトラブル発症の可能性は少ないと思われる．本稿では，まず，患者の"セルフスキンケア"の問題点について述べ，次いでレーザー治療に際して起こりうる合併症と，それらの予防のためにどのようなスキンケアを行うべきか（標準的スキンケア）と，さらに色素沈着など発症してしまった問題に対して行う付加的スキンケアに関して述べてみたい．

1 レーザー治療の前に

a 患者のスキンケア製品とスキンケア方法の聴取

　自宅でのスキンケアは，患者により様々であり，使用している製品も種々多様であり，皮膚ケアの面で問題の多い製品を使用している場合や問題の多い使用方法である場合もあるため，レーザー治療前に具体的に聴取しておく必要がある．

　まず，アレルギー性あるいは一次刺激性接触皮膚炎の原因となっている製剤を使用していないか，皮膚刺激を起こす不適切な方法でケアしていないかどうかを確認する．「自然」「植物性」「無添加」というキーワードから，皮膚科的知識のない一般人は，漠然と「肌によさそう」「有害なことがなさそう」というイメージを抱き，これらのキーワードを売りにしている製品を購入しがちである．これらの製品のすべてがそうであるとは限らないが，製品の安全性がイメージ先行になり問題がある場合もある．「植物」の中には，アレルギー性接触皮膚炎のアレルゲンになる植物もあるのであり，「植物」がすべて安全というわけではない．「無添加」の表示は，無添加であるのは，香料や保存料である場合が多いと思われるので，どのような成分が無添加であるのか，具体的な配合成分にも注意したい．例えば，起泡剤などとして加水分解小麦が添加されている洗顔石けんを使用したことが小麦によるアナフィラキシーの原因になった[1]という具体例もある．幸いにして「化粧品」は，全成分表示が義務づけられているので，それら全成分に注目してほしい．

普段使いのスキンケア製剤に，皮膚刺激性のある成分が含まれている場合は，低刺激性のスキンケア製剤を奨める．筆者は，アトピー性皮膚炎や敏感肌用に処方された低刺激性の製品を奨めることが多いが，問題のない製品を使用している場合はそのまま継続して使用してもらうことも多い．接触皮膚炎を発症していないという証明がなされているからである．現状，本邦では，レーザー治療後の患者を対象に有用性が証明されている製品がないため，今後は，そのような臨床試験が行われエビデンスが蓄積されることが必要であろう．

以下に，清潔，保湿，紫外線防御のそれぞれのスキンケアについて，その概念，しばしば遭遇する問題点と標準的なケア方法について述べる．

b 清潔のスキンケア

清潔のケアでは，一般的に残留したメイクアップや皮膚に付着した汚れを除去するために洗浄剤を用いる．その中でメイクアップ製品を取り除くために使用する製品をクレンジング剤と呼ぶ．クレンジング剤は，メイクアップを油相になじませた後に，水と乳化させ，水で洗い流せる界面活性剤を配合したタイプと，油性のものでメイクアップをなじませた後に拭き取って使用するタイプがある．いずれにしても，メイクアップを製剤になじませる際に，摩擦しすぎていないかに注意する．使用量が少ないと皮膚に過度の摩擦が生じる可能性がある．石けんに代表される洗浄剤は，主剤の界面活性剤が脂汚れを水と乳化させ容易に洗い流すことを可能にする．その他，保湿成分や増泡剤や増粘剤などの添加剤が配合されていることが多い．汚れを除去する効果の高い界面活性剤ほど脱脂力が強く，皮脂を除去し皮膚の乾燥を助長する可能性がある．皮膚表面の角質を擦り取る目的で粒子を配合したスクラブ剤やαヒドロキシ酸やサリチル酸などのピーリング作用のある成分を含む製剤もまた刺激性皮膚炎を好発する．過多の使用量や洗浄料を長時間皮膚に付着させていること，タオルやスポンジでの機械的摩擦や洗浄剤の残留は一次刺激性皮膚炎の原因となるため，洗浄剤を使用しすぎていないか，原液を直接皮膚に擦りつけていないか，タオルやスポンジなどで擦っていないか，長時間洗浄剤で洗っていないか，すすぎが十分であるかを聴取する．また，熱い湯での洗浄や1日に何度も洗浄剤を用いて洗浄することは，皮膚の乾燥症状を増悪させる．顔面のスキンタイプ（脂性肌，乾燥肌，混合肌）や年齢による皮膚の特性にも注意し，過度の洗浄にならないようにする．皮膚トラブル回避のためには，低刺激性ならびに低アレルギー性の洗浄料を適量用い，洗浄料を原液あるいは直接皮膚に付けるのでなく，ぬるま湯で泡立て成分を希釈した後に，それを手指にとり皮膚表面を撫でるようにして汚れをなじませ，その後に，洗浄剤成分の残留がないよう十分にすすぐことを指導する．皮膚にびらんや表皮剥離がある部位では，バリア機能が損なわれており，低刺激性洗浄剤でも刺激になることもあるため，洗浄剤を使わずにぬるま湯あるいは水のみでの洗浄に留める方がよい場合もある．

c 保湿のスキンケア

保湿のスキンケアでは，保湿製剤に皮膚刺激を起こす可能性のある成分（αヒドロキシ

V. レーザー治療におけるスキンケア

酸やサリチル酸，アルコール，レチノイドなど）が含まれていないかを聴取する．それら皮膚刺激を起こす可能性のある成分を含む製剤はレーザー治療後に皮膚の易刺激性が収まるまでは使用を中止したほうがよい．スキンケア製剤の基剤，つまり水溶液であるか乳剤性溶液であるか，水中油型乳剤性製剤であるか，油中水型製剤であるか，油性軟膏であるか，にも注目するとよい．一般に，油性軟膏であるほどびらん面や易刺激性のある皮膚にも刺激性が少ない．保湿製剤の使用方法では，まず，コットンを使用しているかあるいは手指でつけているか，次に，撫でるように塗布しているか，擦り込んでいるか，叩くようにつけているかなどを聴取する．皮膚トラブル回避のためには，刺激性の少ない製剤（成分，剤型）を選択し，皮膚の乾燥や痒みやちくちく感などの自覚症状が問題となる場合は，保湿性や皮膚保護性の高い保湿製剤を積極的に使用する．易刺激性のある場合は，叩くや擦り込むなどの塗布方法は控えた方がよいのはいうまでもない．冬期など皮膚の乾燥症状が出現しやすい季節，乾燥肌の肌質の患者，中高年以上の患者はより保湿性の高い製剤による保湿のスキンケアを行うことが奨められる．

d 紫外線防御のスキンケア

紫外線防御のスキンケアは，帽子や日傘，着衣などによる物理的紫外線防御に加え，サンスクリーンを使用することが，炎症後色素沈着の予防に必要である．日常的に紫外線防御のスキンケアが徹底されていない患者もいるので，skin phototype の把握とともに，普段のケアの方法を聴取し，レーザー治療部位が露光部である場合，治療前にサンスクリーンを塗布する習慣をつけてもらうことが必要である．治療前のバリア機能が正常な皮膚に塗布して製剤による接触皮膚炎など問題が起こらないことを証明しておいたほうがよい．紫外線吸収剤は，アレルギー性接触皮膚炎や光アレルギー性接触皮膚炎の原因となることがあるので，皮膚トラブル回避のためには，これらの紫外線吸収剤を配合せず酸化チタンや酸化亜鉛などの紫外線散乱剤のみを含むサンスクリーンを使用させる．日常の紫外線防御のためには，SPF 30 程度で PA++，強い紫外線を浴びる可能性のある野外活動を行う際には，SPF 45〜50 程度で PA+++ のサンスクリーンを十分量使用し，製剤が取れ落ちることによる効果低下を防ぐため 3〜4 時間毎に塗布しなおす．レーザー治療を紫外線量の多い季節（春から初秋）に行う場合は，特に細心の注意が必要である．

2 レーザー治療に際して

a レーザー治療後に起こりうる皮膚症状・合併症

皮膚のレーザー治療に際して起こりうる合併症には，表皮剥離，びらん，潰瘍形成とそれに引き続いて起こる創傷治癒機転に際して起こる異常，創傷治癒後に皮膚機能が正常化するまでの異常があげられる．表皮剥離などの損傷がない場合や non-ablative なレーザー治療後の場合でも，皮膚組織に炎症反応が惹起されるため，その炎症反応による異常が起こりうる．具体的には，感染症の誘発，遷延する紅斑，痒み，灼熱感，つっぱり感など過敏な自覚症状，痤瘡様皮疹ないし稗粒腫，肥厚性瘢痕やケロイドの形成などであり，これらは ablative なレーザー治療後に発症しやすい．日本人は，non-ablative なレーザー

治療後でも，炎症後色素沈着や低色素・脱色素などの色素異常が問題となることが多い．

b レーザー治療前の診察と対象患者の選択

　施術前に，レーザー治療に対して異常な反応を起こす可能性のある皮膚疾患や皮膚の状態がないか，創傷治癒遅延を来す基礎疾患がないか把握し，発症する可能性のある合併症を予測しながらレーザーを照射し，その後慎重に経過観察し，合併症発症の早い段階で介入できるようにする．あるいは，合併症の発症が高率に予想されるのであれば，レーザー治療を行わないと判断することも必要である．

　レーザー後の色素沈着は，skin phototype や Japanese skin type（JST）が高いほど高率に発症するため，治療前に，skin phototype の評価をすべきである．さらに，レーザー照射を施行予定の皮膚に手術の既往などにより瘢痕・線維化がある場合にはレーザー光への組織の反応が変化する．膠原病や血流異常，その他の免疫学的疾患などの基礎疾患がある場合や喫煙者は，創傷治癒遅延が予想される．また，治療部位の単純疱疹や真菌，細菌感染症があれば施術前にコントロールしておく必要がある．Ablative レーザーを行う場合は，肥厚性瘢痕やケロイドの発症の可能性にも留意すべきである．ケロイド体質である，また頬骨部，上口唇，顎部や頸部に治療する場合や，1年以内のイソトレチノイン（13-cis retinoic acid）の内服歴がある場合はケロイドが発症しやすいとされる[2-5]．

c 皮膚症状・合併症のスキンケア指導

　レーザー治療を行った後は，治療部位に手を触れたがらない患者がほとんどであるので，的確なスキンケア方法を具体的に指導することが必要になる．

①表皮剥離，びらん，潰瘍形成と皮膚バリア機能異常

　Resurfacing を目的とする ablative なレーザーの場合は，びらん・潰瘍形成に引き続く創傷治癒機転に伴う新しい皮膚再生が主目的であるため，びらん・潰瘍形成自体は合併症ではないが，その後の創傷治癒過程で起こる合併症があげられる．すなわち，感染症の合併とそれに伴う創傷治癒遅延，肥厚性瘢痕やケロイドの形成などである．表皮剥離，びらん，潰瘍に至った皮膚では，物理的皮膚バリア機能を担う角層を欠くため，皮膚バリア機能が全く損なわれているといってよい．上皮化がはかられた後でも，その創傷の深さの程度により，ある一定期間，皮膚のバリア機能は低下した状態が続く．真皮までの損傷の場合200〜400日，表皮欠損後の場合50日程度まで，TEWL で評価したバリア機能の低下がみられる[6]．

　びらんや潰瘍を形成させその後の resurfacing を図る ablative なレーザー治療では，施術直後にドレッシング剤，あるいは外用剤による創傷治療が必要である．Non-ablative なレーザー治療やフラクショナルな ablative レーザー治療では，ablative レーザー治療後のように頻回の通院を要する創傷治療を行う必要性は少ないが，fractional CO_2 laser などでは散在する多数の微細な潰瘍，non-ablative なレーザーでも局所の炎症や場合によっては部分的な表皮剥離ないしびらんは生じうる．上皮化前には，特に創傷が深いものほど治癒までの時間を要し，局所の細菌，ウイルス，真菌による感染症発症のリスクがあ

るため，慎重に局所の観察を行い，必要に応じて抗ウイルス薬，抗菌薬，抗真菌薬による治療を行うが，感染症の発症がない場合の抗菌薬の外用は，接触皮膚炎発症の可能性もあり漫然と使用しないほうがよい．表皮剥離やびらんがある場合は，洗浄剤による刺激がある可能性があるため，水やごくぬるいぬるま湯で患部を洗浄し，適切な局所療法を行う．患部以外の皮膚は通常のスキンケアでよい．

　皮膚バリア機能が低下した部位では，接触皮膚炎（特に一次刺激性接触皮膚炎）の発症リスクが増加する．また強く摩擦することは皮膚刺激を起こすだけでなくレーザー照射部位の表皮剥離やびらん形成，さらには創傷治癒遅延の可能性もある．上皮化後も患部の易刺激性が続くことが多く，低刺激性のスキンケア製剤を選択した方がよい．表皮剥離やびらんの形成がない場合でも，レーザー照射後の皮膚は，通常より易刺激性があるため，低刺激性のスキンケア製品を用いるのがよい．特にablativeなレーザー治療後には，その易刺激性は上皮化後2〜3カ月に渡り継続するため，その間はレチノイドやαヒドロキシ酸などの皮膚刺激性のある成分を含む製剤の使用は控える．レーザー治療後での臨床試験の結果はまだないものの，テープストリッピングやアセトンによる実験的バリア傷害後の皮膚で，角層のphysiological lipidsであるセラミド，脂肪酸，コレステロールを等モル比で配合した保湿製剤を塗布することで，バリア回復が早まる[7,8]とする報告があり，このような保湿製剤がレーザー治療後に有用である可能性がある．また，レーザー治療後の創傷治癒段階で，エモリエントを塗布する前にthermal waterを塗布した群が，塗布しない群に比べて，上皮化が早まり，さらに後述する紅斑の遷延や痒みやつっぱり感などの持続が短期であったという報告[9,10]がある．

②紅斑

　遷延する紅斑は，多くは炎症反応に伴う血流量の増加，表皮のメラニン含有量低下や真皮での光線の拡散の低下などにより起こる．レーザー治療前あるいは治療後のトレチノインなどレチノイド外用は施術後の紅斑を発症させる可能性があるため，ablativeなレーザーの場合，施術後4〜6週間はレチノイドを使用しないほうがよい[11,12]．一方で，レチノイドの前治療は創傷治癒を早めるという意見もある[13]が，反対の意見もある[14]．Non-ablativeなレーザーの場合は，ablativeな場合よりも紅斑遷延は短期間であるが，その期間はレチノイドなど刺激性のある製品をスキンケアには使用しないほうがよいと思われる．低力価のステロイド外用剤が遷延する紅斑に有用である場合もあるが，その使用期間は短期に留める．Resurfacing後の炎症反応による紅斑の遷延に対して，ビタミンCの外用が有用であるという報告[15]がある．痒みや灼熱感を伴う持続する紅斑から，硬結性変化が出現した場合，その後肥厚性瘢痕が発症することがあるため注意深い経過観察を要する．

③痒みや灼熱感，ちくちく感，つっぱり感など

　痒みやつっぱり感などの自覚症状に対しては，低力価のステロイド外用剤あるいは皮膚保護性の高い保湿製剤の使用が有用である．ステロイドの使用は短期間に留め，長期使用にはスキンケア製剤の保湿製剤が向く．この場合，すでに患部は易刺激状態であるため，易刺激性のある敏感肌を対象とした臨床試験で有用性が証明されている，低刺激性で皮膚

保護性の高い製品を用いるのがよい．

④痤瘡様皮疹ないし稗粒腫

　Ablative なレーザーによる resurfacing 後には，付属器の損傷が生じるため，痤瘡様皮疹や稗粒腫が発症することがある．フラクショナルな ablative レーザーや non-ablative なレーザーでこのような問題が生じることは少ない．上皮化後に皮膚閉塞性の高い創傷被覆材や外用剤を使用することが発症の頻度を高めるといわれているため，痤瘡を発症しやすい患者にレーザー治療を行う際には，閉塞性の高い基剤のスキンケア製剤を用いないほうがよい．さらに，リスクのある患者では，レチノイド外用の前治療が痤瘡様皮疹発症の可能性を低下させるとされ，発症した場合には，痤瘡や稗粒腫治療に準じる[12]．

⑤色素異常

　Caucasian と比べ，日本人をはじめとするアジア人は炎症後色素沈着がレーザー治療後に発症する可能性が高い．特に，Fitzpatrick の skin phototype（表 1）のⅢからⅥ，JST（表 2）でⅢの場合は，特に色素沈着が起こりやすい[16]ため，レーザー照射部位の徹底した紫外線防御が必要である．色素沈着予防のため，レーザー治療直後，皮膚にびらんや表皮剥離がある患部は，サンスクリーンは使用せずに，ガーゼなどで患部を覆うなどの物理的な紫外線防御を行うほうがよい．患部以外の皮膚は，通常のスキンケアとともにメイクアップを続けてよいが，患部と患部の近傍は，より愛護的なケアをするように指導する．上皮化後に患部に低刺激性・低アレルギー性のサンスクリーンの塗布と通常のスキンケア

表1 Classification of skin phototype（Freedberg IM, et al. Fitzpatrick's Dermatology In General Medicine. 6th ed. New York: McGraw-Hill; 2003）

SPT	reaction to moderate* sun exposure	skin color
Ⅰ	melanocompromised burn and no tan	pale white
Ⅱ	burn and minimal tan	pale white
Ⅲ	burn and then tan well	white
Ⅳ	melanocompetent tan, no burn	light brown
Ⅴ	tan, no burn	brown
Ⅵ	tan, no burn	dark Brown

*Thirty minutes unprotected sun exposure, i.e., without sunscreen, in peak season（spring or summer）depending on the latitude.

表2 日本人のスキンタイプ（Japanese skin type：JST）

JST	
Ⅰ	日光曝露後赤くはなるが黒くはなりにくい
Ⅱ	ⅠとⅢの中間の反応を示す
Ⅲ	日光曝露後黒くはなるが赤くはなりにくい

表3 作用機序による美白剤の分類[18]

作用機序	美白剤
チロシナーゼ活性阻害	ハイドロキノン アルブチン コウジ酸 油溶性甘草エキス エラグ酸 ルシノール 4-メトキシサリチル酸カリウム塩
チロシナーゼ分解促進	リノール酸
チロシナーゼ成熟抑制	マグノリグナン
表皮ターンオーバー促進	レチノイン酸
メラノソーム転送阻害	ニコチン酸アミド
その他	トラネキサム酸

を開始するとともに，患部へのメイクアップも許可する．Qスイッチアレキサンドライトレーザーやルビーレーザーなどで色素性病変を治療した後などでは，脱色素や低色素が発症することがあり，この場合は，症状が自然軽快するまで再度のレーザー治療は控える．

色素沈着が発症した場合，ハイドロキノンなどの脱色素剤や化粧品素材の美白剤（表3）を使用するスキンケアを行うことがある．色素沈着予防のために治療前から開始してもよい．治療前から脱色素剤や美白剤を使用する場合は，レーザー治療直後から上皮化が完了するまでは使用を休止する．ハイドロキノンを使用する際には，一次刺激性接触皮膚炎やアレルギー性接触皮膚炎の発症に注意する．

3 おわりに

Kligmanは，"Patients are unreliable, and what they think is worthless"[17] と言ったが，ことセルフスキンケアに関しては，これは当てはまると考えてよい．レーザー治療を行う際には，患者の治療対象となる皮膚症状を的確に診断するだけでなく，患者の基礎疾患，skin phototype，治療部位の皮膚の状態（手術の既往の有無など）を施術前に判断して，治療に伴って起こりうる合併症のリスク評価を行うとともに，患者のスキンケア習慣を徹底的に疑い，標準的なスキンケアを指導することにより，誤ったスキンケアによる合併症発症を予防することが重要であると思われる．

最後に，レーザー治療前後のスキンケアのポイントを時間軸でまとめる．

■レーザー治療前

①患者のセルフスキンケアについて聴取（清潔，保湿，紫外線防御のスキンケアに関して，朝，夕のスキンケアに用いる製品と，どのようにそれらを使用しているか具体的に聞くとよい）し，皮膚刺激性のある製品（レチノイド，αヒドロキシ酸，アルコール，スクラブ剤）やスキンケア行動は止めさせる．サンスクリーン塗布を行っていな

い患者ではサンスクリーン塗布を習慣づける.

②JST Ⅲ型など, 施術後の色素沈着の発症が危惧される患者では, 施術前からハイドロキノンや化粧品素材の美白剤を開始してもよい. ただし, それらの接触皮膚炎の発症に注意する.

■レーザー治療後

③治療部位は, 水疱形成, 表皮剥離・びらん形成があれば適切な局所療法を行い, 感染がないように上皮化させる. 患部は水あるいはぬるま湯での愛護的な洗浄を行う. 創の状態によっては, 低刺激性の洗浄剤を用いるが, 治療部位については, 通常のスキンケア製品の使用は休止するのが無難である. 紫外線防御としては, 非固着性ガーゼで覆うなど物理的な遮光を指導する. 治療部位以外は, 通常のスキンケアを継続させる.

④治療部位が上皮化した後は, 施術前のスキンケア製品を用いてのスキンケアを再開する. 物理的な遮光とともにサンスクリーンによる徹底した紫外線防御を指導する.

⑤治療部位の紅斑や痒み, ちくちく感などがあれば, 低力価のステロイド剤の外用を行ってもよいが, 長期間にならないようにする.

⑥バリア機能を補う皮膚保護性の高い保湿製剤の外用を奨める.

⑦色素沈着が出現したら, 美白剤を使用することを考慮する. 色素沈着は, 通常, 上皮化完了後, レーザー照射2週間後くらいに発症し, 自然経過では, 4週後くらいまでに著明になり, その後数カ月かけて軽快していく. 色素沈着の発症が危惧される患者では上皮化が完了した時点で美白剤を開始してもよい.

文献

1) 福冨友馬, 他. 食物アレルギー・薬物アレルギー―病態生理と治療―アナフィラキシーを中心に. 洗顔石鹸中の加水分解小麦に対する経皮経粘膜感作が発症原因として疑われた成人小麦アナフィラキシーの4例. 第59回日本アレルギー学会秋季学術大会. 2009年10月.
2) Bagatin E, et al. Dermabrasion for acne scars during treatment with oral isotretinoin. Dermatol Surg. 2010; 36: 483-9.
3) Ginarte M, Peteiro C, Toribio J. Keloid formation induced by isotretinoin therapy. Int J Dermatol. 1999; 38: 228-9.
4) Rubenstein R, et al. Atypical keloids after dermabrasion of patients taking isotretinoin. J Am Acad Dermatol. 1986; 15(2 Pt 1): 280-5.
5) Zachariae H. Delayed wound healing and keloid formation following argon laser treatment or dermabrasion during isotretinoin treatment. Br J Dermatol. 1988; 118: 703-6.
6) Suetake T, et al. Functional analyses of the stratum corneum in scars. Sequential studies after injury and comparison among keloids, hypertrophic scars, and atrophic scars. Arch Dermatol. 1996; 132: 1453-8.
7) Man MM, et al. Optimization of physiological lipid mixtures for barrier repair. J Invest Dermatol. 1996; 106: 1096-101.
8) Zettersten EM, et al. Optimal ratios of topical stratum corneum lipids improve barrier recovery in chronologically aged skin. J Am Acad Dermatol. 1997; 37(3 Pt 1): 403-8.
9) Barolet D, et al. Beneficial effects of spraying low mineral content thermal spring water after fractional photothermolysis in patients with dermal melasma. J Cosmet Dermatol. 2009; 8: 114-8.
10) Sulimovic L, et al. Efficacy and safety of a topically applied Avene spring water spray in the healing of facial skin after laser resurfacing. Dermatol Surg. 2002; 28: 415-8;

V. レーザー治療におけるスキンケア

> **コラム**
> **日光性黒子症例**
>
> **症例提示**
>
> 　67歳女性．左頰部の色素斑を主訴に某年1月当科を初診した．JSTⅡ型．左頰部に境界明瞭な褐色斑を認めた（図1a）．ダーモスコープではpseudo-pigment networkがみられ，atypical networkは認めなかった．日光性黒子と診断した．レーザー治療をすすめたが，患者が望まなかったため，顔面全体の若返り目的で化粧品素材のレチノール（Rocレチン®Ox）を左頰の色素斑を含めた顔面全体に，色素斑部には，ハイドロキノン（ロート製薬　ディーアールエックス®HQ）の外用を開始した．患者が使用中であった化粧水，乳液，サンスクリーンはその製品を確認して，継続使用させた．5カ月後色素斑はやや色調が薄くなってきていた（図1b）．6カ月後の8月に，患者は色素斑部に痒みを伴う紅斑を自覚したため，ディーアールエックス®HQとRocレチン®Oxを自己中止した．接触皮膚炎を考え，レチン®Oxとディーアールエックス®HQでのパッチテストを施行したところ，ディーアールエックス®HQで陽性所見を示した（図1c）．ディーアールエックス®HQに変えてルシノールを配合する美白化粧品（ポーラファルマ　ルビパール®ホワイトニングエッセンスN）を開始しレチン®Oxは再開させた．その後，患者がレーザーによる色素斑治療を希望したので，10月末にQスイッチアレキサンドライトレーザーの照射を行った．照射部以外の顔面皮膚へは通常のスキンケアを継続させたが，照射部位は，Rocレチン®Oxとルビパール®ホワイトニングエッセンスNを含む化粧品の使用を中止させ，照射部が痂皮化し再上皮化にて痂皮が除去されるまで，1日2回水での洗浄後，エキザルベ®を塗布し，非固着性ガーゼで被覆するよう指導した．痂皮が除去された後，患部に通常の化粧品によるスキンケアを再開させ，ルビパール®ホワイトニングエッセンスNも再開したが，紅斑が残存していたため，同部へのRocレチン®Oxの使用は中止したままとし，夜1回のエキザルベ®塗布を継続した（図1d）．2〜3カ月後，紅斑が消退してきた時点で，エキザルベ®を中止してRocレチン®Oxの塗布も許可した．

　　discussion 418.
11) Weinstein C, Ramirez O, Pozner J. Postoperative care following carbon dioxide laser resurfacing. Avoiding pitfalls. Dermatol Surg. 1998; 24: 51-6.
12) Ratner D, et al. Cutaneous laser resurfacing. J Am Acad Dermatol. 1999; 41(3 Pt 1): 365-89; quiz 390-2.
13) Popp C, Kligman AM, Stoudemayer TJ. Pretreatment of photoaged forearm skin with topical tretinoin accelerates healing of full-thickness wounds. Br J Dermatol. 1995; 132: 46-53.
14) Muehlberger T, et al. The effect of topical tretinoin on tissue strength and skin components in a murine incisional wound model. J Am Acad Dermatol. 2005; 52: 583-8.
15) Alster TS, West TB. Effect of topical vitamin C on postoperative carbon dioxide laser resurfacing erythema. Dermatol Surg. 1998; 24: 331-4.
16) 花田勝美，白石正彦，馬場貴子．顔面の色素性病変に対するルビーレーザー治療　治療効果ならびにスキンタイプ分類の意義について．臨床皮膚科．1995; 49: 661-5.

振り返って

　ディーアールエックス®HQによるアレルギー性接触皮膚炎の発症は早めにレーザーを行っていれば，避けられたかもしれない．レーザー照射前はレチン®Oxを数カ月中止したほうが施術後の紅斑が少なかったかもしれない．

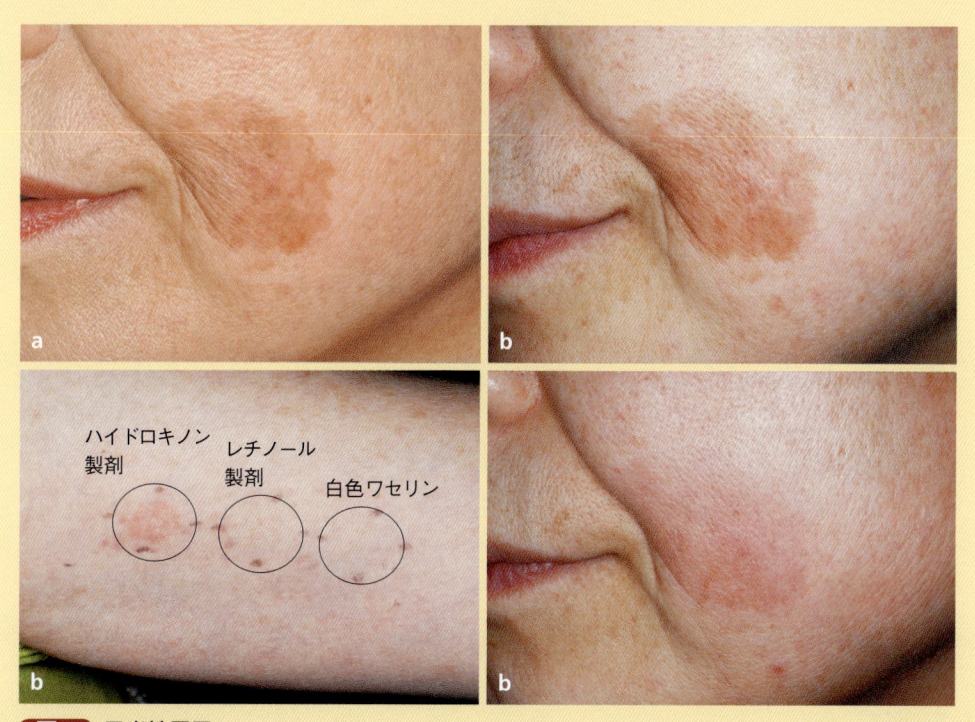

図1　日光性黒子
a：治療前．
b：レチノールとハイドロキノン開始5カ月後．
c：ハイドロキノン製剤でパッチテスト陽性（7日後）．
d：Qスイッチアレキサンドライトレーザー照射40日後．軽度の紅斑が残存している．

17) Fried S. Facing up to Retin-A. Philaderphia. 1996; April: 102.
18) 溝口昌子．シミ治療．In：山本有紀，編．メスを使わない美容治療　実践マニュアル．Monthly Book Derma 144．東京：全日本病院出版会；2008．

【菊地克子】

VI

レーザー機器一覧

Ⅵ. レーザー機器一覧

■ロングパルスダイレーザー
Vbeam®（Vビーム）

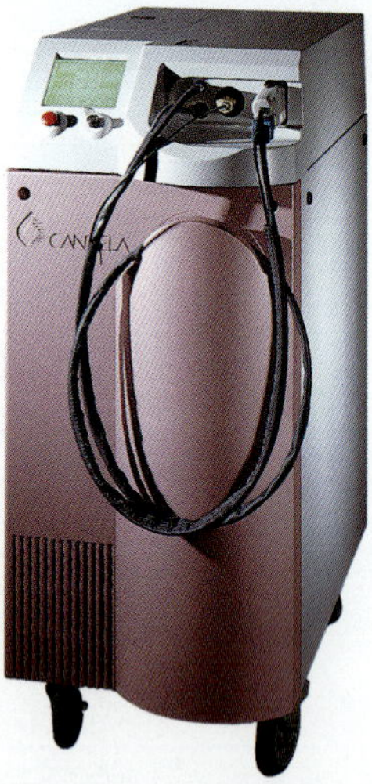

- **仕　様**　波長：595 nm　パルス幅：0.45〜40 msec
  スポットサイズ：5〜10 mm
  寸法，重量：46(幅)×81(奥行)×111(高さ)cm，136 kg
- **製品の特徴**
  ・より紫斑の少ない血管腫治療が可能．
  ・皮膚冷却装置が付いており，安全にかつ高出力下にて治療できる．
  ・2秒で3ショットの速さで連続照射可能．
  ・薬事承認番号：22200BZY000020000
- **適応疾患**　単純性血管腫，苺状血管腫，毛細血管拡張症
- **価　格**　2700万円（定価）
- **連絡先**　キャンデラ株式会社　TEL 03-3846-8572
- **関連文献**
  1) Asahina A, Watanabe T, Kishi A, et al. Evaluation of the treatment of port-wine stains with the 595-nm long pulsed dye laser: A large prospective study in adult Japanese patients. J Am Acad Dermatol. 2006; 54: 487-93.
  2) Kono T, Sakurai H, Takeuchi M, et al. Treatment of resistant port-wine stains with a valuable pulsed dye laser. Dermatol Surg. 2007; 33: 1-6.

■Qスイッチアレキサンドライトレーザー
ALEXLAZR™（アレックスレーザー）

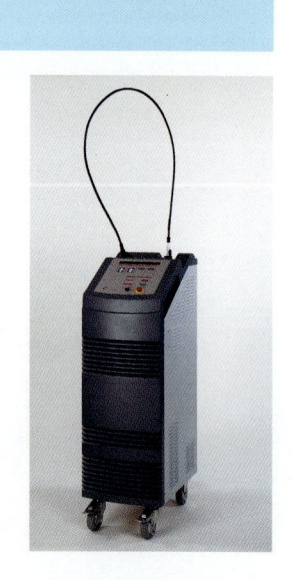

- **仕　様**　波長：755 nm　パルス幅：50 nsec
  スポットサイズ：2〜4 mm
  寸法，重量：36(幅)×52(奥行)×113(高さ)cm，113 kg
- **製品の特徴**
  ・メラニンの熱緩和時間に合ったパルス幅で，選択的なメラニン性疾患の治療が可能．
  ・繰り返し照射スピードが速く，ファイバー導光で操作も簡単．
  ・薬事承認番号：21600BZY00098000
- **適応疾患**　太田母斑，異所性蒙古斑，外傷性色素沈着症，刺青等
- **価　格**　2700万円（定価）
- **連絡先**　キャンデラ株式会社　TEL 03-3846-8572
- **関連文献**
  1) 熊本貴之，山田秀和．しみの治療―診断と治療．MB Derma. 2009; 158: 9-13.
  2) Kagami S, Asahina A, Watanabe R, et al. Treatment of 153 Japanese patients with Q-switched alexandrite laser. Lasers Med Sci. 2007; 22: 159-63.

■ロングパルスアレキサンドライトレーザー
GentleLASE®（ジェントルレーズ）

仕　様　波長：755 nm　パルス幅：3 msec
スポットサイズ：10 mm, 12 mm
寸法，重量：51（幅）×81（奥行）×109（高さ）cm，
　　　　　136 kg

製品の特徴
- メラニンに吸収されやすい波長で，ロングパルスの照射により，表在性メラニン性疾患をやさしく治療できる．
- 照射径も大きく，広範囲でも治療時間が短くて済む．
- 薬事承認番号：21500BZY00268000

適応疾患　皮膚良性色素性疾患，脱毛

価　格　2500万円（定価）

連絡先　キャンデラ株式会社　TEL 03-3846-8572

関連文献
1) 乃木田俊辰．ロングパルスアレキサンドライトレーザーによる日光性色素斑の治療．日本レーザー治療学会誌．2009; 8: 98-101．
2) 山田裕道．ロングパルスアレキサンドライトレーザー照射による毛幹，毛包組織変性の病理組織学的検討．日本レーザー医学会誌．2007; 27: 280-4．

■ロングパルスヤグレーザー
GentleYAG®（ジェントルヤグ）

仕　様　波長：1064 nm　パルス幅：0.25～250 msec
スポットサイズ：3～10 mm
寸法，重量：45（幅）×71（奥行）×105（高さ）cm，95kg

製品の特徴
- ロングパルスのヤグレーザー照射により血管を凝固させる作用の他に，水分やメラニンにも反応するため，様々な適応がある．
- 薬事承認番号：21700BZY00062000

適応疾患　毛細血管等の凝固，スキンリモデリング，脱毛

価　格　2500万円（定価）

連絡先　キャンデラ株式会社　TEL 03-3846-8572

関連文献
1) Chiba C, Usui A, Hara H, et al. Clinical experience in skin rejuvenation treatment in Asian using a long-pulse Nd:YAG laser. J Cosmet Laser Ther. 2009; 11: 134-8.
2) Kono T, Kikuchi Y, Groff WF, et al. Split-face comparison study of cryogen spray cooling versus pneumatic skin flattening in skin tightening treatments using along-pulsed Nd:YAG laser. J Cosmet Laser Ther. 2010; 12: 87-91.

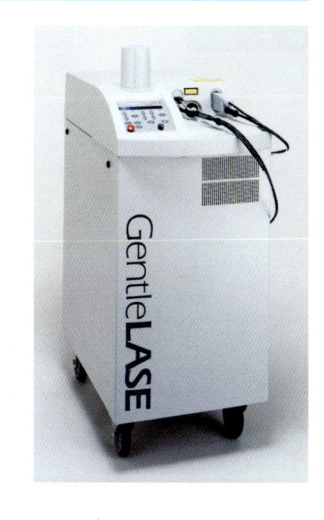

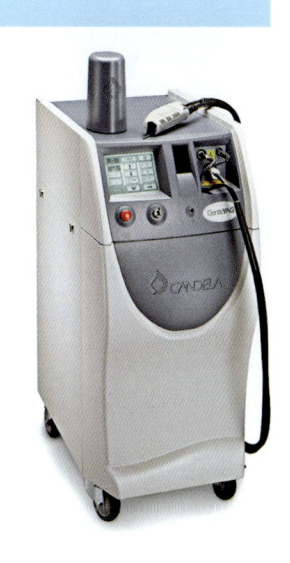

■ダイオードレーザー
Smoothbeam® (スムースビーム)

- **仕様** 波長：1450 nm
  パルス幅：210 msec
  スポットサイズ：4 mm，6 mm
  寸法，重量：56(幅)×52(奥行)×43(高さ)cm，18 kg

- **製品の特徴** ・皮膚の水分，皮脂に吸収されやすい波長のレーザーを照射することで，皮脂腺に対する効果，スキンリモデリング効果が期待できる．

- **適応疾患** 炎症性痤瘡，痤瘡瘢痕，スキンリジュビネーション等

- **価格** 40000 US ドル

- **連絡先** キャンデラ株式会社　TEL 03-3846-8572

- **関連文献**
  1) Konishi N, Endo H, Oiso N, et al. Acne phototherapy with a 1450-nm diode laser: an open study. Ther Clin Risk Manag. 2007; 3: 205-9.
  2) Jih MH, Friedman P, Goldberg LH, et al. The 1450-nm diode laser for facial inflammatory acne vulgaris: dose-response and 12-month follow-up study. J Am Acad Dermatol. 2006; 55: 80-7.

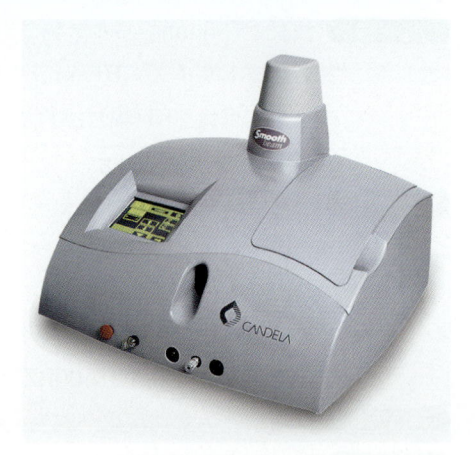

■炭酸ガスレーザー

LUMENIS Laser 30C（ルミナスレーザー 30C）

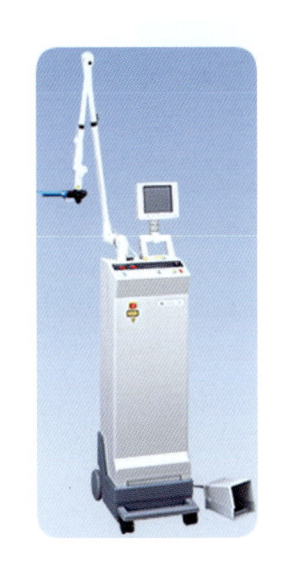

仕　様　承認番号：21400BZY00254000
　　　　　レーザータイプ：封じ切り炭酸レーザー（ガスボンベ不要）
　　　　　波長：10.6μm
　　　　　発振モード：TEM00 シングルモード
　　　　　先端出力：連続 1〜30 W
　　　　　スーパーパルス：平均　0.5〜10 W（ピーク 300 W）
　　　　　パルサー：平均　1〜25 W
　　　　　ガイド光：He-Ne レーザー，輝度変更可，ON/OFF 可能
　　　　　スポットサイズ：125 mm の焦点距離において 0.26 mm
　　　　　デリバリーシステム：
　　　　　　　　軽量ウエイト，カーボンファイバー，スプリングバランス固定，ミラー付き 7 関節自在アーム
　　　　　電源電圧：100 VAC，6.3 A，50/60 Hz
　　　　　本体寸法，重量：33（幅）×24.5（奥行）×86（高さ）cm，40 kg
　　　　　アーム可動範囲：120 cm
　　　　　アーム水平回転角度：360°

製品の特徴
- 数多くあるスーパーパルス技術の中，先端出力を最大のピークパワーでの出力を可能とし，無炭化蒸散を実現．
- フラッシュスキャン・テクノロジーによる高性能スキャナーは，フォーカスビームで瞬時にスキャン照射することによって，熱による周辺組織へのダメージを最小に抑える．
- 最小 50〜100μm と，極めて薄い面蒸散により，1 層毎の正確な蒸散コントロールが可能．
- スキャンスポットサイズが 0.6〜7 mm 径と多彩で，手技に応じたプログラムがリコメンドセッテイングされている．

適応疾患　脂漏性角化症，黒子，アクロコルドン，尋常性疣贅，汗管腫（保険適応外の疾患を含む）

価　格　850 万円（スキャナー付）

連絡先　株式会社日本ルミナス　TEL 03-6743-8300

Ⅵ. レーザー機器一覧

■炭酸ガスレーザー
ULTRAPulse® ENCORE™（ウルトラパルス アンコア）

仕　様
レーザータイプ：炭酸ガスレーザー
発振方式：ラジオ周波数励起　RF
波長：10.6μm
パルスエネルギー：2～225 mJ
平均出力：1～60 W（最大）
ピークパワー：200 W
パルス幅：2.0 msec 以下（ウルトラパルスモード）
照射時間：0.05～連続（CW モード）
冷却方式：内部循環水冷方式
デリバリーアーム：
　　　Duralite™ ウエイトバランサーアーム
　　　（稼動範囲：1.8 m/360°）
定格電源電圧：60 W：200 V　単相/16 A
寸法，重量：オフィスモデル　34(幅)×51(奥行)×144(高さ)cm，123 kg
　　　　　　OR モデル　　　 34(幅)×51(奥行)×195(高さ)cm，128 kg
承認番号：60 W：21300BZY00464000

製品の特徴
・炭酸ガスレーザーの発振方式の中で，最小熱侵襲/単位面積あたりを誇る，唯一のウルトラパルス発振方式．
・出血が少なく，より美容的に皮膚組織を 1 層毎に無炭化蒸散が可能．
・多彩なスキャニング機能と切開用，蒸散用の各種ハンドピースを用意．
・健常組織を最大限残しながら，あらゆる深さに対応し，照射のパターン・密度・面積の調整を可能とするハンドピースを用意．

適応疾患
脂漏性角化症，黒子，アクロコルドン，尋常性疣贅，汗管腫，ニキビ痕，瘢痕（保険適応外の疾患を含む）

価　格
1680 万円

連絡先
株式会社日本ルミナス　TEL 03-6743-8300

関連文献
1) Kotlus BS. Dual-depth fractional carbon dioxide laser resurfacing for periocular rhytidosis. Dermatol Surg. 2010; 36: 623-8.
2) Cho SB, Lee SJ, Chung WS, et al. Treatment of burn scar using a carbon dioxide fractional laser. J Drugs Dermatol. 2010; 9: 173-5.
3) Cho SB, Lee SJ, Cho S, et al. Non-ablative 1550-nm erbium-glass and ablative 10600-nm carbon dioxide fractional lasers for acne scars: a randomized split-face study with blinded response evaluation. J Eur Acad Dermatol Venereol. 2010; 24: 921-5.

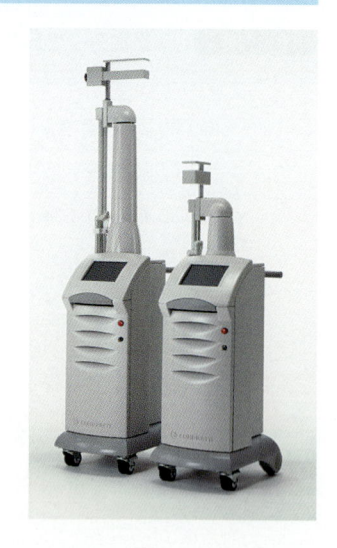

Nd:YAG レーザー
Excel ハンドピース（エクセルハンドピース）

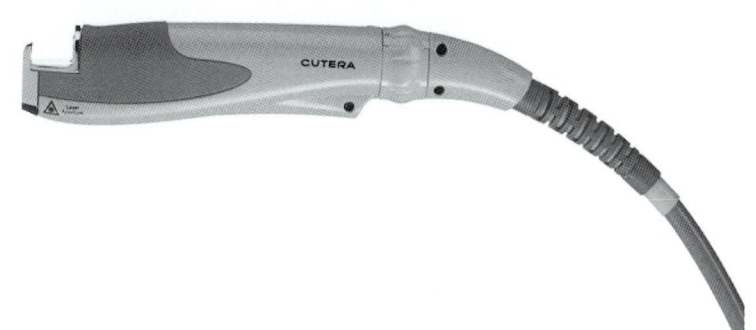

仕　様　光源：Nd:YAG
波長：1064 nm
フルエンス：5〜300 J/cm²
スポットサイズ：3 mm，5 mm，7 mm，10 mm
冷却方式と温度：銅板水冷式接触型冷却装置　5℃

製品の特徴
・ヘモグロビン，水分に対して中程度に吸収される波長を採用．
・最高 14000 W の出力を有し，治療用途に合わせて照射径，フルエンス，パルス幅を任意に調整可能．
・照射時に出力を補正する装置を採用することで安全な施術を可能にする．
・中空照射の Genesis（ジェネシス）治療が可能．

適応疾患　全皮膚色の永久減毛，血管性病変，スキンリジュビネーション

連絡先　キュテラ株式会社　TEL 03-3473-9180

関連文献
1) Civas E, Koc E, Aksoy HM, et al. Clinical experience in the treatment of different vascular lesions using a neodymium-doped yttrium aluminum garnet laser. Dermatol Surg. 2010; 36: 355-62.
2) Koh BK, Lee CK, Chae K. Photorejuvenation with submillisecond neodymium-doped yttrium aluminum garnet（1,064 nm）laser: a 24-week follow-up. Dermatol Surg. 2010; 36: 1-8.

VI. レーザー機器一覧

■ Er:YSGG レーザー
Pearl（パール）

仕　様　光源：Er:YSGG　波長：2790 nm
フルエンス：1.5〜3.5 J/cm²
スポットサイズ：6 mm
スキャニング：最大照射面積 3×3 cm
　　　　　　　ラスター方式
パルス幅：0.3 msec，0.4 msec，0.5 msec

製品の特徴
- 波長2790 nmを発振するEr:YSGGレーザーで美容医療に初めて転用された．
- 特異的な波長特性により，バランスのとれた蒸散と熱凝固作用を発現．
- スキャニング機能により正確な照射が可能．

適応疾患　表在性色素性病変，肌質の改善，痤瘡後瘢痕，小じわ，スキンリジュビネーション

連絡先　キュテラ株式会社　TEL 03-3473-9180

関連文献
1) Lee JW, Kim BJ, Kim MN, et al. Treatment of periorbital wrinkles using a 2,790-nm yttrium scandium gallium garnet laser. Dermatol Surg. 2010; 36: 1382-9.
2) Ross EV, Swann M, Soon S, et al. Full-face treatments with the 2790-nm erbium:YSGG laser system. J Drugs Dermatol. 2009; 8: 248-52.

■ Er:YSGG レーザー
Pearl Fractional（パールフラクショナル）

仕　様　光源：Er:YSGG　波長：2790 nm
フルエンス：60〜320 mJ/spot
スキャンサイズ：10×14 mm
スポットサイズ：300 μm
スキャンパターン：4種類
照射密度：4〜32%
パルス幅：0.6 msec

製品の特徴
- Pearlのテクノロジーを進化させたフラクショナルレーザー（ドット状に照射するレーザー）．
- 特異的な波長を採用することで，蒸散と熱凝固作用を発現．
- 正常組織をできる限り残すことで，ダウンタイムを最小限に抑えて少ない治療回数で高い治療効果が期待できる．

適応疾患　痤瘡後瘢痕，しわ，スキンリジュビネーション

連絡先　キュテラ株式会社　TEL 03-3473-9180

関連文献
1) Ciocon DH, Hussain M, Goldberg DJ. High-fluence and high-density treatment of perioral rhytides using a new, fractionated 2,790-nm ablative erbium-doped yttrium scandium gallium garnet laser. Dermatol Surg. 2011; 37: 1-6.

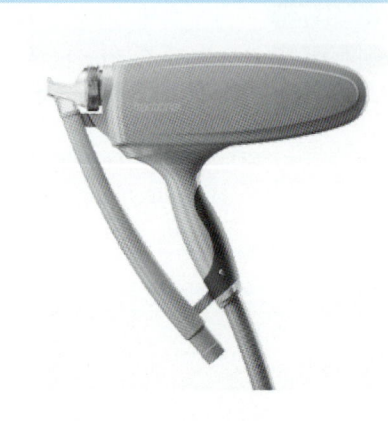

■フラッシュランプ
LimeLight（ライムライト）

仕　様　光源：フラッシュランプ
　　　　　波長：520〜1100 nm
　　　　　フルエンス：5〜30 J/cm^2
　　　　　スポットサイズ：10×30 mm
　　　　　パルス幅：フルエンス依存型自動調整式
　　　　　冷却方式と温度：水冷式接触冷却装置
　　　　　　　　　　　　5℃，10℃，20℃

製品の特徴
- 1本のハンドピースで3種類の波形スペクトルを搭載する世界初のシステムを採用．
- 日本人の肌に対する治療の追求のために日本人医師が開発に参加．
- 1秒間に最大2発の照射により迅速な施術が可能．

適応疾患　表在性色素性病変，表在性血管性病変，スキンリジュビネーション

連絡先　キュテラ株式会社　TEL 03-3473-9180

関連文献
1) Lee MW. Novel 3-in-1 wavelength light source for photorejuvenation. J Drugs Dermatol. 2008; 7: 335-9.
2) 山下理絵．IPLによるしみ治療．PEPARS. 2009; 27: 23-32.

■フラッシュランプ
AcuTip（アキュティップ）

仕　様　光源：フラッシュランプ
　　　　　波長：500〜635 nm
　　　　　フルエンス：3〜24 J/cm^2
　　　　　スポットサイズ：6.35 mm
　　　　　パルス幅：フルエンス依存型自動調整式
　　　　　冷却方式と温度：水冷式接触冷却装置　10℃，20℃

製品の特徴
- メラニン・ヘモグロビンの吸光が高い500〜635 nmのみを使用することで高い臨床効果を発揮．
- 小径スポット照射により，病変周りの正常組織を損傷する危険性が低い．
- Qスイッチレーザーに匹敵する臨床効果を示すとともに，PIHの発症はQスイッチレーザーよりも低い．
- 同じSpecのタイプATは薬事認証機器．

適応疾患　表在性色素性病変，表在性血管性病変，スキンリジュビネーション

連絡先　キュテラ株式会社　TEL 03-3473-9180

関連文献
1) Lee M-WC, Ross EV, Davenport S. Use of a novel small-tip IPL handpiece for treatment of discrete pigmented and vascular lesions. Cutera Inc, White Paper.
2) Kauvar ANB. Treatment of facial telangiectasia with a small spot broadband pulsed light source. Cutera Inc, White Paper.

■フラッシュランプ
ProWave（プロウェーブ）

仕様
光源：フラッシュランプ
波長：770～1100 nm
フルエンス：5～35 J/cm²
スポットサイズ：10×30 mm
パルス幅：フルエンス依存型自動調整式
冷却方式と温度：水冷式接触冷却装置
　　　　　　　　5℃，10℃，15℃，20℃

製品の特徴
・皮膚深達度の高い赤外線波長を使用．
・1秒間に最大2発の照射により，下腿等の広い部位では迅速な施術が可能．
・熱傷の発現低下のために日本人医師の意見を取り入れ，5℃のクーリングを搭載．
・同じSpecのタイプPWは薬事認証機器．

適応疾患 永久減毛

連絡先 キュテラ株式会社　TEL 03-3473-9180

関連文献
1) 根岸　圭，長尾公美子，若松信吾．Prowave770による脱毛治療の経験．Cutera Inc, White Paper.
2) Lee M-WC. Infrared, programmable wavelength light source for permanent hair reduction in skin types I-V. Cutera Inc, White Paper.

■インフラレッドランプ
Titan XL（タイタンXL）

仕様
光源：インフラレッドランプ
波長：1100～1800 nm
フルエンス：5～50 J/cm²
スポットサイズ：10×30 mm
パルス幅：フルエンス依存型自動調整式
冷却方式と温度：水冷式接触冷却装置　20℃

製品の特徴
・近赤外線を用いて皮膚のしわ・たるみを改善し，余剰皮膚の引き締めを行う．
・即時のコラーゲン収縮と中・長期のI型コラーゲン・エラスチンを産生．
・1回ずつの使い捨て消耗品が発生しないためランニングコストが低い．

適応疾患 顔面，頸部，腹部などのしわ・たるみの改善

連絡先 キュテラ株式会社　TEL 03-3473-9180

関連文献
1) Tanaka Y, Matsuo K, Yuzuriha S, et al. Differential long-term stimulation of type I versus type III collagen after infrared irradiation. Dermatol Surg. 2009; 35: 1099-104.
2) Kameyama K. Histological and clinical studies on the effects of low to medium level infrared light therapy on human and mouse skin. J Drugs Dermatol. 2008; 7: 230-5.

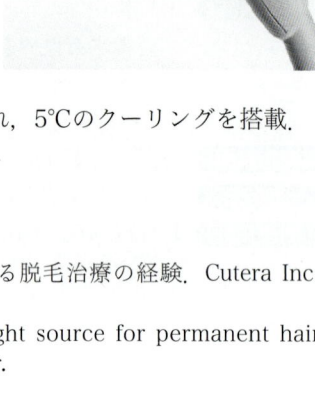

■Qスイッチルビーレーザー
The Ruby Z1™（ザ・ルビー Z1™）

仕　様
レーザーの種類：ルビーレーザー
発振波長：694 nm
パルス幅：Qスイッチ発振時　20 nsec,
　　　　　ノーマル発振時　200 μ sec
最大出力：Qスイッチ発振時　10 J/cm^2,
　　　　　ノーマル発振時　40 J/cm^2
繰り返し周波数：0.5/1.25 Hz
照射モード：リピート照射可
スポットサイズ：21.7 mm^2（標準）/6角形
冷却方式：内部冷却水循環方式
外形寸法，重量：495(幅)×782(奥行)×1155(高さ)mm,
　　　　　　　182 kg
定格電源：100/200 VAC，3.5 KVA
医療機器製造販売承認番号 16200BZZ00173000

製品の特徴
- メラニン選択性が高くヘモグロビンへの吸収が低いというバランスのよい波長（694 nm）で，メラニン顆粒のみを選択的に破壊でき，術後の炎症も最小限に抑えた治療が可能．
- 照射野全てに均等なエネルギーを照射できるトップハット型のビームモードを採用することで，フラットな創面を実現し，炎症後色素沈着等，副作用のリスクを軽減．
- 六角照射形のビーム光により，照射のすき間や重ね打ちを防ぎ，効率的で治療ムラのない的確な治療が可能．
- ルビーレーザーでは国内最速の 1.25 Hz（1分間75ショットが可能）と赤色ガイド光での容易な照射位置決めにより，ストレスの少ない治療を実現．

適応疾患
表在性色素斑（シミ・ソバカス），深在性色素斑（太田母斑，異所性蒙古斑，真皮メラノサイトーシス）等

価　格
2000万円

連絡先
株式会社ジェイメック　TEL 03-5688-1805

関連文献
1) 渡辺晋一，Flotte TJ, Anderson RR, et al. 皮膚科領域におけるレーザーの応用─特にメラノゾームの選択的破壊について─．皮膚臨床．1989; 31: 337-47.
2) 手塚　正，森川和宏，瀬口得二．Q-Switched Ruby レーザーを用いた太田母斑などの治療について．西日皮膚．1994; 56: 366-70.

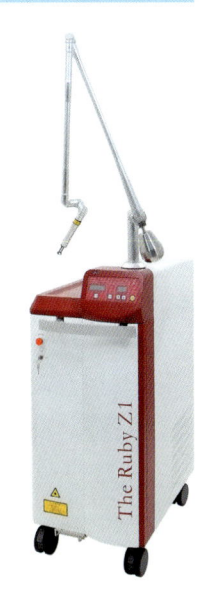

■紫外線治療器

VTRAC™（ヴィトラック™）

仕様　光源：キセノンガス誘電体バリア放電エキシマランプ

発振波長：308±2 nm

スポットサイズ：6.1×3.1 cm（18.91 cm²）

外形寸法，重量：690（幅）×470（奥行）×920（高さ）mm，59 kg

定格電源：100 VAC，500 VA

医療機器製造販売認証番号　219AFBZX00056000

製品の特徴
- 1ショットずつ患部に照射するため，病変部以外への不必要なUV照射を防ぎ，副作用のリスクを軽減（スポットサイズ6.1×3.1 cm）．
- 専用アタッチメントで多様なサイズ・形状の疾患に対応可能．
- 1ショットが約0.6秒と非常に短時間なので，患部が広範囲に及ぶ場合でもスピーディーな治療を実現．
- 波長308±2 nmのエキシマライトを高輝度で照射するため，従来の紫外線治療よりも早いレスポンスが期待できる．

適応疾患　乾癬，類乾癬，掌蹠膿疱症，菌状息肉症（腫），悪性リンパ腫，慢性苔癬状粃糠疹，尋常性白斑，アトピー性皮膚炎

価格　1300万円

連絡先　株式会社ジェイメック　TEL 03-5688-1805

関連文献
1) 大場純奈, 吹詳紀子, 古江増隆. 当院でのエキシマランプの使用経験. 西日皮膚. 2009; 71: 192-200.
2) 横川真紀, 佐野栄紀. ターゲット型エキシマランプによる皮膚疾患の治療. 日皮膚. 2010; 120: 2944-6.

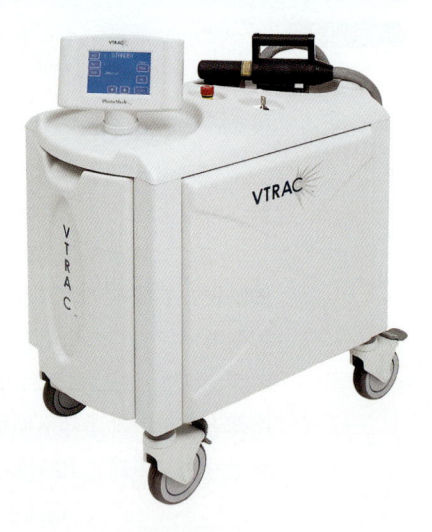

■ QスイッチNd:YAGレーザー
MedLite C6™（メドライトC6™）

仕様　レーザー媒質：Nd:YAG

発振波長：1064 nm/532 nm

最大エネルギー密度：1064 nm 12 J/cm^2（3 mmϕ），
　　　　　　　　　　532 nm 5 J/cm^2（2 mmϕ）

スポット径：2, 3, 4, 6 mm（532 nm）/
　　　　　　3, 4, 6, 8 mm（1064 nm）

パルス幅：6 nsec

繰り返し周波数：1, 2, 5, 10 Hz および単発パルス

ガイド光：ダイオードレーザー（650 nm）＜1 mW

外形寸法，重量：305（幅）×725（奥行）×810（高さ）mm，
　　　　　　　　57.6 kg

定格電源：100 VAC，1.2 KVA

医療機器製造販売承認番号 22200BZX00869000

製品の特徴
- 1台で532 nmと1064 nmの2波長を選択できるため，表在性から深在性まで色素性疾患のタイプに応じて幅広い治療が可能．
- 均一なエネルギーを届けるトップハット型ビーム光を採用し，治療効果を高め，かつフラットな創面により副作用のリスクを軽減．さらにレーザートーニングによる肝斑治療も可能．
- 高繰返し照射（1秒間に最高10ショット）で，治療部位が広範囲でも効果的でスピーディな治療が可能．
- 操作性にこだわった多関節アーム，マルチスポットハンドピース，操作パネルと，容易に照射位置を決定できる赤色ガイド光によって，ストレスの少ない治療を実現．

適応疾患　肝斑を含む色素性皮膚疾患，刺青

価格　1800万円

連絡先　株式会社ジェイメック　TEL 03-5688-1805

関連文献
1) Choi M, Choi JW, Lee SY, et al. Low-dose 1064-nm Q-switched Nd:YAG laser for the treatment of melasma. J Dermatolog Treat. 2010; 21: 224-8.
2) Lee MC, Hu S, Chen MC, et al. Skin rejuvenation with 1,064-nm Q-switched Nd:YAG laser in Asian patients. Dermatol Surg. 2009; 35: 929-32.

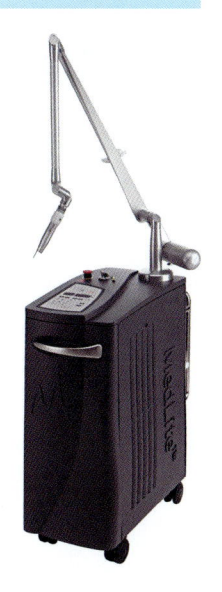

VI. レーザー機器一覧

■炭酸ガスレーザー
S-Laser ESPRIT™（エスレーザー ESPRIT™）

仕 様
波長：10.6 μm
ビームモード：マルチモード
出力：0.6〜10 W
照射モード：連続（CW），パルス（SP），P モード
照射時間：連続，リピート，シングル（0.05〜1.0 秒）
最少スポットサイズ：0.1 mm φ
ガイド光：ダイオードレーザー（赤色）
導光路：7 関節マニピュレーター（標準），7 関節式先端ロングタイプマニピュレーター（オプション），8 関節式マニピュレーター（オプション）
冷却方法：内部冷却水循環方式
外形寸法，重量：295(幅)×325(奥行)×925(高さ)mm，35 kg
定格電源：100 VAC，330 VA
医療機器製造販売承認番号 21300BZZ00188000
製造販売元：(有) エル・アイ・ビー（日本）

製品の特徴
- 定番の CW モードに加え，治癒が早い P モード，汎用性の高い 5 種類の SP モードを備え，深度コントロールを容易にし，目的や用途に合わせたきめ細やかな治療を実現．
- 使いやすい操作ボタンの配置と操作性の高い多関節アームにより，初めての方でも取り扱いが簡単．
- パージガスシステムをアームに内蔵し，術野の視界を良好に保ちながらより快適な治療が可能．
- 信頼できる国内技術により高い安定性を実現し，はじめてレーザーを導入される施設にも最適．
- 小型・軽量で，場所を選ばず設置可能．

適応疾患 黒子，疣贅，尋常性疣贅等の良性皮膚隆起性病変
価 格 390 万円
連絡先 株式会社ジェイメック　TEL 03-5688-1805
関連文献
1) 橋本 透．炭酸ガスレーザーを用いたレーザー治療．日レ医誌．1998; 19: 241-7.
2) 桑名隆一郎．炭酸ガスレーザーによる陥入爪の新しい治療法．皮膚臨床．2010; 52: 365-70.

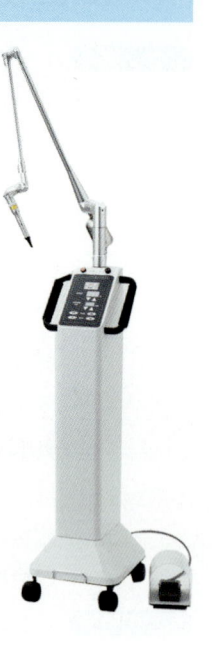

■Qスイッチルビーレーザー
MODEL IB101

仕　様　波長：694 nm

　　　　スポットサイズ：φ5 mm

　　　　冷却方式：内部循環水式水冷

　　　　寸法：48(幅)×77(奥行)×110(高さ)cm

製品の特徴
- 短パルス/Qスイッチの2つの発振モードを瞬時に切替えることにより，表在性疾患には短パルスモード，深在性の難治性疾患にはQスイッチモードと，疾患に応じた使い分けが可能．

適応疾患　太田母斑，異所性蒙古斑，外傷性色素沈着症，扁平母斑など

価　格　2850万円（税別）

連絡先　株式会社エムエムアンドニーク　TEL 03-3865-6575

関連文献　1）葛西健一郎，酒井めぐみ，山村有美．Qスイッチルビーレーザー治療入門．東京：文光堂；2008．

■炭酸ガスレーザー
niic LASERY 15Z（ニークレーザリー 15Z）

仕　様　波長：10.6 μm

　　　　スポットサイズ：φ0.2 mm（最小）

　　　　冷却方式：空冷

　　　　寸法：32(幅)×40(奥行)×93(高さ)cm

製品の特徴
- 炭酸ガスレーザーは，水への吸収率が高く，表面組織の切開・蒸散能力に優れている．
- 隆起性病変の蒸散に用いられる．
- 当社独自の出力補正システムにより，出力の長期安定性が格段に向上，初期の「切れあじ」を長期間維持．

適応疾患　隆起性病変の蒸散

価　格　550万円（税別）

連絡先　株式会社エムエムアンドニーク　TEL 03-3865-6575

関連文献　1）葛西健一郎．治療のコツをつかむ―身近であるが意外とコツがいる炭酸ガスレーザー．Monthly Book Derma. 2011; 174: 47-53.

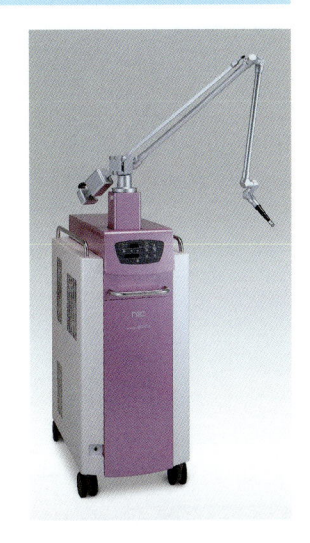

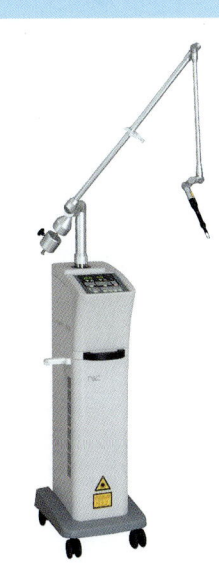

VI. レーザー機器一覧

■キセノン光線治療器
MediLux™Plus（メディラックス™プラス）

仕様
光源：キセノンランプ
波長：400〜1400 nm
スポットサイズ：
  LuxY 16×46 mm,
  LuxG 12×12 mm,
  LuxV 16×46 mm,
  LuxB 12×12 mm,
  LuxRs 12×28 mm,
  LuxR 16×46 mm
冷却方式：コンタクトサファイヤ
寸法：61（幅）×40（奥行）×29（高さ）cm

製品の特徴
・最新のスムースパルスにより，肌に優しく安全性の高い治療が可能なフラッシュランプ装置．
・6種の豊富なハンドピースバリエーションをもち，症状に応じてワンタッチで切替えが可能．

価格 1239万円（税別）

連絡先 株式会社エムエムアンドニーク　TEL 03-3865-6575

関連文献
1) 菱田康男．Pulsed Light System MediLux-Plus による扁平母斑の効果的治療．第51回日本形成外科学会総会抄録．2008; 169.
2) Kawana S, Tachihara R, Kato T, et al. Effect of smooth pulsed light at 400 to 700 and 870 to 1,200 nm for acne vulgaris in Asian skin. Dermatol Surg. 2009; 36: 52-7.

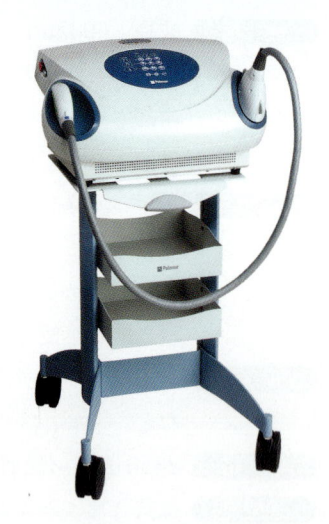

■ レーザー・フラッシュランプ複合機
JOULE™（ジュール）

仕様　光源：レーザー，フラッシュランプ
　　　　波長：レーザー：755，1064，1319，2940 nm
　　　　　　　フラッシュランプ：420，515，560，590，640，695 nm，赤外線選択フィルター
　　　　スポットサイズ：
　　　　　　　レーザー：直径2，4，6 mm（シングルスポット），
　　　　　　　　　　　　最大30×30 mm（スキャナー）
　　　　　　　フラッシュランプ：15×45 mm（標準）
　　　　　　　　　　　　15×15 mm（正方形スポットアダプター）
　　　　　　　　　　　　直径7，11 mm（スポットアダプター）
　　　　寸法，重量：43(幅)×80(奥行)×180(高さ)cm，約100 kg

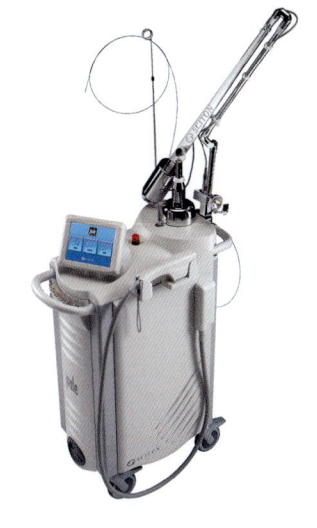

製品の特徴
- 多機能：最大で4種類のレーザーと7種類の光学フィルターを備えるフラッシュランプ治療器を1台に搭載できる複合システムであり適応疾患が多い．
- 拡張性：医療用途に応じて希望の光源を選択，カスタマイズできる．後にアプリケーションを追加してアップグレードをすることも可能である．
- 省スペース：3種類の光デリバリーシステムと，光源の組み合わせにより，最大10種類のアプリケーションを1台に搭載することが可能である．
- 消耗品：消耗備品を排除し，ランニングコストを気にせず活用可能である．

適応疾患　以下に適応症状を列挙する：色素性病変，血管病変，リジュビネーション治療（くすみ・色むら，質感，毛穴の開き，軽度から重度のシワ，たるみなど），脱毛，尋常性疣贅・脂漏性角化症などの良性小腫瘍，ニキビ，爪白癬，軽度から重度のニキビ痕，外傷・熱傷などによる瘢痕，レーザー誘導脂肪溶解による脂肪吸引，血管内下肢静脈瘤の治療．非侵襲性の non-ablative 治療，フラクショナル治療，侵襲性の ablative 治療など，可能な治療法は多岐におよぶ．

価格　56920～US ドル

連絡先　サイトン・ジャパン　TEL 03-5362-0262

関連文献
1) Hu S, Gold MH. Treatment of facial acne scars in Asian skin with the single-spot, 2940-nm Er:YAG dual-mode laser. J Drugs Dermatol. 2010; 9: 1341-4.
2) Bowen RE. A novel approach to ablative fractional treatment of mature thermal burn scars. J Drugs Dermatol. 2010; 9: 389-91.

■フラッシュランプ治療器
BBLs™

仕 様　光源：フラッシュランプ

波長：7種類の波長帯；420, 515, 560, 590, 640, 695 nm の波長選択フィルター, および, スキンタイトニング用赤外線領域選択フィルター

スポットサイズ：
15×45 mm（標準）
15×15 mm（正方形スポットアダプター）
直径 11 mm（スポットアダプター）
直径 7 mm（スポットアダプター）

寸法, 重量：56(幅)×43(奥行)×36(高さ)cm, 約 35 kg

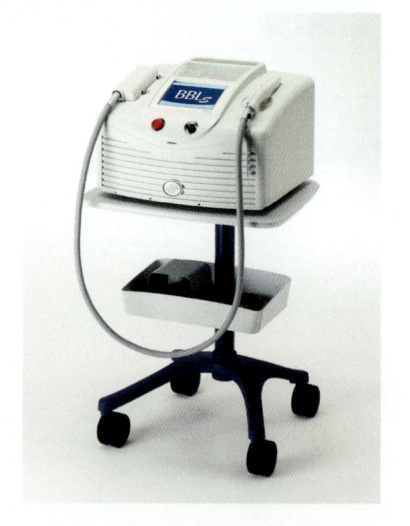

製品の特徴
- 6種類の波長選択フィルターとスキンタイトニング用赤外線選択フィルターにより, ハンドピースを脱着せずに1つのハンドピースで広範囲の光治療が可能.
- 15×45 mm の大照射面積のサファイアクリスタルを採用し, また弯曲部位やスポット部位にはワンタッチで脱着可能な3種類のマグネット式スポットアダプターを用意している.
- 強力なサーモエレクトリック冷却器の搭載と正確なスクェアパルス制御により安全性, 快適性を維持しながら効率的で確実な治療が行える.
- ダブルフラッシュランプ・テクノロジーによるランプの長寿命化に成功. 消耗品という概念を排除し, ランニングコストを気にせずに費用対効果を最大限に引き出すことが可能.

適応疾患　フィルター選択に応じて, 脱毛, シミ・くすみ治療, ニキビ治療, 赤み治療, 血管病変治療, リジュビネーション, たるみ治療, タイトニングなど.

価 格　49900〜89900 US ドル

連絡先　サイトン・ジャパン　TEL 03-5362-0262

関連文献
1) 根岸 圭, 松永佳世子. Intense Pulsed Light による肝斑の治療. Aesthetic Dermatology. 2010; 20: 348-56.
2) Gold MH. Tissue tightening: a hot topic utilizing deep dermal heating. J Drugs Dermatol. 2007; 6: 1238-42.

索引

あ行

アクティブ電極	209
悪性腫瘍	33, 219
安全基準	12
インピーダンス	210
伊藤母斑	49
異所性蒙古斑	40, 59
苺状血管腫	80, 82, 91
ウルトラパルス	97, 145
埋め込み型除細動器	220
エピネフリン入りリドカイン	221
エモリエント	238
永久脱毛	112, 123, 125
炎症後色素沈着	44, 111, 150, 151, 154, 186, 201, 237, 239
オキシヘモグロビン	66
太田母斑	40, 49, 59

か行

カフェオレ斑	49, 195
ガウシアン型	59
外傷性刺青	55, 59
外傷性色素沈着	48
汗管腫	10
肝斑	181, 201
感染症	219
キセノン光線治療器	201
気化熱クーリング法	158
吸収曲線	191
金属製骨接合プレート	220
クーリング機能	201
クモ状血管腫	76
クレンジング剤	235
くすみ	215
血管奇形	80
血管(性)病変	26, 181, 214
小じわ	214, 215
結節性硬化症	143
口唇メラノーシス	59
広帯域赤外線	210
光線性花弁状色素沈着	48

さ行

光線力学療法	170
膠原病	219
国際電気標準	12

サーマクール	228
サーモンパッチ	69
サンスクリーン	236, 239
痤瘡	141, 156, 201
尋常性—	173, 183
痤瘡瘢痕	10, 142, 150, 152, 166, 215
痤瘡様皮疹	239
シワ	128, 149, 151, 215
ジュール熱	208
刺青	47, 49, 53
外傷性—	55, 59
脂漏性角化症	48, 98
紫外線防御のスキンケア	236
紫斑	182
歯科プレート	220
自己免疫性疾患	219
色素性病変	180
色素性母斑	42, 99
色素レーザー	66
パルス—	81
ロングパルス—	68
雀卵斑	48, 56, 194, 201
手背の日光黒子	200
酒皶	194, 198, 203
術後瘢痕	215
心臓人工弁	220
人工関節	220
人工真皮	106
尋常性痤瘡	173, 183
尋常性疣贅	173
スーパーパルス	96
スキンケア	234
スキンタイトニング	210, 215
スキンテクスチャー	215
スキンリジュビネーション	210
スタンプタイプ	130, 151
ステント	220

スムースビーム®	166
セルライト	215
正中部母斑	69
成熟白色瘢痕	10
星芒状血管腫	76
清潔のスキンケア	235
洗浄剤	235
遷延性紅斑	154, 238
足底疣贅	106

た行

ダイオードレーザー	166, 210
脱色素斑	44
脱毛	28, 112, 201, 207, 214
IPL—	183
永久—	112, 123, 125
レーザー—	5, 112, 125
単純性血管腫	182
炭酸ガスレーザー	94, 106, 111
短パルスダイレーザー	93
遅発性太田母斑様色素沈着	182
遅発性対称性太田母斑様色素沈着	48
中空照射 Genesis™	206
電気凝固法	112
トップハット型	59

な行

難治性皮膚潰瘍	104
日光性色素斑	196, 219
熱緩和時間	4, 15, 66, 114
熱傷	186

は行

ハイドロキノン	240
バイポーラ RF	209
パルス色素レーザー	81
パルス幅	220
パルス幅可変式のロングパルス色素レーザー	68
剥皮的フラクショナルレーザー	131, 148

索引

発光ダイオード	168
ヒアルロン酸注入	219
ビームプロファイル	59, 63
皮膚アンチエイジング	168
皮膚含水率	210
皮膚水分量	219
皮膚線条	143, 215
非熱効果	211
非剥皮的フラクショナル レーザー	129
美白剤	240
光治療	208
光の吸収物質	113
光老化	191
表情じわ	219
表皮剥離	236
フェイスライン	219
フェイスリフト	141, 228
フォトRF	210
フラクショナルRF	210, 215, 221
フラクショナルレーザー	30, 138, 139, 145, 148, 151, 153, 207, 215
Er:Glass—	138
Er:YSGG—	153, 207
剥皮的—	131, 148
非剥皮的—	129
ブロードバンド	156
ペースメーカー	220
扁平母斑	42, 49
ポートワイン母斑	65, 73, 193
保湿製剤	235, 238
保湿のスキンケア	235
母斑細胞母斑	42
母斑性病変	38
堀母斑	48

ま行・や行

マイクロクラスト	181, 200
メラニン系	24
モノポーラRF	209
毛細血管拡張症	65, 76, 182, 201
毛巣洞	201
毛包炎	201
毛包周囲炎	187
薬事承認機器	23

ら行・わ行

ラジオ波	208
リターンパッド	209
レーザー脱毛	5, 112, 125
レーザートーニング	59
レーザーピーリング	59
冷却	220
連続波	96
ローラータイプ	130, 148
ロングパルスヤグレーザー	91
老人性角化症	202
老人性色素斑	47, 48, 50, 194, 197, 201
若返り	141, 152

A

ablative fractional laser (AFL)	131
ablative laser	6, 236
ActiveFX™	145
ANSI (American National Standard Institute)	12

B

Becker 母斑	49
Bridge therapy™	145

C・D

chromophore	113
CO_2 レーザー	94, 106, 111
DeepFX™	145

E

elos™	213
EMLA クリーム	221
EN60825	12
Er:Glass フラクショナルレーザー	138
Er:YSGG フラクショナルレーザー	153, 207

F

FotoFacial RF	210
fractional photothermolysis	6, 9, 128, 138

I

IEC (International Electrotechnical Commission)	12
immediate whitening phenomenon	43
Intelligent Pulsed Light	206
IPL (Intense Pulsed Light)	7, 176, 191, 200, 201, 214
IPL脱毛	183
Isolaz Pro™	156

J

Japanese skin type (JST)	237, 239
JIS C-6802	12

L

LED	168, 173
Lux™1540	140

M・N

microscopic treatment zone of thermal injury (MTZ)	138
Nd:YAG レーザー	206, 210
Qスイッチ—	58
non-ablative fractional laser (NAFL)	129
non-ablative laser	6, 236

O

OD (optical density) 値	15
Opus	201

P

PDT (photo dynamic therapy)	173
PhotoFacial™	8, 198
photomoduration	169
photopneumatic™ technology	156
physiological lipids	238

Q

Qスイッチアレキサンドライトレーザー	39

Q スイッチ Nd:YAG レーザー　58
Q スイッチレーザー　4
Q スイッチルビーレーザー　38, 62

R

RF（radio frequency）　208, 218
　バイポーラー　209
　フォト―　210
　FotoFacial―　210

フラクショナル―　210, 215, 221
モノポーラー　209

S

selective photothermolysis　2, 15, 65, 113, 179, 208
skin phototype　236, 237, 239
skin rejuvenation　10, 182
skin resurfacing　6, 145, 237

T

ThermaCool™　210
thermal relaxation time　4, 15, 66, 114
Total Skin Therapy　205
tumescent local anesthesia（TLA）麻酔　221

U・X

Unna 母斑　69
Xeo™　201, 205

スキルアップ皮膚レーザー治療 ⓒ

発　行	2011年9月10日　　初版1刷
編著者	川田　暁
発行者	株式会社　中外医学社
	代表取締役　青木　滋

〒162-0805　東京都新宿区矢来町62
電　話　03-3268-2701（代）
振替口座　00190-1-98814番

印刷・製本／横山印刷（株）　　　　　〈HI・HU〉
ISBN 978-4-498-06354-9　　　　　Printed in Japan

JCOPY ＜(社)出版者著作権管理機構 委託出版物＞

本書の無断複写は著作権法上での例外を除き禁じられています．複写される場合は，そのつど事前に，（社）出版者著作権管理機構（電話 03-3513-6969，FAX 03-3513-6979, e-mail: info@jcopy.or.jp）の許諾を得てください．